中医调养膏方丛书

丛书主编 巴元明

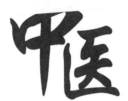

中医调养膏方 皮肤病证

主编 皮先明

副主编 李 恒 龙剑文

长江出版传媒

湖北科学技术出版社

图书在版编目（CIP）数据

中医皮肤病证调养膏方 / 皮先明主编. -- 武汉 ：
湖北科学技术出版社，2021.8
　　（中医调养膏方丛书 / 巴元明主编）
　　ISBN 978-7-5706-0952-9

　　Ⅰ．①中… Ⅱ．①皮… Ⅲ．①皮肤病－膏剂－方书
Ⅳ．①R289.57

　　中国版本图书馆 CIP 数据核字(2020)第 233659 号

策　　划：赵襄玲　兰季平　王小芳
责任编辑：周　婧　　　　　　　　　　　　封面设计：曾雅明
出版发行：湖北科学技术出版社　　　　　　电话：027-87679468
地　　址：武汉市雄楚大街 268 号　　　　　邮编：430070
　　　　　（湖北出版文化城 B 座 13-14 层）
网　　址：http：//www.hbstp.com.cn
印　　刷：武汉邮科印务有限公司　　　　　邮编：430205
700×1000　　　　　　1/16　　　　　　28.5 印张　　　360 千字
2021 年 8 月第 1 版　　　　　　　　　　2021 年 8 月第 1 次印刷
　　　　　　　　　　　　　　　　　　　　定价：58.00 元

世界卫生组织（WHO）在《迎接 21 世纪的挑战》报告中指出："21世纪的医学，不应继续以疾病为主要研究对象，而应以人类健康作为医学研究的主要方向。"当今医学发展的趋势已由"以治病为目的的对高科技的无限追求"，转向"预防疾病与损伤，维持和提高健康水平"。对于我们每个人来说，健康是根本，是实现自我价值和社会价值的基石，拥有健康就拥有希望、拥有未来、拥有幸福，失去健康就失去了一切。随着医学目的和医学模式的转变，以及人们的健康意识进一步增强，"治未病"的理念与实践被提到前所未有的高度。

"治未病"是中医学重要的预防思想，体现了中医学先进和超前的医学理念，在几千年来的中医药防治疾病实践中，始终焕发着活力和光辉。中医学理论奠基之作《黄帝内经》中有这样一段著名的论述："圣人不治已病治未病，不治已乱治未乱，此之谓也。"这里的"治"，并不单纯指治疗，还含有管理、治理、研究等内容。"治未病"的理念，重在指导人们做到防患于未然，平时就要防病，有了小病就要注意阻止其酿成大患，在病变来临之际要防止其进一步恶化，这样才能掌握健康的主动权，即所谓"消未起之祸，治未病之疾，医之于无事之前，不追于既逝之后"。

在中医学漫长的发展进程中，"治未病"实践一直贯穿始终，总结了大量的养生保健和预防疾病的方法及手段，具有鲜明的特色和显著的优势。历代医家均强调以养生为要务，认为养生保健是实现"治未病"的根本手段，"与其救疗于有疾之后，不若摄养于无疾之先"，形成了独具特色的中华养生文化。对此，英国学者李约瑟说："在世界文化当中，唯独中国人的养生学是其他民族所没有的。"在药物养生方面，从古至今亦积累了丰富的经验。我国最早的药物专著《神农本草经》中载有大量延缓衰老的药物。以后葛洪的《肘后备急方》、孙思邈的《备急千金要方》等，都载有许多益寿延年的方剂。

鉴于此，为确保本丛书质量，我们组织了编委会，分为 10 个分册出版，各分册主编都是该领域的权威和专家，编写人员也都是经验丰富的临床工作者。

我衷心地希望此丛书对广大读者能有所帮助，是为序。

　　膏药疗法历史悠久,源远流长,备受历代医家重视。关于"膏"的记载,最早见于《黄帝内经》,是传统医学的精华。《备急千金要方》论云:"大寻方学之要,以救速为贵,是以养生之家,须预合成熟药,以备仓卒之急。"论中所说"熟药",即丸散膏丹。说明其是医家病家必备之方药,可备仓卒之用。预辑妙方,救急拯危,甚为稳妥。医家按证施治,选方用药,随手可得;病家检方疗疾,用之中的妙方可早日康复,且俱可按图索骥,以备缓急。此乃一举两得之功。由于膏方具有补虚和疗疾两方面的作用,并且临床使用简便、有效、经济,过去在达官贵人中流传的膏方,如今成了大众百姓调补的首选。

　　膏方的组成,有方简药少的,也有多种治法同用、多方组合的,用药少则一两味,药少力专;多则可达30余味,大量药物联合应用,兼顾各个方面,能适合比较复杂情况下的调理补养。膏方的制作,通常经两三次煎煮,滤汁榨渣,加热浓缩成清膏,再加入某些辅料(如胶、糖、蜜等)收膏而制成的一种比较稠厚的半流质或半固体的制剂。膏方的常用剂量相当于汤剂的20～30剂,一次制作可供较长时间服用,十分方便。而且,调理补益的膏方通过有经验的医师调配后口感良好,不但让身体得到补益,还使传统的苦口良药变得好吃,让大人、小孩都有了喜欢的理由。

　　本册按疾病及辨证分型选录膏方,所选方剂以现代临床效验方为主,兼收历代名方,皆为医家医门绝技方中珍宝。一病有一病之妙方,一方有一方之妙用,且屡试屡验,疗效显著。并且具体阐述了适宜人群、不适宜人群、膏方的加工与制备、膏方的用法与用量，以及方剂来源、禁忌及注意事项等，同时详细介绍了具体组成药物的性味归经。

本书集实用性、学术性、指导性于一体，可使读者通过对该书的学习，达到正确使用膏方、提高应用疗效的目的。在编写过程中，我们参考了诸多医家的名方和验方，在此致以诚挚的感谢。由于我们自身水平的限制，书中难免出现不妥之处，恳请各位同仁批评指正。

编者

2021 年 8 月

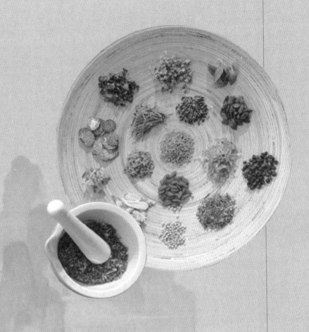

第一章

皮肤病膏方 概述

中医膏方是中医学的重要组成部分,在我国有着悠久的历史,长期以来,在临床实践中不断发展,发挥着独特的功用。中医膏方是根据整体观念、辨证论治思想,研究滋补强身、抗衰延年、救偏祛病的中药方剂。长期以来,在临床实践中不断发展,发挥着独特的功用,在祛除疾病、改善体质、补益中虚方面功不可没。本章通过对膏方历史渊源的梳理,反映历代膏方特色,充分认识膏滋药在皮肤病防治中的重要作用,古为今用。

一、膏方概念与作用

膏方,又称"煎膏","膏滋"。膏,《说文解字》曰"肥也",指心膈间的脂肪。《左传·成公十年》记载,晋景公病重,名医医缓诊病后说"疾不可为也,在肓之上,膏之下……"。这是成语"病入膏肓"的典故。此处之"膏",即为膏之本意。因膏为脂肪,可以滋润,故《正韵》《博雅》释为"润泽"。膏作为一种制剂,主要有膏方、硬膏和软膏等;膏方是内服制剂,而硬膏和软膏则是外用制剂,即今骨伤科、外科常用的软膏及硬膏药,古代称为"薄贴",常用于外科疮疡疾患或风寒痹痛等证,其效甚佳。内服膏剂,是将饮片再三煎熬,去渣浓缩,加冰糖或蜂蜜收膏,可长期服用。滋补药多采用膏剂,故又称"膏滋药",有滋补强身、抗衰延年的作用。秦伯未谓"膏方者,盖煎熬药汁成脂溢而所以营养五脏六腑之枯燥虚弱者,故俗亦称膏滋药","膏方非单纯补剂,乃包含救偏却病之义",诠释揭示膏方之本。膏方有"救偏""却病"的双重作用。因病致虚、因虚致病,可用膏方;慢性、顽固性、消耗性的疾患,亦可用膏方调养,所以膏方不同于其他补药、补方,它具有补中寓治、治中寓补、补治结合的特点。随着人们对疾病实质的深入了解、认识,对"进补"意义更深层次的拓展,许多医家提出膏方并非单纯之补剂,故辨证选药须视患者体质,施以平补、温补、清补、涩补、调补之剂。还须根据疾病施治,需要时可配以祛邪软坚等药,万不可认为膏方

中医
皮肤病证
调养膏方

为专门补品，贸然进服。

二、膏方起源发展

（一）膏方渊源

内服膏滋是由汤药（煎剂）浓缩演变而来，凡汤丸之有效者，皆可熬膏服用，故有相当漫长的发展历史。早在《五十二病方》中具有膏剂30余方，制作时加用膏糊剂而称为"膏之"。胶类药汤药配成剂型应用。膏方的历史源流大致经历了三个阶段，汉朝至元朝是膏方发展的初期阶段。最初的膏方，是以"煎"命名的。东汉末年张仲景《金匮要略》中的一些所谓"煎"，即可视作最早的膏方，如《腹满寒疝宿食病脉证治十》篇中的大乌头煎，用大乌头五枚，以水三升，煮取一升，去滓。纳蜜一升，煎令水气尽。这种制备方法与现代膏方大致相同。南北朝陈延之《小品方》所载单地黄煎，主补虚、除热等，用一味地黄取汁，于铜钵中重汤上煮，煎去半，再用新布滤去粗渣又煎令如饧——此方当是最早的滋补膏方。

（二）历代膏方特色

1. 汉唐时期膏煎同义

凡称膏者，一般含有动物类药，但亦有用枣肉等烂如腻膏之物的。而"煎"的范围较广，凡煎煮黏稠度较高的药物，如蜜、酥、饴糖、滋腻药汁、枣膏、动物脂肪及皮骨等都可称为煎。《黄帝内经》记载有豕膏、马膏。东汉末年，张仲景的《金匮要略》中的大乌头煎（乌头、蜜），猪膏发煎（猪膏、乱发），其制法类似现代膏滋方的制法，也是将膏滋方作为内服的最早记录。晋代葛洪《肘后备急方》诸膏方制剂有用苦酒（即醋）与猪油作溶剂的特点，药制成后，既可外用以摩病处，又可内服。如黑膏（生地黄、豆豉、猪膏、雄黄粉、麝香等），功能清热解毒，活血散结。南北朝时陈延之的《小品方》中有地黄煎（生地黄），是单独一味作为滋补膏方。唐代孙思邈的《备急千金要方》中膏方的制剂有水煎去渣，取汁，浓缩及内服的特征。如金水膏功效润肺化痰，将药味水煎去渣后浓缩，加炼蜜收膏。《备急千金要方》中有个别"煎"方已与现代膏滋方大体一致。如苏子煎，将药味捣碎，取汁，去滓，熬如脂状，纳蜜，煎如饴状，治阴虚咳喘已久，功能养阴润肺，降气化痰。王焘的《外台秘要》载"古今诸家煎方六首"，这些煎方均强调作滋补强壮剂。《小品方》之单地黄煎，《近效方》之地黄煎，均是滋补强壮以祛除虚损劳伤的膏方。这也说明远在唐代，膏方已习用于补益。唐以前称膏者，有内服也有外用，作用以治疗为主；称煎者多作内服，除用于治疗外，亦已作为药饵补剂用于养生。

2. 宋元膏方承袭遗风

到了宋朝，"煎"则逐渐为"膏"所代替。宋元时期之膏方，基本沿袭了唐朝的风格，用途日趋广泛。如南宋时《洪氏集验方》收载的琼玉膏，由生地黄、人参、茯苓和白蜜组成，治虚劳干咳，是一首著名的膏方，时至今日，仍广为沿用。膏方中含有动物类药的习惯也自然流传下来，如《圣济总录》之栝楼根膏，以生栝楼根和黄牛脂共同制成，可以养胃生津。此时膏方兼有治病和滋养的作用，上述两方均以滋养为主。宋朝医家许叔微所用治失眠和疮疡肿毒的宁志膏、国老膏则以治疗为主。宁志膏将药物共为细末，炼蜜成膏，有宁心安神的功效。而国老膏则是将甘草浸泡、熬煮、去滓，收膏而成，功效以清热解毒缓急为主。还有宋《太平圣惠方》卷二十六治虚劳羸瘦无力的地黄煎、卷二十七治虚劳渴的栝楼煎，元朝朱丹溪《症因脉治》卷一的知柏天地煎等。

3. 明清膏方更趋成熟

膏方发展至明清，已进入成熟阶段。其标志为：正规命名，规范制作，数量繁多，运用广泛。膏方的名称，多采用"某某膏"的形式。明代缪希雍《先醒斋医学广笔记》谓"膏者熬成稠膏也"，"膏"已成为滋润补益类方剂的专用名称，"煎"则转为水煎剂的同名语。

而膏剂逐渐偏向补益，膏滋备受当时朝野喜爱，医家更是撷取膏滋之长，加以辨证处方，调治体弱之人，从而出现了因人处方而制的膏方，由于疗效显著，不断得以发展，成为中医药剂中的一大剂型。此外，制作方法已基本固定，即用水多次煎煮，浓缩药液，最后加蜂蜜成膏。明朝王肯堂《证治准绳》所载通声膏，将药物共研粗末，熬透去渣，加入杏仁液、酥、蜜、姜汁、枣肉，再煎收膏而成，功用补气润肺，化痰利窍，专治气阴耗伤之咳嗽气促，胸中满闷，语声不出之症。明《景岳全书》所载两仪膏，取人参 120 ~ 250g，熟地黄 500g，水煎 2 次，取浓汁加白蜜 120 ~ 250g 收膏，以气血双补，形气兼顾。治疗气血两亏，嗜欲劳伤，胃败脾弱，下元不固诸证。明朝孙一奎《赤水玄珠》卷十的补真膏，由黄精、山药、怀地黄、熟地黄、天冬、麦冬、莲肉、巨胜子、柏子仁、松子仁、何首乌、人参、茯苓、菟丝子、杜仲、肉苁蓉、五味子、黄柏、白术、当归、甘草、陈皮、砂仁、知母、白芍、川芎、鹿茸、小茴、苍术共二十九味药组成。主治虚损劳怯。此方药味众多，配伍全面，首开现代定制膏方组成众多之端。明朝朱谟著《本草汇言》，内载柿饼膏等多种膏方，并阐明膏滋制备和服用方法等。韩天爵著《韩氏医通》，收录有霞天膏，治沉疴痼疾等。洪基著《摄生总要》，从壮阳填精法立论，纂辑了诸如龟鹿二仙膏（鹿角、龟板、枸杞子、人参）等著名的抗衰老膏方，至今仍在临床上得到广泛使用。龚廷贤著《寿世保元》集抗衰老膏方，如茯苓膏、银叶膏等，亦多佳效。清朝叶天士《临证指南医案》中载有膏方医案，《叶氏医案存真》中，治精血五液衰夺，阳化内风之证，治咳甚呕血吐食，均"进膏滋药"。吴尚先著《理瀹骈文》，载有内服膏方，吴氏制方，基于外治与内治相通之理，主要取辨证论治之内服汤丸制作膏药。指出："膏方取法，不外于汤丸，凡汤丸之有效者皆可熬膏。不仅香苏、神术、黄连解毒、木香导滞、竹沥化痰，以及理中、建中、调中、平胃、六君、六味、养心、归脾、补中益气等，为常用之方也。"《清

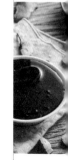

太医院配方》和《慈禧光绪医方选议》均收录了很多著名的抗老滋补膏方，从顺治帝始，膏滋方在慈禧光绪年间所用甚多，《慈禧光绪医方选议》一书中内服膏滋方共 28 首。清宫运用膏方的特色有：第一，是使用的面广、数量多。如有用于保健抗衰老的菊花延龄膏，用于补益的扶元和中膏，用于治眼病的明目延龄膏，用于治咳嗽的润肺和肝膏，用于治脾胃病的理脾调中化湿膏，用于治疗肝病的清热养肝和络膏等。第二，是不局限于冬季才使用。从处方的日期来看，清热理脾除湿膏处于 9 月，调中清热化湿膏处于 4 月，扶元益阴膏则处于 7 月。这说明清宫运用膏方，只要于病有利，一年四季皆可。第三，是组成较简单、药量不重。如菊花延龄膏仅菊花一味。明目延龄膏为桑叶与菊组成。一般的膏方也只有十几味药，如加减理脾清热除湿膏由党参等十二味组成，总药量 29 钱。与现代临床所处汤剂的总量相差不大。膏方组成简洁且药量轻，这样制成后总量不多，有利于根据病情变化随时调整治疗方药。晚清名医张聿青撰有《膏方》一卷，较全面地反映了当时医家运用膏方的经验。此时膏方用药往往已达二三十味，甚至更多，收膏时常选加阿胶、鹿角胶、龟板胶、鳖甲胶等以加强补益阴精的作用，并增加膏剂的黏稠度。明代时期亦有膏方，其组成较简单，仅三五味，或十余味，药量较轻，这与现代膏方有很大不同。明清膏方运用的许多特点值得借鉴。

4. 近代膏方

及至现代，膏方的发展进入新阶段，其研制与运用得到迅速发展，取得丰硕成果。历史悠久的中药店，如北京同仁堂、杭州胡庆余堂、上海雷允上、童涵春堂等均有自制膏滋药，如首乌延寿膏、八仙长寿膏、葆春膏、参鹿补膏等，制合方法，皆有其独特之长，在临床被广泛应用，在国内外都享有一定的声誉。许多著名中医专家，均有配制和应用膏滋防治疾病的经验体会，如秦伯未先生，在运用膏方上卓有成效。蒲辅周老中医，在调理慢性病时，喜用膏丸缓图，临床治验甚多。

膏方的数量大增，膏方专著陆续面世。1962年中医研究院中药研究所与沈阳药学院合编的《全国中药成药处方集》载膏方58首，多于此前任何一部书的膏方数量。1989年由中国药材公司与国家中医药管理局中成药情报中心合编的《全国中成药产品集》所收膏方增至152首。这些膏方中既有传统膏方，如两仪膏、龟鹿二仙膏等，亦有将其他剂型的成方剂稍加改动的膏方，如十全大补汤改为十全大补膏、水陆二仙丹改为金樱芡实膏等。此外，还有一些研制新方，如《上海市药品标准》收录的双龙补膏，《全国医药产品大全》记载的肝肾膏等。另外，还出版了膏方的学术专著，民国时期，秦伯未先生就著有《膏方大全》（1928年上海中医书局）和《谦斋膏方案》（1938年上海中医书局）。近年来，膏方专著的出版亦较多，如颜乾麟、邢斌等《实用膏方》，沈庆法、沈峥嵘《中医膏方》，华浩明《冬令滋补进膏方》等。

现代中西医结合的趋势，对膏方的发展产生重大的影响。主要体现为结合西医的诊断与有关对中药药理的认识以制订膏方，如治疗高血压的降压膏，治疗支气管扩张的支扩膏，治疗慢性肝炎的益肝膏，治疗胃肠道术后胃肠活动减弱的胃肠复元膏等。膏方的临床报道除传统的个案外，也出现了较规范的临床研究报道，如吴氏运用健脾温肾膏对120例哮喘患者进行治疗，观察分析其远期疗效，结果表明该膏方对控制哮喘复发较好效果。

三、方的组方原则

随着人们对自身健康的关注及对于亚健康的认识，越来越多的民众开始服用膏方进行健康保健及疾病的防治。中医膏方与传统中药汤剂一样，其组方也是建立在中医的辨证论治基础之上的，有了正确的中医辨证，方可有正确的治疗原则及治法方药。但中医膏方又不同于普通中药方。膏方立法要求高，针对性强，且用药多，为复方、大方，因此要讲究膏方的组方原则，主要有以下几点：

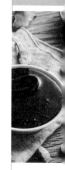

1. 求阴平阳秘

《素问·生气通天论》曰："阴平阳秘，精神乃治。"人的生命活动，是以阴阳为依据的，阴阳平衡，人则健康无恙，延年益寿。人之所以生病就是阴阳失去相对平衡，出现阴阳偏盛或阴阳偏衰的结果。这也是人体衰老的根源。所以，治疗上就应调整阴阳，以期恢复阴阳的动态平衡从而达到防治疾病、延年益寿的目的。膏方的组方应以阴阳平衡为总则。

2. 求气血调和

气属阳主动，是构成人体和维持人体生命活动的最基本物质，是各组织器官功能活动的动力。具有卫表御邪和固摄，推动、调节血液、精液、津液的生成、输布和排泄的作用。血属阴主静，行于脉中循环周身，营养五脏六腑、皮毛肌肉筋骨、四肢九窍等器官组织，是维持人体生命活动的物质基础。气血二者互生互根，"气为血帅，血为气母"。气病可波及血母，血病亦可波及于气。气血循行受阻，血滞血瘀，新血不生，器官组织失于濡养，致使人的生理功能障碍，乃至衰弱。各种病理变化随之而生。因此，气血失和是脏腑病变的整体病理反应，也是疾病和衰老的重要病机，故人体要健康长寿就必须气血充盈调和，以流畅为贵。治疗上，治气必治血，治血必调气。通过调补疏通气血，就可调理脏腑组织功能，延缓衰老，治愈疾病。故《素问·至真要大论》："血气正平。长有天命。"膏方的组方应以气血充盈调和流畅为基础，方显膏方特色。

3. 方求病本

人体疾病的产生是阴阳失衡、气血不和所致。病之根本不外虚实两端。虚为不足，指生理功能活动低下、阴阳气血津液亏虚。实乃有余，为生理功能失常、气血津液功能紊乱或感受外邪等。膏方虽然主要运用于正气虚损的虚证，但有因虚致实、偏虚偏实、虚实夹杂等兼挟变化。虚证又有阳虚、气虚、血虚、阴虚之不同；实邪又有寒凝、气滞、血瘀、痰湿及六淫之异。在辨证施治上就应一一

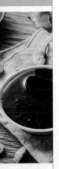

辨清主次，或补虚扶正，或通补兼施，或以通为补，方能正确用药。因此，膏方的组方亦应治病。

4. 方宜脾胃为先，补肾为重

脾为仓廪之官，后天之本，主运化水谷精微，气血生化之源；胃主受纳腐熟，人体的生长发育、生命的维持全靠脾胃的功能供给。《灵枢·五味》："谷不入半日则气衰。一日则气少矣。"《医宗必读》也云："有胃气则生。无胃气则死。"均说明了脾胃对人体的生长发育、生命存亡的重要性。膏方中多用补益滋腻、易于出膏之品。一方面，脾胃能运化吸收，可达到补益调理之功。同时也易滞纳胃气，阻碍脾运，故在膏方组方时，常佐以运脾健胃之品，如：苍术运脾、炒谷麦芽以醒脾开胃，陈皮、焦楂曲以消食化积导滞。另一方面，若体质存有脾胃虚弱或痰湿偏盛之症，服用膏方后则更易壅滞脾胃，阻碍运化吸收，甚至于加重病情。故宜在服膏方之前服用一些开路方，或健脾益胃，或健脾化痰除湿。总之，脾胃健运，方能使膏方功效彰显。肾之精气，是人体生命活动的根本，人体的衰老，取决于肾气的盛衰。肾为人体的先天之本、阴阳之根，调补肾的阴阳即可调补全身阴阳平衡，故膏方之补重在补肾，应据肾阴肾阳的虚衰组方用药。

5. 治宜一人一方，量体用药

膏方不同于其他补药，其用药多，服药时间较长，且每人的体质类型和疾病情况不同，不宜用成方膏方，而应针对患者的具体情况，根据体质类型的虚实用方。体虚者又为血虚者，以补血为主，重在补脾益肝肾；气虚者以补气为主，重在健脾益气；阴虚者以养阴为主，重在滋养肝肾；阳虚者以温阳为主，重在温补肾阳。但应注意补勿过偏，宜循序渐进，否则易致阴阳气血不足，运行迟缓。宜在补益气血的同时增加行气活血之品，但应注意老年人元气已衰，用攻之法，及病即止，不可猛攻伤正，损伤元气。中年人脏气始衰，又多于七情劳逸所伤，用药宜补泻并行；幼儿为稚阴稚阳之体，调养宜用甘

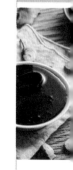

淡之品。据男女性别之异，女子以肝为用，常伤于情致，故用药常辅以疏肝理气解郁之品。据基础疾病的有无，若有心血管疾病及糖尿病应多用活血化瘀通络之品。另外还应注意先天禀赋、后天调养等，均须经仔细辨证后一人一方、量体用药配制膏滋，这样膏方的针对性强，疗效才能得以充分发挥。

6. 循证选择胶类及辅料

膏方中常用胶类既可补虚又可赋形，如阿胶、龟板胶、鳖甲胶、鹿角胶等。应据证之寒热虚实选择。虚热者可选择龟板胶、鳖甲胶；虚寒者可选择鹿角胶；血虚者可选择阿胶。膏方的辅料中常用饴糖和蜂蜜，既可以补虚又可以矫味。但糖尿病等特殊患者应用代糖制品，如：木糖醇、元贞糖、甜菊糖、阿巴斯甜、甜蜜素等。若大便稀溏者则慎用或不用蜂蜜。

7. 治宜因地制方

膏方的组方应充分考虑地域水土、气候、饮食习惯的差异，如：昆明地区冬季干燥风大，加之饮食喜麻辣宜生燥热，制订膏方时常加甘凉滋阴之品。一般南方湿度较大，用药宜加淡渗利湿之品。北方干燥，用药宜加生津养阴之品。

8. 治宜医术高精

膏方的组方是一门学问，故要求其制订者不仅要有坚实的理论基础、丰富的临床经验，还要具有高度的责任心，这样才能保证膏方的质量和疗效。随着社会的不断进步和广大人民群众健康保健意识日益增强，中医膏方更是发展迅速。膏方不同于其他补药、补方，它具有补中寓治、治中寓补、补治结合的特点和滋补强身、抗衰延年、治病纠偏等多种作用。凡因病致虚、因虚致病或慢性、顽固性、消耗性的疾病均可用膏方调养。而且膏方服用方便，便于保存，已被越来越多的人群所接受。膏方的组方，医者必须遵循辨证论治法度，深思熟虑，理法方药合度，力求整体考量，循因施药，全面、平稳，阴阳调和，攻补相宜，动静配合，施之有度。否则，稍有偏失，不

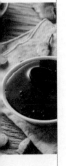

仅不能养生治病，损失精力和财力，更恐并生异端，后果难赎。

四、皮肤科常用的中药材

（一）补气类

1. 人参

为五加科植物人参的根。性能：甘、微苦，平。归肺、脾、心经。功效：大补元气，补脾益肺，生津，安神益智。用途：①元气虚脱证。本品能大补元气，复脉固脱，为拯危救脱要药。适用于因大汗、大泻、大失血或大病、久病所致元气虚极欲脱，气短神疲，脉微欲绝的重危症候。单用有效，如独参汤（《景岳全书》）。若气虚欲脱兼见汗出，四肢逆冷者，应与回阳救逆之附子同用，以补气固脱与回阳救逆，如参附汤（《正体类要》）。若气虚欲脱兼见汗出身暖，渴喜冷饮，舌红干燥者，本品兼能生津，常与麦冬、五味子配伍，以补气养阴，敛汗固脱，如生脉散（《内外伤辨惑论》）。②肺脾心肾气虚证。本品为补肺要药，可改善气短喘促，懒言声微等肺气虚衰症状。治肺气咳喘、痰多者，常与五味子、苏子、杏仁等药同用，在皮肤科可用于黄褐斑、瑞尔黑变病等色素性疾病。本品亦为补脾要药，可改善倦怠乏力、食少便溏等脾气虚衰症状。因脾虚不运常兼湿滞，故常与白术、茯苓等健脾利湿药配伍，用于脾虚湿盛型湿疹，下肢小腿溃疡等。若脾气虚弱、不能统血而导致长期失血者，本品又能补气以摄血，常与黄芪、白术等补中益气之品配伍，可用于过敏性紫癜。本品又能补益心气，可改善心悸怔忡，胸闷气短，脉虚等心气虚衰症状，并能安神益智，治疗失眠多梦，健忘。常与酸枣仁、柏子仁等药配伍，可用于神经性皮炎、皮肤瘙痒症等。本品还有补益肾气作用，不仅可用于肾不纳气的气短虚喘，还可用于肾虚阳痿。也可用于梅毒、淋病的后期调理。③热病气虚津伤口渴及消渴证。热邪不仅容易伤津，而且亦会耗气，对于热病气津两伤、

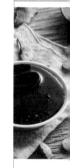

口渴、脉大无力者，本品既能补气，又能生津。治热伤气津者，常与知母、石膏同用，如白虎加人参汤，可用于夏季皮炎、痱病。用法：煎服，3～19g；挽救虚脱可用15～30g。宜文火另煎分次兑服。野山参研末吞服，每次2g，日服2次。不宜与藜芦同用。

2. 西洋参

为五加科植物西洋参的根，切片生用。性能：甘、微苦，凉。归肺、心、肾、脾经。功效：补气养阴，清热生津。用途：①气阴两伤证。本品亦能补益元气，但作用弱于人参；其药性偏凉，兼能清火养阴生津。适用于热病或大汗、大泻、大失血，耗伤元气及阴津所致神疲乏力，气短息促，自汗热黏，心烦口渴，尿短赤涩，大便干结，舌燥，脉细数无力等证。常与麦冬、五味子等养阴生津，敛汗之品同用。在皮肤科可用于红皮病后期调理。②肺气虚及肺阴虚证。本品能补肺气，兼能养肺阴、清肺火，可用于皮肤科口舌生疮、热疮病等。③热病气虚津伤口渴及消渴证。本品不仅能补气、养阴生津，还能清热，适用于热伤气津所致身热汗多，口渴心烦，体倦少气，脉虚数者。常与西瓜翠衣、竹叶、麦冬等品同用，如清暑益气汤，用于夏季皮炎。临床亦常配伍养阴、生津之品，用于消渴病气阴两伤之证。用法：另煎兑服，3～6g。本品不宜与藜芦同用。

3. 黄芪

为豆科植物蒙古黄芪或膜荚黄芪的根。性能：甘，微温。归脾、肺经。功效：健脾补中，升阳举陷，益卫固表，利尿，托毒生肌。用途：①脾气虚证。本品甘温，善入脾胃，为补中益气要药。脾气虚弱，倦怠乏力，食少便溏者，可单用熬膏服，或与党参、白术等补气健脾药配伍。若脾虚水湿失运，本品既能补脾益气，又能利尿消肿，标本兼治，常与白术、茯苓等利水消肿之品配伍，用于湿疹。本品又能补气生血，治血虚证，亦常与补血药配伍，如当归补血汤用于银屑病、老年性皮肤瘙痒症。本品尚可补气以摄血，常与人参、白术等品同用，如归脾汤，用于过敏性紫癜。②气虚证。脾肺气虚之人往往卫气不固，表虚自汗。本品能补脾肺之气，益卫固表，常与牡蛎、麻黄根等止汗之品同用，如牡蛎散。若因卫气不固，表虚自汗而易感风邪者，宜与白术、防风等品同用，如玉屏风散，用于荨麻疹。③气血亏虚，疮疡难溃难腐，或溃久难敛。本品以其补气之功还能收托毒生肌之效。疮疡中期，正虚毒盛不能托毒外达，疮形平塌，根盘散漫，难溃难腐者，可用本品补气生血，扶助正气，托脓毒外出，常与人参、当归、升麻、白芷等品同用，如托里透脓散。溃疡后期，因气血虚弱，脓水清稀、疮口难敛者，用本品补气生血，有生肌敛疮之效。常与人参、当归、肉桂等品同用，如十全大补汤。用法：煎服，9～30g。蜜炙可增强其补中益气作用。

4. 山药

为薯蓣科植物薯蓣的根茎。性能：甘，平。归脾、肺、肾经。功效：补脾养胃，生津益肺，补肾涩精。用途：①脾虚证。本品性味甘平，能补脾益气，滋养脾阴。多用于脾气虚弱或气阴两虚，消瘦乏力，食少，便溏；或脾虚不运，湿浊下注之妇女带下，阴痒。②肺虚证。本品又能补肺气，兼能滋肺阴。其补肺之力虽较和缓，但对肺脾气阴俱虚者，补土亦有助于生金。适用于慢性湿疹，荨麻疹。③肾虚证。本品还能补肾气，兼能滋养肾阴，对肾脾俱虚者，其补后天亦有助于充养先天。适用于黄褐斑，痤疮等症。不少补肾名方，如肾气丸（《金匮要略》）、六味地黄丸（《小儿药证直诀》）中，都配有本品。用法：煎服，15～30g。麸炒可增强补脾止泻作用。

5. 甘草

为豆科植物甘草、胀果甘草或光果甘草的根及根茎。主产于内蒙古、新疆、甘肃等地。性能：甘，平。归心、肺、脾、胃经。功效：补脾益气，祛痰止咳，缓急止痛，清热解毒，调和诸药。用途：①心气不足，脉结代、心动悸。本品能补益心气，益气复脉。主要用于心气不足所致脉结代，心动悸者，如《伤寒类要》单用本品，主治伤寒耗伤心气之心悸，脉结代。若属气血两虚，宜与补气养血之品

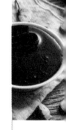

配伍，如炙甘草汤（《伤寒论》）与人参、阿胶、生地黄等品同用。②脾气虚证。本品味甘，善入中焦，具有补益脾气之力。因其作用缓和，宜作为辅助药用，常与人参、白术、黄芪等补脾益气药配伍，用于脾气虚弱之证。③咳喘。本品能止咳，兼能祛痰，还略具平喘作用。单用有效。可随证配伍用于寒热虚实多种咳喘，有痰无痰均宜。④脘腹、四肢挛急疼痛。本品味甘能缓急，善于缓急止痛。对脾虚肝旺的脘腹挛急作痛和阴血不足之四肢挛急作痛均有效，常与白芍同用，即芍药甘草汤（《伤寒论》）。临床用于治疗带状疱疹后遗神经痛。⑤热毒疮疡、咽喉肿痛及药物、食物中毒。本品还长于解毒，应用十分广泛。生品药性微寒，可清解热毒。用治热毒疮疡，可单用煎汤浸渍，或熬膏内服。更常与地丁、连翘等清热解毒、消肿散结之品配伍。用治热毒咽喉肿痛，宜与板蓝根、桔梗、牛蒡子等清热解毒利咽之品配伍。本品对附子等多种药物所致中毒，或多种食物所致中毒，有一定解毒作用。对于药物或食物中毒的患者，在积极送医院抢救的同时，可用本品辅助解毒救急。⑥调和药性。本品在许多方剂中都可发挥调和药性的作用：通过解毒，可降低方中某些药（如附子、大黄）的毒烈之性；通过缓急止痛，可缓解方中某些药（如大黄）刺激胃肠引起的腹痛；其甜味浓郁，可矫正方中药物的滋味。用法：煎服，1.5 ~ 9g。生用性微寒，可清热解毒；蜜炙药性微温，并可增强补益心脾之气和润肺止咳作用，不宜与京大戟、芫花、甘遂同用。

6. 大枣

为鼠李科植物枣的成熟果实。性能：甘，温。归脾、胃心经。功效：补中益气，养血安神。用途：①用于脾虚证。本品甘温，能补脾益气，适用于脾气虚弱引起的黄褐斑。单用有效。若气虚乏力较甚，宜与人参、白术等补脾益气药配伍。②用于脏燥及失眠证。本品能养心安神，为治疗心失充养、心神无主而脏燥的要药。单用有效，如治脏燥、自悲、自哭、自笑，可用于治疗皮肤寄生虫妄想症、神经性皮炎等。

此外，本品与部分药性峻烈或有毒的药物同用，有保护胃气，缓和其毒烈药性之效，如十枣汤，即用以缓和甘遂、大戟、芫花的烈性与毒性。用法：劈破煎服，6~15g。

（二）补血类

1. 当归

为伞形科植物当归的根。性能：甘、辛，温。归肝、心、脾经。功效：补血调经，活血止痛，润肠通便。用途：①血虚诸证。本品甘温质润，长于补血，为补血之圣药。若气血两虚，常配黄芪、人参补气生血，如当归补血汤、人参养荣汤；若血虚萎黄、心悸失眠，常与熟地黄、白芍、川芎配伍，如四物汤，皮肤科可用于皮肤瘙痒症、银屑病、黄褐斑等。②血虚血瘀之月经不调、经闭、痛经等。常以本品补血活血，调经止痛，常与补血调经药同用于女子痤疮。③虚寒性腹痛、跌打损伤、痈疽疮疡、风寒痹痛等。本品辛行温通，为活血行气之要药。与银花、赤芍、天花粉等解毒消痈药同用，以活血消肿止痛，治疗疮疡初起肿胀疼痛，如仙方活命饮；与黄芪、人参、肉桂等同用，治疗痈疽溃后不敛，如十全大补汤；亦可与金银花、玄参、甘草同用，治疗脱疽溃烂，阴血伤败，如四妙勇安汤；若风寒痹痛、肢体麻木，可活血、散寒、止痛，常与羌活、防风、黄芪等同用，如蠲痹汤。④血虚肠燥便秘。本品补血以润肠通便，用治血虚肠燥便秘。常以本品与肉苁蓉、牛膝、升麻等同用，如济川煎。用法：煎服，5~15g，湿盛中满、大便溏泄者忌服。

2. 白芍

为毛茛科植物芍药的根。性能：苦、酸，微寒。归肝、脾经。功效：养血敛阴，柔肝止痛，平抑肝阳。用途：①肝血亏虚及血虚月经不调。本品味酸，收敛肝阴以养血，常与熟地、当归等同用，用治肝血亏虚，面色苍白，眩晕心悸，或月经不调，崩中漏下。若血虚有热，月经不调，可配伍黄芩、黄柏、续断等药；若崩漏，可与阿胶、艾叶等同用。

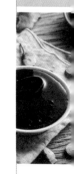

②肝脾不和之胸胁脘腹疼痛或四肢挛急疼痛。本品酸敛肝阴，养血柔肝而止痛，常配柴胡、当归、白芍等，治疗血虚肝郁，胁肋疼痛，可用于缓解带状疱疹后遗神经痛。③肝阳上亢之头痛眩晕。以本品养血敛阴、平抑肝阳，常配牛膝、代赭石、龙骨、牡蛎等，可用于神经性皮炎。此外，本品敛阴，有止汗之功。若外感风寒，营卫不和之汗出恶风，可敛阴和营，与温经通阳的桂枝等用，以调和营卫；至于阴虚盗汗，则须与龙骨、牡蛎、浮小麦等同用，可起到敛阴止汗的功效。用法：煎服，5～15g；大剂量15～30g。

3. 生地黄

为玄参科植物地黄的新鲜或干燥块根。性能：甘、苦，寒。归心、肝、肾经。功效：清热凉血，养阴生津。用途：①热入营血，舌绛烦渴、斑疹吐衄。本品苦寒入营血分，为清热、凉血、止血之要药，又其性甘寒质润，能清热生津止渴，故常用治温热病热入营血，壮热烦渴、神昏舌绛者，多配玄参、连翘、丹参等药用，如清营汤，用于急性皮炎、银屑病、多型红斑等。②阴虚内热，骨蒸劳热。本品甘寒养阴，苦寒泄热，入肾经而滋阴降火，养阴津而泄伏热。治阴虚内热，潮热骨蒸，配青蒿、鳖甲、知母等用，可治温病后期，余热未尽，阴津已伤，邪伏阴分，症见夜热早凉、舌红脉数者，如青蒿鳖甲汤。③津伤口渴，内热消渴，肠燥便秘。本品甘寒质润，既能清热养阴，又能生津止渴。用治热病伤阴，烦渴多饮，常配麦冬、沙参、玉竹等药用，如益胃汤；若治温病津伤，肠燥便秘，可配玄参、麦冬用，如增液汤。用法：煎服，10～15g。鲜品用量加倍，或以鲜品捣汁入药。腹满便溏者不宜使用。

4. 熟地黄

为玄参科植物地黄的块根，经加工炮制而成。性能：甘，微温。归肝、肾经。功效：补血养阴，填精益髓。用途：①血虚诸证。本品甘温质润，补阴益精以生血，为养血补虚之要药。常与当归、白芍、川芎同用，治疗血虚萎黄，眩晕，心悸，失眠及月经不调、崩

中医
皮肤病证
调养膏方

中漏下等；若心血虚心悸怔忡，可与远志、酸枣仁等安神药同用；若崩漏下血而致血虚血寒、少腹冷痛者，可与阿胶、艾叶等补血止血、温经散寒药同用。②肝肾阴虚诸证。本品质润入肾，善滋补肾阴，填精益髓，为补肾阴之要药。古人谓之"大补五脏真阴""大补真水"。常与山药、山茱萸等同用，治疗肝肾阴虚，腰膝酸软、遗精、盗汗、耳鸣、耳聋及消渴等，可补肝肾，益精髓；亦可与知母、黄柏、龟甲等同用，治疗阴虚骨蒸潮热。本品益精血，乌须发，常与何首乌、牛膝、菟丝子等配伍，治精血亏虚须发早白，如七宝美髯丹；本品补精益髓、强筋壮骨，也可配龟甲、锁阳、狗脊等，治疗肝肾不足，五迟五软，如虎潜丸（《医方集解》）。此外，熟地黄炭能止血，可用于崩漏等血虚出血证。用法：煎服，10~30g。

5. 何首乌

为蓼科植物何首乌的块根。削去两端，洗净，切片，晒干或微烘，称生何首乌；若以黑豆煮汁拌蒸，晒后变为黑色，称制何首乌。性能：苦、甘、涩，微温。归肝、肾经。功效：制用补益精血。生用解毒截疟润肠通便。用途：①精血亏虚、头晕眼花、须发早白、腰膝酸软、遗精、崩带。制何首乌功善补肝肾、益精血、乌须发，治血虚萎黄、失眠健忘，常与熟地黄、当归、酸枣仁等同用。与当归、枸杞子、菟丝子等同用，治精血亏虚，腰酸脚弱、头晕眼花、须发早白及肾虚无子，如七宝美髯丹。②久疟、痈疽、瘰疬、肠燥便秘等。生何首乌有截疟、解毒、润肠通便之效，若疟疾日久，气血虚弱，可用生何首乌与人参、当归、陈皮、煨姜同用；若瘰疬痈疮、皮肤瘙痒，可配伍夏枯草、土贝母、当归等药；也可与防风、苦参、薄荷同用，煎汤洗，治遍身疮肿痒痛，如何首乌散；若年老体弱之人血虚肠燥便秘，可润肠通便，与肉苁蓉、当归、火麻仁等同用。用法：煎服，10~30g。大便溏泄及湿痰较重者不宜用。

6. 龙眼肉

为无患子科植物龙眼树的假种皮。性能：甘，温。归心、脾经。

功效：补益心脾，养血安神。用途：用于思虑过度，劳伤心脾，而致惊悸怔忡，失眠健忘，食少体倦，以及脾虚气弱，便血崩漏等。本品能补心脾、益气血、安神，与人参、当归、酸枣仁等同用，如归脾汤；用于气血亏虚，可单服本品。用法：煎服，10～25g；大剂量30～60g。湿盛中满或有停饮、痰、火者忌服。

（三）益阴类

1. 北沙参

为伞形科植物珊瑚菜的根。性能：甘、微苦，微寒。归肺、胃经。功效：养阴清肺，益胃生津。用途：①肺阴虚证。本品甘润而偏于苦寒，能补肺阴，兼能清肺热，适用于阴虚肺燥有热之干咳少痰、咳血或咽干音哑等证。常与相似的养阴、润肺、清肺及止咳、平喘、利咽之麦冬、南沙参、杏仁、桑叶、玄参等药同用。②胃阴虚证。本品能补胃阴，而生津止渴，兼能清胃热。适用于胃阴虚有热之口干多饮、饥不欲食、大便干结、舌苔光剥或舌红少津及胃痛、胃胀、干呕等证。常与石斛、玉竹、乌梅等养阴生津之品同用。胃阴脾气俱虚者，宜与山药、太子参、黄精等养阴、益气健脾之品同用，皮肤科可用于急性皮炎，药物性皮炎后期。用法：煎服，4.5～9g。不宜与藜芦同用。

2. 天冬

为天门冬科植物天门冬的块根。性能：甘、苦，寒。归肺、肾、胃经。功效：养阴润燥，清肺生津。用途：①肺阴虚证。本品甘润苦寒之性较强，其养肺阴，清肺热的作用强于麦冬、玉竹等同类药物。适用于阴虚肺燥有热之干咳痰少、咳血、咽痛音哑等症。②肾阴虚证。本品能滋肾阴，兼能降虚火，适宜于肾阴亏虚之眩晕、耳鸣、腰膝酸痛及阴虚火旺之骨蒸潮热，内热消渴等证。③热病伤津之食欲不振、口渴及肠燥便秘等证。本品还有一定益胃生津作用，兼能清胃热，可用于热伤胃津之证。气阴两伤，食欲不振，口渴者，宜与生地黄、人参等养阴生津益气之品配伍。津亏肠燥便秘者，宜与生地黄、当归、生何首乌等养阴生津、润肠通便之品同用。皮肤科可用于急性皮炎、药物性皮炎后期。用法：煎服，6～12g。本品甘寒滋腻之性较强，脾虚泄泻、痰湿内盛者忌用。

3. 玉竹

为天门冬科植物玉竹的根茎。性能：甘，微寒。归肺、胃经。功效：养阴润燥、生津止渴。用途：①肺阴虚证。本品药性甘润，能养肺阴，微寒之品，并略能清肺热。适用于阴虚肺燥有热的干咳少痰、咳血、声音嘶哑等症，常与沙参、麦冬、桑叶等品同用，如沙参麦冬汤。治阴虚火炎，咳血，咽干，失声，可与麦冬、地黄、贝母等品同用。②胃阴虚证。本品又能养胃阴，清胃热，主治燥伤胃阴，口干舌燥，食欲不振，常与麦冬、沙参等品同用；治胃热津伤之消渴，可与石膏、知母、麦冬、天花粉等品同用，可共收清胃生津之效。此外，本品还能养心阴，亦略能清心热，还可用于热伤心阴之烦热多汗、惊悸等证，宜与麦冬、酸枣仁等清热养阴安神之品配伍。皮肤科常用于疾病后期调理及色素性疾患。用法：煎服，6～12g。

4. 女贞子

为木犀科植物女贞的成熟果实。性能：甘、苦，凉。归肝、肾经。功效：滋补肝肾，乌须明目。用途：肝肾阴虚证。本品性偏寒凉，能补益肝肾之阴，适用于肝肾阴虚所致的目暗不明、视力减退、须发早白、眩晕耳鸣、失眠多梦、腰膝酸软、遗精、消渴及阴虚内热之潮热、心烦等证。常与墨旱莲配伍，即二至丸。肾阴亏虚消渴者，宜与生地黄、天冬、山药等滋阴补肾之品同用。阴虚内热之潮热心烦者，宜与生地黄、知母、地骨皮等养阴、清虚热之品同用。用法：煎服，6～12g。

5. 桑椹

为桑科植物桑的果穗。性能：甘、酸，寒。归肝、肾经。功效：滋阴补血，生津润燥。用途：①肝肾阴虚证。本品能补益肝肾之阴，兼能凉血退热，适用于肝肾阴虚之头晕耳鸣、目暗昏花、关节不利、

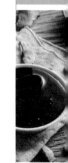

失眠、须发早白等症。对肝肾阴虚兼血虚者，还能补血养肝。其作用平和，宜熬膏常服；或与熟地黄、何首乌等滋阴、补血之品同用。②津伤口渴、消渴及肠燥便秘等证。本品又能生津止渴，润肠通便。兼阴血亏虚者，又能补养阴血。治津伤口渴，内热消渴及肠燥便秘等证，鲜品食用有效。亦可随证配伍。用法：煎服，9 ~ 15g。

（四）壮阳类

1. 淫羊藿

为小檗科植物淫羊藿和箭叶淫羊藿或柔毛淫羊藿等的全草。性能：辛、甘，温。归肾、肝经。功效：补肾壮阳，祛风除湿。用途：①肾阳虚衰，阳痿尿频，腰膝无力。本品辛甘性温燥烈，长于补肾壮阳，单用有效，亦可与其他补肾壮阳药同用。单用本品浸酒服，以益男性兴阳，理腰膝冷痛，如淫羊藿酒；与肉苁蓉、巴戟天、杜仲等同用，治肾虚、阳痿、遗精等，如填精补髓丹。②风寒湿痹，肢体麻木。本品辛温散寒，祛风胜湿，入肝肾强筋骨，可用于风湿痹痛，筋骨不利及肢体麻木，常与威灵仙、苍耳子、川芎、肉桂同用，即仙灵脾散。此外，现代用于肾阳虚之喘咳及妇女更年期高血压，有较好疗效。用法：煎服，3 ~ 15g。阴虚火旺者不宜服。

2. 肉苁蓉

为列当科植物肉苁蓉的带鳞叶的肉质茎。性能：甘、咸，温。归肾、大肠经。功效：补肾助阳，润肠通便。用途：①肾阳亏虚，精血不足之阳痿早泄、宫冷不孕、腰膝酸痛、痿软无力。本品味甘能补，甘温助阳，质润滋养，咸以入肾，为补肾阳，益精血之良药。常配伍菟丝子、续断、杜仲同用，治男子五劳七伤，阳痿不起，小便余沥，如肉苁蓉丸；亦可与杜仲、巴戟天、紫河车等同用，治肾虚骨痿，不能起动，如金刚丸。②肠燥津枯便秘。本品甘咸质润入大肠，可润肠通便，常与沉香、麻子仁同用，治发汗、津液耗伤而致大便秘结，如润肠丸；或与当归、牛膝、泽泻等同用，治肾气虚弱，大便不通，

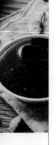

小便清长，腰酸背冷，如济川煎。用法：煎服，10～15g。阴虚火旺及大便泄泻者不宜服。

3. 巴戟天

为茜草科植物巴戟天的根。性能：辛、甘，微温。归肾、肝经。功效：补肾助阳，祛风除湿。用途：①肾阳虚阳痿、宫冷不孕、小便频数。本品补肾助阳，甘润不燥。治虚羸阳道不举；也可配淫羊藿、仙茅、枸杞子，用治肾阳虚弱，命门火衰所致阳痿不育，如赞育丹；若配肉桂、吴茱萸、高良姜，可用于治下元虚冷，宫冷不孕，月经不调，少腹冷痛，如巴戟丸；又常与桑螵蛸、益智仁、菟丝子等同用，治疗小便不禁。②风湿腰膝疼痛及肾虚腰膝酸软无力。本品补肾阳、强筋骨、祛风湿，对肾阳虚兼风湿之证为宜，多与补肝肾、祛风湿药同用。常与肉苁蓉、杜仲、菟丝子等同用，治肾虚骨痿，腰膝酸软，如金刚丸；或与羌活、杜仲、五加皮等同用，治风冷腰胯疼痛、行步不利，如巴戟丸。用法：水煎服，5～15g。阴虚火旺及有热者不宜服。

4. 菟丝子

为旋花科植物菟丝子的成熟种子。性能：辛、甘，平。归肾、肝、脾经。功效：补肾益精，养肝明目，止泻安胎。用途：①肾虚腰痛、阳痿遗精、尿频及宫冷不孕。本品辛以润燥，甘以补虚，为平补阴阳之品，功能补肾阳、益肾精以固精缩尿；与枸杞子、覆盆子、车前子同用，治阳痿遗精，如五子衍宗丸；与桑螵蛸、肉苁蓉、鹿茸等同用，治小便过多或失禁，如菟丝子丸；与茯苓、石莲子同用，治遗精、白浊、尿有余沥，如茯苓丸。②肝肾不足，目暗不明。本品滋补肝肾益精养血而明目，常与熟地黄、车前子同用，如驻景丸。③脾肾阳虚，便溏泄泻。本品能补肾益脾止泻，如治脾虚便溏，与人参、白术、补骨脂为丸服；与枸杞子、山药、茯苓、莲子同用，治脾肾虚泄泻，如菟丝子丸。皮肤科可用于白癜风等色素性疾患。用法：煎服，10～20g。阴虚火旺，大便燥结、小便短赤者不宜服。

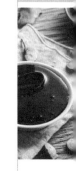

（五）安神类

1. 灵芝

为多孔菌科真菌赤芝或紫芝的干燥子实体。性能：甘，平。归心、肺、肝、肾经。功效：补气安神，止咳平喘。用途：①心神不宁，失眠，惊悸。本品味甘性平，入心经，能补心血、益心气、安心神，故可用治气血不足、心神失养所致的心神不宁、失眠、惊悸、多梦、健忘、体倦神疲、食少等证。可单用研末吞服，或与当归、白芍、酸枣仁、柏子仁、龙眼肉等同用。②咳喘痰多。本品味甘能补，性平偏温，入肺经，补益肺气，温肺化痰，止咳平喘，常可治痰饮证，见形寒咳嗽、痰多气喘者，尤其对痰湿型或虚寒型疗效较好。可单用或与党参、五味子、干姜、半夏等益气敛肺，温阳化饮药同用。③虚劳证。本品有补养气血作用，故常用治虚劳气短、不思饮食、手足逆冷、烦躁口干等证，常与山茱萸、人参、地黄等补虚药配伍。用法：煎服，6～12g；研末吞服，1.5～3g。

2. 五味子

为五味子科植物五味子或华中五味子的成熟果实。性能：酸、甘，温。归肺、心、肾经。功效：收敛固涩，益气生津，补肾宁心。用途：①久咳虚喘。本品味酸收敛，甘温而润，能上敛肺气，下滋肾阴，为治疗久咳虚喘之要药。②自汗，盗汗。本品五味俱全，以酸为主，善能敛肺止汗。治自汗、盗汗者，可与麻黄根、牡蛎等同用。③遗精，滑精。本品甘温而涩，入肾，能补肾涩精止遗，为治肾虚精关不固、遗精、滑精之常用药。④久泻不止。本品味酸，涩性收敛，能涩肠止泻。治脾肾虚寒久泻不止，可与吴茱萸同炒香研末，米汤送服。⑤津伤口渴，消渴。本品甘以益气，酸能生津，具有益气生津止渴之功。治热伤气阴，汗多口渴者，常与人参、麦冬同用。⑥心悸，失眠，多梦。本品既能补益心肾，又能宁心安神。治阴血亏损，心神失养，或心肾不交之虚烦心悸、失眠多梦，常与麦冬、丹参、生地黄、酸枣仁等同用。用法：煎服，3～6g；研末服，1～3g。

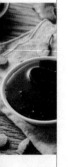

3. 远志

为远志科植物远志或卵叶远志的干燥根。性能：苦、辛，温。归心、肾、肺经。功效：安神益智，祛痰开窍，消散痈肿。用途：①失眠多梦，心悸怔忡，健忘。本品苦辛性温，性善宣泄通达，既能开心气而宁心安神，又能通肾气而强志不忘，为交通心肾、安定神志、益智强识之佳品。②癫痫惊狂。本品味辛通利，能利心窍，逐痰涎，故可用治痰阻心窍所致之癫痫抽搐、惊风发狂等症。③咳嗽痰多。本品苦温性燥，入肺经，能祛痰止咳，故可用治痰多黏稠、咳吐不爽或外感风寒、咳嗽痰多者，常与杏仁、贝母、栝楼、桔梗等同用。④痈疽疮毒，乳房肿痛，喉痹。本品辛行苦泄，功擅疏通气血之壅滞而消散痈肿，用于痈疽疮毒，乳房肿痛，内服、外用均有疗效，内服可单用为末，黄酒送服。外用可隔水蒸软，加少量黄酒捣烂敷患处。用法：煎服，3～9g。外用适量。化痰止咳宜炙用。凡实热或痰火内盛者，以及有胃溃疡或胃炎者慎用。

4. 石菖蒲

为菖蒲科植物金钱蒲的干燥根茎。性能：辛、苦，温。归心、胃经。功效：开窍醒神，化湿和胃，宁神益志。用途：①痰蒙清窍，神志昏迷。本品辛开苦燥温通，芳香走窜，不但有开窍醒神之功，且兼具化湿、豁痰、辟秽之效。故擅长治痰湿秽浊之邪蒙蔽清窍所致之神志昏乱。②湿阻中焦，脘腹痞满，胀闷疼痛。本品辛温芳香，善化湿浊、醒脾胃、行气滞、消胀满。用治湿浊中阻，脘闷腹胀、痞塞疼痛，常与砂仁、苍术、厚朴同用；若湿从热化、湿热蕴伏、身热吐利、胸脘痞闷、舌苔黄腻者，可与黄连、厚朴等配伍，如连朴饮（《霍乱论》）。③噤口痢。本品芳香化湿、燥湿，又行胃肠之气。治疗湿浊、热毒蕴结肠中所致之水谷不纳、里急后重等，可与黄连、茯苓、石莲子等配伍，如开噤散（《医学心悟》）。④健忘，失眠，耳鸣，耳聋。本品入心经，开心窍、益心智、安心神、聪耳明目，故可用于上述诸证。此外，还可用于声音嘶哑、痈疽疮疡、风湿痹痛、跌

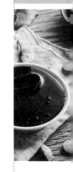

打损伤等证。用法：煎服，3～9g。鲜品加倍。

（六）淡渗类

1. 泽泻

为泽泻科植物泽泻的干燥块茎。性能：甘，寒。归肾、膀胱经。功效：利水消肿，渗湿，泄热。用途：①水肿，小便不利，泄泻。本品淡渗，其利水作用较强，治疗水湿停蓄之水肿，小便不利，常和茯苓、猪苓、桂枝配用，如五苓散；泽泻能利小便而实大便，治脾胃伤冷，水谷不分，泄泻不止，与厚朴、苍术、陈皮配用，如胃苓汤；本品泻水湿，行痰饮，常治痰饮停聚，清阳不升之头目昏眩，配白术同用，如泽泻汤。②淋证，遗精。本品性寒，既能清膀胱之热，又能泄肾经之虚火，下焦湿热者尤为适宜。故用治湿热淋证，常与木通、车前子等药同用；对肾阴不足，相火偏亢之遗精、潮热，则与熟地黄、山茱萸、牡丹皮同用，如六味地黄丸。用法：煎服，5~10g。

2. 薏苡仁

为禾本科植物薏苡的干燥成熟种仁。性能：甘、淡，凉。归脾、胃、肺经。功效：利水消肿，渗湿，健脾，除痹，清热排脓。用途：①水肿，小便不利，脚气。本品淡渗甘补，既利水消肿，又健脾补中。常用于脾虚湿盛之水肿腹胀，小便不利，多与茯苓、白术、黄芪等药同用。②脾虚泄泻。本品能渗除脾湿，健脾止泻，尤宜治脾虚湿盛之泄泻，常与人参、茯苓、白术等合用，如参苓白术散。③湿痹拘挛。薏苡仁渗湿除痹，能舒筋脉，缓和拘挛。常用治湿痹而筋脉挛急疼痛者，与独活、防风、苍术同用。④肺痈，肠痈。本品清肺肠之热，排脓消痈。治疗肺痈胸痛，咳吐脓痰，常与苇茎、冬瓜仁、桃仁等同用，如苇茎汤；治肠痈，可与附子、败酱草、牡丹皮合用，如薏苡附子败酱散。用法：煎服，9～30g。清利湿热宜生用，健脾止泻宜炒用。

3. 茯苓

为多孔菌科真菌茯苓的干燥菌核。寄生于松科植物赤松或马尾

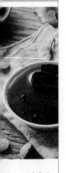

松等树根上。性能：甘、淡，平。归心、脾、肾经。功效：利水消肿，渗湿，健脾，宁心。用途：①水肿。本品味甘而淡，甘则能补，淡则能渗，药性平和，既可祛邪，又可扶正，利水而不伤正气，实为利水消肿之要药。可用治寒热虚实各种水肿。②痰饮。本品善渗泄水湿，使湿无所聚，痰无由生，可治痰饮之目眩心悸，配以桂枝、白术、甘草同用，如苓桂术甘汤；若饮停于胃而呕吐者，多和半夏、生姜合用，如小半夏加茯苓汤。③脾虚泄泻。本品能健脾渗湿而止泻，尤宜于脾虚湿盛泄泻，可与山药、白术、薏苡仁同用，如参苓白术散；茯苓味甘，善入脾经，能健脾补中，常配以人参、白术、甘草，治疗脾胃虚弱，倦怠乏力，食少便溏，如四君子汤。④心悸，失眠。本品益心脾而宁心安神。常用治心脾两虚，气血不足之心悸，失眠，健忘，多与黄芪、当归、远志同用，如归脾汤；若心气虚，不能藏神，惊恐而不安卧者，常与人参、龙齿、远志同用，如安神定志丸。用法：煎服，9～15g。

（七）活血类

1. 红花

为菊科植物红花的筒状花冠。性能：辛，温。归心、肝经。功效：活血通经、祛瘀止痛。用途：①血滞经闭、痛经、产后瘀滞腹痛。红花辛散温通，为活血祛瘀、通经止痛之要药，是妇产科血瘀病症的常用药，常与当归、川芎、桃仁等相须为用。②症瘕积聚。本品能活血通经，祛瘀消症，可治疗症瘕积聚，常配伍三棱、莪术、香附等药。③胸痹心痛、血瘀腹痛、胁痛。本品能活血通经，祛瘀止痛，善治瘀阻心腹胁痛。④跌打损伤，瘀滞肿痛。本品善能通利血脉，消肿止痛，为治跌打损伤，瘀滞肿痛之要药，常配木香、苏木、乳香、没药等药用；或制为红花油、红花酊涂擦。⑤郁滞斑疹色暗。本品能活血通脉以化滞消斑，可用于瘀热郁滞之斑疹色暗，常配伍清热凉血透疹的紫草、大青叶等用，如当归红花饮。此外，红花还可用

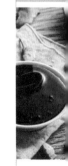

于回乳、瘀阻头痛、眩晕、中风偏瘫、喉痹、目赤肿痛等证。用法：煎服，3～10g。外用适量。

2. 桃仁

为蔷薇科植物桃或山桃的成熟种子。性能：苦、甘，平。有小毒。归心、肝、大肠经。功效：活血祛瘀，润肠通便，止咳平喘。用途：①瘀血阻滞病症。本品味苦，入心肝血分，善泄血滞，祛瘀力强，又称破血药，为治疗多种瘀血阻滞病症的常用药。治瘀血经闭、痛经，常与红花相须为用。②肺痈、肠痈。取本品活血祛瘀以消痈，配清热解毒药，常用治肺痈、肠痈等证。③肠燥便秘。本品富含油脂，能润燥滑肠，故可用于肠燥便秘证。常配伍当归、火麻仁、栝楼仁等，如润肠丸。④咳嗽气喘。本品味苦，能降肺气，有止咳平喘之功，治咳嗽气喘，既可单用煮粥食用，又常与杏仁同用，如双仁丸。用法：煎服，5～10g，捣碎用；桃仁霜入汤剂宜包煎。孕妇忌用，便溏者慎用。

（八）行气类

1. 陈皮

为芸香科植物柑橘及其栽培变种的成熟干燥果皮。性能：辛、苦，温。归脾、肺经。功效：理气健脾，燥湿化痰。用途：①脾胃气滞证。本品辛行温通，有行气止痛、健脾和中之功，因其苦温而燥，故寒湿阻中之气滞最宜。②呕吐、呃逆证。陈皮辛香而行，善疏理气机、调畅中焦而使之升降有序。治疗呕吐、呃逆，常配伍生姜、竹茹、大枣，如橘皮竹茹汤。③湿痰、寒痰咳嗽。本品既能燥湿化痰，又能温化寒痰，且辛行苦泄而能宣肺止咳，为治痰之要药。治湿痰咳嗽，多与半夏、茯苓等同用，如二陈汤。若治寒痰咳嗽，多与干姜、细辛、五味子等同用，如苓甘五味姜辛汤；若脾虚失运而至痰湿犯肺者，可配党参、白术同用，如六君子汤。④胸痹证。本品辛行温通、入肺走胸，而能行气通痹止痛。治疗胸痹胸中气塞气短，可配伍枳实、生姜，如橘皮枳实生姜汤。用法：煎服，3～9g。

2. 柴胡

为伞形科植物柴胡或红柴胡的干燥根。按性状不同，分别习称"北柴胡"及"南柴胡"。性能：苦、辛，微寒。归肝、胆经。功效：解表退热，疏肝解郁，升举阳气。用途：①表证发热及少阳证。本品辛散苦泄，微寒退热，善于祛邪解表退热和疏散少阳半表半里之邪。对于外感表证发热，无论风热、风寒表证，皆可使用。②肝郁气滞。本品辛行苦泄，性善条达肝气，疏肝解郁。治疗肝失疏泄，气机郁阻所致的胸胁或少腹胀痛、情志抑郁、妇女月经失调、痛经等证，常与香附、川芎、白芍同用，如柴胡疏肝散。若肝郁血虚，脾失健运，妇女月经不调，乳房胀痛，胁肋作痛，神疲食少，脉弦而虚者，常配伍当归、白芍、白术、茯苓等，如逍遥散。③气虚下陷，脏器脱垂。本品能升举脾胃清阳之气，可用治中气不足，气虚下陷所致的脘腹重坠作胀，食少倦怠，久泻脱肛，子宫下垂，肾下垂等脏器脱垂，常与人参、黄芪、升麻等同用，以补气升阳，如补中益气汤。用法：煎服，3～9g。解表退热宜生用，且用量宜稍重；疏肝解郁宜醋炙，升阳可生用或酒炙，其用量均宜稍轻。阴虚阳亢，肝风内动，阴虚火旺及气机上逆者忌用或慎用。

3. 枳实

为芸香科植物酸橙及其栽培变种或甜橙的干燥幼果。性能：苦、辛、酸，温。归脾、胃、大肠经。功效：破气除痞，化痰消积。用途：①胃肠积滞，湿热泻痢。本品辛行苦降，善破气除痞、消积导滞。治饮食积滞，脘腹痞满胀痛，常与山楂、麦芽、神曲等同用，如曲麦枳术丸；若胃肠积滞，热结便秘，腹满胀痛，则与大黄、芒硝、厚朴等同用，如大承气汤；治湿热泻痢、里急后重，多与黄芩、黄连同用，如枳实导滞丸。②胸痹、结胸。本品能行气化痰以消痞，破气除满而止痛。治胸阳不振、痰阻胸痹之胸中满闷、疼痛，多与薤白、桂枝、栝楼等同用，如枳实薤白桂枝汤；治痰热结胸，可与黄连、栝楼、半夏同用，如小陷胸加枳实汤；治心下痞满，食欲不振，可与半夏曲、厚朴等同用，如枳实消痞丸。③气滞胸胁疼痛。本品善破气行滞而止痛，治疗气血阻滞之胸胁疼痛，可与川芎配伍，如枳芎散；若属寒凝气滞，可配桂枝，如桂枳散。④产后腹痛。本品行气以助活血而止痛，可与芍药等分为末服用，用治产后瘀滞腹痛、烦躁，如枳实芍药散，或与当归、益母草同用。用法：煎服，3～9g，大量可用至30g。炒后性较平和。

（九）消食类

1. 山楂

本品为蔷薇科植物山里红或山楂的成熟果实。性能：酸、甘，微温。归脾、胃、肝经。功效：消食化积，行气散瘀。用途：①饮食积滞证。本品酸甘，微温不热，功善消食化积，能治各种饮食积滞，尤为消化油腻肉食积滞之要药。②泻痢腹痛，疝气痛。山楂入肝经，能行气散结止痛，炒用兼能止泻止痢。治泻痢腹痛，可单用焦山楂水煎服，或用山楂炭研末服。治疝气痛，常与橘核、荔枝核等同用。③瘀阻胸腹痛，痛经。本品性温兼入肝经血分，能通行气血，有活血祛瘀止痛之功。治瘀滞胸胁痛，常与川芎、桃仁、红花等同用。若治疗产后瘀阻腹痛、恶露不尽或痛经、经闭，朱丹溪经验方即单用本品加糖水煎服；亦可与当归、香附、红花同用，如通瘀煎。现代单用本品制剂治疗冠心病、高血压病、高脂血症、细菌性痢疾等，均有较好疗效。用法：煎服，10～15g，大剂量30g。生山楂、炒山楂多用于消食散瘀，焦山楂、山楂炭多用于止泻痢。

2. 麦芽

为禾本科植物大麦的成熟果实经发芽干燥而成。性能：甘，平。归脾、胃、肝经。功效：消食健胃，回乳消胀。用途：①米面薯芋食滞证。本品甘平，健胃消食，尤能促进淀粉性食物的消化。主治米面薯芋类积滞不化，常配山楂、神曲、鸡内金同用；治小儿乳食停滞，单用本品煎服或研末服有效；若配白术、陈皮，可治脾虚食少，食后饱胀，如健脾丸。②断乳、乳房胀痛。本品有回乳之功。可单用生麦芽或炒麦芽120g（或生、炒麦芽各60g），煎服，用治妇女断乳或乳汁郁积之乳房胀痛等。此外，本品又兼能疏肝解郁，常配川楝子、柴胡等，用治肝气郁滞或肝胃不和之胁痛、脘腹痛等。用法：煎服，10～15g，大剂量30～120g。生麦芽功偏消食健胃；炒麦芽多用于回乳消胀。

3. 鸡内金

为雉科动物家鸡的砂囊内壁。全国各地均产。杀鸡后，取出鸡肫，趁热剥取内壁，洗净，干燥。生用、炒用或醋制入药。性能：甘，平。归脾、胃、小肠、膀胱经。功效：消食健胃，涩精止遗。用途：①饮食积滞，小儿疳积。本品消食化积作用较强，并可健运脾胃，故广泛用于各种食积证。病情较轻者，单味研末服即有效，如《备急千金要方》独用本品治消化不良引起反胃吐食；若配山楂、麦芽等，可增强消食导滞作用，治疗食积较重者。若与白术、山药、使君子等同用，可治小儿脾虚疳积。②肾虚遗精、遗尿。本品可固精缩尿止遗。③砂石淋证，胆结石。本品入膀胱经，有化坚消石之功。《医林集要》以本品"烧存性"，治小便淋沥，痛不可忍。现常与金钱草等药同用，治砂石淋证或胆结石。用法：煎服，3～10g；研末服，每次1.5～3g。研末服效果比煎剂好。

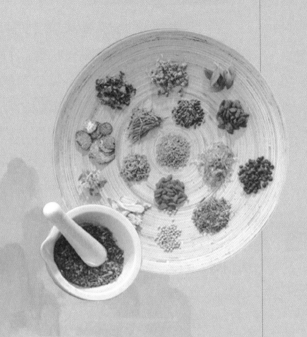

第二章

皮肤病症
调养膏方

单纯性疱疹是因感染单纯疱疹病毒（herpes simplex virus, HSV）引起的急性疱疹性皮肤病。特征为群集性水疱，可有灼热疼痛或瘙痒感，单纯疱疹最多见于口唇周围，其次鼻周围、面颊部，也可发于黏膜。发于口腔黏膜的称"疱疹性龈口炎"，多见于儿童。发于眼结膜和角膜的称"疱疹性结膜炎""疱疹性角膜炎"。疱疹性结膜炎多合并眼睑疱疹，疱疹性角膜炎易形成角膜溃疡。发于外阴的称"生殖器单纯疱疹"，经摩擦易破裂形成糜烂，易继发感染，形成溃疡。女性疱疹如发生在阴道或子宫颈黏膜上，易合并阴道炎、子宫颈炎，可引起流产或早产。单纯疱疹也可发生于尿道内、肛门周围等。

1. 临床表现

好发于皮肤黏膜交界处，最多见于口唇周围，其次鼻周围、面颊部，也发于尿道内、肛门周围等。初起时皮损局部可先有灼热、紧张或瘙痒感。皮损为群集性的小水疱，自觉有灼热、瘙痒或疼痛等，破后形成糜烂，几天后结痂，愈后留有暂时性色素沉着。病程约 1~2 周，常反复发作。

2. 理化检查

皮损处刮片做细胞学检查，如见到多核巨细胞和核内嗜酸性包涵体，或用 PCR 检测疱液中 HSV DNA 有助于本病的诊断；病毒培养鉴定是诊断 HSV 感染的金标准；血清 HSV IgM 型抗体检测有辅助诊断价值，尤其是新生儿 HSV 感染，而 IgG 型抗体对诊断价值不大，可用于流行病学调查。

3. 辨证膏方

中医认为，本病因外感风热之毒，阻于肺、胃二经，蕴蒸皮肤而生；或因反复发作，热邪伤津，阴虚内热所致。

（1）肺胃热盛症

【症候】 多发于感冒后。皮疹以丘疹、疱疹为主，糜烂发病急，

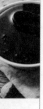

病程短，灼热刺痛或有发热、干渴、咽喉痛、咳嗽、舌质红、苔薄黄、脉浮数。

【治法】 疏散风邪，清热解毒。

膏方：辛夷清肺饮

【来源】 《外科正宗》卷四。

【组成】 辛夷 100g、黄芩 100g、山栀 100g、麦冬 100g、百合 200g、石膏 300g、知母 100g、甘草 60g、枇杷叶 100g、升麻 100g。

【图解】

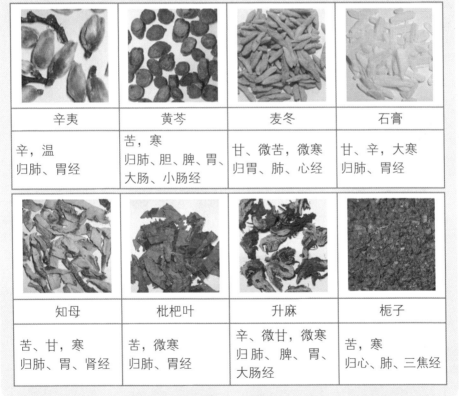

辛夷	黄芩	麦冬	石膏
辛，温 归肺、胃经	苦，寒 归肺、胆、脾、胃、大肠、小肠经	甘、微苦，微寒 归胃、肺、心经	甘、辛，大寒 归肺、胃经
知母	枇杷叶	升麻	栀子
苦、甘，寒 归肺、胃、肾经	苦，微寒 归肺、胃经	辛、微甘，微寒 归肺、脾、胃、大肠经	苦，寒 归心、肺、三焦经

【制法】 石膏先煎，用煎过后药液煎煮群药（枇杷叶包煎），煎煮 3 次，滤汁去渣，合并滤液，加热浓缩为膏，最后加蜂蜜 300g 收膏即成。

【功效】　疏散风邪，清热泻火解毒。

【用法】　每次 15～20g，每日 2 次，在两餐之间，用温开水冲服。

【注意事项】　保持局部清洁，促使局部干燥结痂，防止继发感染，饮食宜清淡，忌辛辣炙煿、肥甘厚味。

（2）阴虚内热症

【症候】　皮疹反复发作，病程长，日久不愈，易于感冒，气短乏力，头晕目眩，心悸失眠，自汗、舌质红少苔，脉细弱。

【治法】　益气养血，滋阴解毒。

膏方：增液汤加减

【来源】　《温病条辨》。

【组成】　黄芪 300g、甘草 100g、白芍 150g、玄参 300g、麦冬 240g、生地黄 200g、板蓝根 150g、天冬 150g、土茯苓 200g、防风 150g、白术 150g。

【图解】

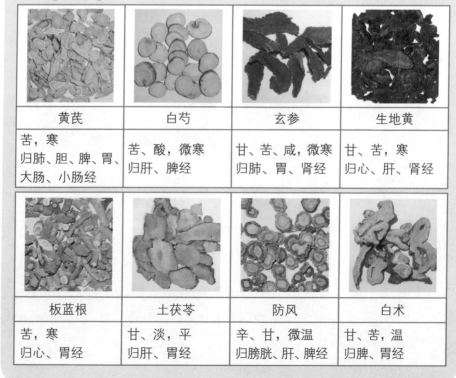

黄芪	白芍	玄参	生地黄
苦，寒 归肺、胆、脾、胃、大肠、小肠经	苦、酸，微寒 归肝、脾经	甘、苦、咸，微寒 归肺、胃、肾经	甘、苦，寒 归心、肝、肾经
板蓝根	土茯苓	防风	白术
苦，寒 归心、胃经	甘、淡，平 归肝、胃经	辛、甘，微温 归膀胱、肝、脾经	甘、苦，温 归脾、胃经

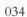

【制法】 煎煮群药，煎煮 3 次，滤汁去渣，合并滤液，加热浓缩为膏，最后加蜂蜜 300g 收膏即成。

【注意事项】 保持局部清洁，促使局部干燥结痂，防止继发感染，饮食宜清淡，忌辛辣炙煿、肥甘厚味。

二、带状疱疹

带状疱疹是由水痘—带状疱疹病毒感染引起的一种以沿周围神经分布的群集疱疹和以神经痛为特征的病毒性皮肤病。中医称"缠腰火丹""蛇串疮""火带疮""蛇丹""蜘蛛疮"等。中医认为本病系情志内伤，肝气郁结，久而化火，肝经火毒，外溢皮肤而发；或脾失健运，湿邪内生；或感染毒邪，湿热火毒蕴积肌肤而成。年老体弱者，常因血虚肝旺，湿热毒盛，气血凝滞，以致疼痛剧烈，病程迁延。本病病原体为水痘—带状疱疹病毒，有亲神经和皮肤特性。对本病无或低免疫力的人群（儿童多见）被感染后，发生水痘或呈隐性感染而成为带病毒者。当宿主细胞免疫功能减退时，如患感染性疾病、肿瘤、放疗、外伤、月经期或过度疲劳，潜伏于神经节内的病毒被激发活化，使受累神经节、相应感觉神经及其支配区皮肤出现神经痛及阶段性疱疹。

1. 临床表现

起病前可发生前驱症状，如低热、乏力、食欲减退、全身不适或患部皮肤有灼烧感和神经痛等。患处先出现不规则红斑，继而成为密集成簇的丘疱疹，后迅速变成粟粒大至绿豆大的透明清澈小水疱。疱壁紧张，不易破裂。数日后水疱开始干涸、结痂，遗留色素沉着，一般不留瘢痕。带状疱疹多发生在身体的一侧，沿某一外周神经区域分布排列，一般不超过正中线，极个别患者可能发生在身体的两侧。皮疹有时可只疼痛而不出现水疱，也可不发生前驱症状而直接出现皮疹。

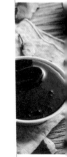

2. 理化检查

免疫荧光检查，聚合酶链反应（PCR）方法检测等，有助于明确诊断。

3. 辨证膏方

（1）肝经郁热症

【症候】 皮损鲜红，疱壁紧张，灼热刺痛，口苦咽干，烦躁易怒，大便干或小便黄，舌红，苔薄黄或厚，脉弦滑数。

【治法】 清肝火，解热毒。

膏方：龙胆泻肝汤

【来源】 《医方集解》。

【组成】 龙胆草60g、栀子100g、黄芩100g、柴胡60g、生地黄100g、泽泻100g、当归60g、车前子100g、甘草60g、紫草100g、板蓝根150g。

【图解】

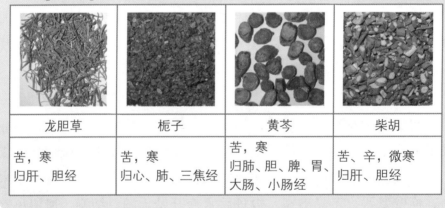

龙胆草	栀子	黄芩	柴胡
苦，寒 归肝、胆经	苦，寒 归心、肺、三焦经	苦，寒 归肺、胆、脾、胃、大肠、小肠经	苦、辛，微寒 归肝、胆经

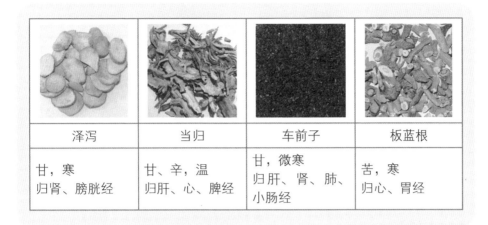

泽泻	当归	车前子	板蓝根
甘，寒 归肾、膀胱经	甘、辛，温 归肝、心、脾经	甘，微寒 归肝、肾、肺、小肠经	苦，寒 归心、胃经

【制法】　煎煮群药，煎煮 3 次，滤汁去渣，合并滤液，加热浓缩为膏，最后加蜂蜜 300g 收膏即成。

【功效】　本方用于肝经火热实证、湿热下注证，临床应用以头痛目赤，胁痛，口苦，阴肿，阴痒，小便淋浊，或妇女带下黄臭，舌红苔黄，脉弦细有力为辨证要点。

【用法】　每次 15 ~ 20g，每日 2 次，在两餐之间，用温开水冲服。

【注意事项】　保持局部清洁，促使局部干燥结痂，防止继发感染，饮食宜清淡，忌辛辣炙煿、肥甘厚味。

（2）脾虚湿蕴症

【症候】　颜色较淡，疱壁松弛，口不渴，食少腹胀，大便时溏。舌淡，苔白或腻，脉沉缓或滑。

【治法】　健脾利湿。

膏方：除湿胃苓汤加减

【来源】　《外科正宗》。

【组成】　苍术 150g、厚朴 90g、陈皮 100g、猪苓 100g、泽泻 150g、赤茯苓 90g、白术 90g、滑石 150g、防风 90g、焦栀子 90g、甘草 50g、灯心草 50g。

【图解】

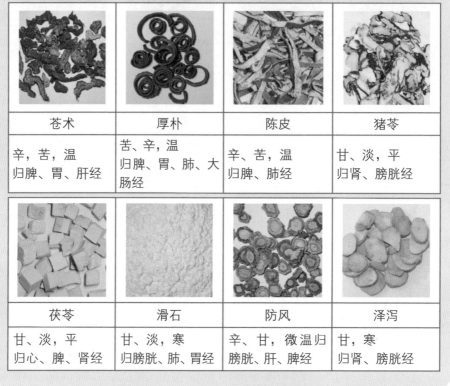

苍术	厚朴	陈皮	猪苓
辛，苦，温 归脾、胃、肝经	苦、辛，温 归脾、胃、肺、大肠经	辛、苦，温 归脾、肺经	甘、淡，平 归肾、膀胱经
茯苓	滑石	防风	泽泻
甘、淡，平 归心、脾、肾经	甘、淡，寒 归膀胱、肺、胃经	辛、甘，微温归膀胱、肝、脾经	甘，寒 归肾、膀胱经

【制法】　煎煮群药，煎煮3次，滤汁去渣，合并滤液，加热浓缩为膏，最后加蜂蜜300g收膏即成。

【功效】　本方主治因饮食失调，脾失健运，湿浊内停，郁而化热，外蒸肌肤所致的皮肤红斑，水疱、渗液等症。辨证要点以红斑、水疱，半纳呆、腹胀为主。

【用法】　每次15～20g，每日2次，在两餐之间，用温开水冲服。

【注意事项】　保持局部清洁，促使局部干燥结痂，防止继发感染，饮食宜清淡，忌辛辣炙煿、肥甘厚味。

（3）气滞血瘀症

【症候】　多见于老年人，疱疹消退后仍剧痛不止，夜卧难眠。伴纳差，心烦，舌红或暗红，苔少或薄白，脉细涩。

【治法】　疏肝理气，通络止痛。

膏方：桃红四物汤加减

【来源】 《医垒元戎》。

【组成】 熟地黄 150g、当归 120g、芍药 100g、川芎 80g、桃仁 60g、红花 40g、制香附 100g、延胡索 200g、莪术 100g、珍珠母 200g、生牡蛎 200g、黄芪 100g、炒白术 200g、甘草 100g。

【图解】

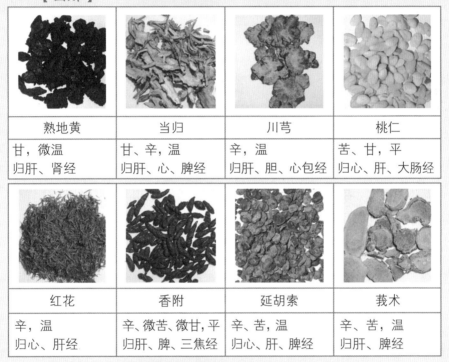

熟地黄	当归	川芎	桃仁
甘、微温 归肝、肾经	甘、辛，温 归肝、心、脾经	辛，温 归肝、胆、心包经	苦、甘，平 归心、肝、大肠经
红花	香附	延胡索	莪术
辛，温 归心、肝经	辛、微苦、微甘，平 归肝、脾、三焦经	辛、苦，温 归心、肝、脾经	辛、苦，温 归肝、脾经

【制法】 加黄酒煎煮群药，煎煮 3 次，滤汁去渣，合并滤液，加热浓缩为膏，最后加蜂蜜 300g，收膏即成。

【功效】 桃红四物汤以祛瘀为核心，辅以养血、行气。方中以强劲的破血之品桃仁、红花为主，力主活血化瘀；以甘温之熟地黄、当归滋阴补肝、养血调经；芍药养血和营，以增补血之力；川芎活血行气、调畅气血，以助活血之功。全方配伍得当，使瘀血祛、新血生、气机畅，化瘀生新是该方的显著特点。

皮肤病症调养膏方

【用法】 每次 15 ~ 20g，每日 2 次，在两餐之间，用温开水冲服。

【注意事项】 保持局部清洁，促使局部干燥结痂，防止继发感染，饮食宜清淡，忌辛辣炙煿、肥甘厚味。

三、疣

寻常疣是由人类乳头瘤（HPV1，2，4 型）感染所引起的皮肤赘生物。中医称之为"千日疮"，俗称"瘊子"。多因外感风热、内动肝火、搏于肌肤所致，或因肝血不足、筋气外发、气血凝滞而成。

1. 临床表现

（1）寻常疣

好发于手背、手指、足和甲缘等处，亦可发生于身体其他部位。典型皮损为黄豆大小或更大的灰褐色、棕色或皮色丘疹，表面粗糙，质地坚硬，可呈乳头瘤状增生。发生在甲周者称"甲周疣"；发生在甲床者称"甲下疣"；疣体细长突起伴顶端角化者称"丝状疣"，好发于颈、额和眼睑；疣体表面呈参差不齐的突起者称指状疣，好发于头皮及趾间。

（2）跖疣

系发生于足底的寻常疣。皮损初起为细小发亮的丘疹，渐增至黄豆大小或更大，因受压而形成淡黄或褐黄色胼胝样斑块或扁平丘疹，表面粗糙，界限清楚，边缘绕以稍高的角质环，去除角质层后，其下方有疏松的角质软芯，可见毛细血管破裂出血而形成的小黑点，自觉疼痛。若含有多个角质软芯，称为"镶嵌疣"。

（3）扁平疣

好发于青少年的颜面、手背及前臂。典型皮损为米粒至黄豆大小的扁平隆起性丘疹，圆形或椭圆形，表面光滑，质硬，正常肤色或淡褐色，多骤然出现，数目较多且密集；搔抓后皮损可呈串珠状排列，即自体接种反应。病程慢性，多可自行消退，少数患者可复发。

2. 理化检查

不同类型疣的组织病理表现有差异，但均以光镜下显示角化过度、角化不全，颗粒层有空泡样细胞，并含有核内嗜碱性包含体，棘层肥厚和乳头瘤样增生等为主要特性。增生上部有层叠角化不全细胞，核呈深嗜碱性，电镜下可见核内病毒颗粒。

3. 辨证膏方

（1）风热血燥症

【症候】 病程短，皮疹数目较多，遍生肢体，伴有口干心烦，舌质红，苔薄黄，脉弦数。

【治法】 养血活血，清热解毒。

膏方：治瘊方

【来源】 《中西医结合皮肤性病学》。

【组成】 熟地黄 120g、何首乌、杜仲各 60g、赤芍、桃仁、红花、牡丹皮、赤小豆、白术、牛膝各 100g、白花蛇舌草 300g、半枝莲 100g。

【图解】

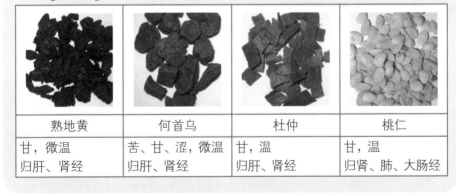

熟地黄	何首乌	杜仲	桃仁
甘，微温 归肝、肾经	苦、甘、涩，微温 归肝、肾经	甘，温 归肝、肾经	甘，温 归肾、肺、大肠经

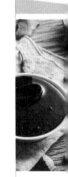

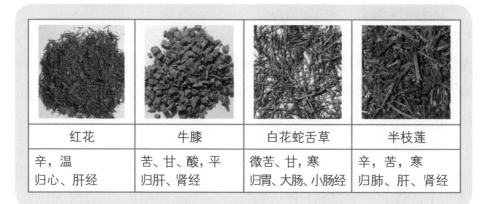

红花	牛膝	白花蛇舌草	半枝莲
辛，温 归心、肝经	苦、甘、酸，平 归肝、肾经	微苦、甘，寒 归胃、大肠、小肠经	辛，苦，寒 归肺、肝、肾经

【制法】　煎煮群药，煎煮3次，滤汁去渣，合并滤液，加热浓缩为膏，最后加蜂蜜300g收膏即成。

【功效】　养血活血，清热解毒。

【用法】　每次15～20g，每日2次，在两餐之间，用温开水冲服。

【注意事项】　应避免摩擦和撞击，以防出血。

（2）湿热血瘀症

【症候】　结节疏松，色灰或褐。舌黯红，苔薄白，脉细。

【治法】　清化湿热，活血化瘀。

膏方：马齿苋合剂加减

【来源】　《中西医结合皮肤性病学》。

【组成】　马齿苋300g、大青叶150g、紫草、败酱草、桃仁、红花、赤芍各100g、白花蛇舌草300g、半枝莲100g。

【图解】

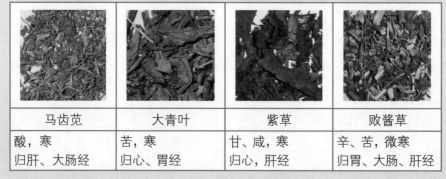

马齿苋	大青叶	紫草	败酱草
酸，寒 归肝、大肠经	苦，寒 归心、胃经	甘、咸，寒 归心、肝经	辛、苦，微寒 归胃、大肠、肝经

中医
皮肤病证
调养膏方

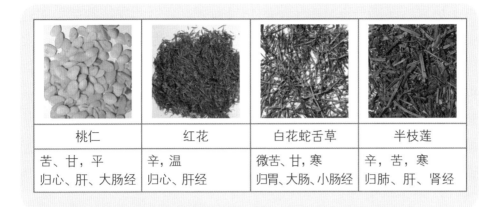

桃仁	红花	白花蛇舌草	半枝莲
苦、甘，平 归心、肝、大肠经	辛，温 归心、肝经	微苦、甘，寒 归胃、大肠、小肠经	辛，苦，寒 归肺、肝、肾经

【制法】 煎煮群药，煎煮 3 次，滤汁去渣，合并滤液，加热浓缩为膏，最后加蜂蜜 300g 收膏即成。

【功效】 清化湿热，活血化瘀。

【用法】 每次 15 ～ 20g，每日 2 次，在两餐之间，用温开水冲服。

【注意事项】 应避免摩擦和撞击，以防出血。忌滥用强烈的外用腐蚀剂。

四、丹毒

丹毒（erysipelas）系由溶血性链球菌所致的皮肤、皮下组织内淋巴管及其周围组织处的急性炎症；丹毒多由乙型溶血性链球菌感染引起。细菌可通过皮肤或黏膜细微损伤侵入，足癣、趾甲真菌病、小腿溃疡、鼻炎、慢性湿疹等均可诱发本病，机体抵抗力低下如糖尿病、慢性肝病、营养不良等均可成为促发因素。

1. 临床表现

好发于下肢或面部。本病起病急，常有头痛、寒战、高热、关节疼痛等全身症状。多形核白细胞计数可增高至 20×10^9/L 或更高。皮损开始为一境界清楚的水肿性红斑，压之疼痛并褪色。皮损边缘高起，当红斑逐渐向外蔓延时中央红色减退呈浅棕黄色。而边缘仍发红，一般不化脓。自觉有疼痛或灼烧感。全身症状和皮疹一般在 4 ～ 5 天达到高峰。常可发现引起本病的局部病灶，如小腿丹毒常

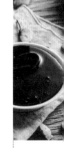

由于足癣，面部丹毒常由于鼻腔黏膜损害。还有几种特殊类型如：在红斑基础上发生水疱、大疱或脓疱者，分别称为"水疱型丹毒"、"大疱型丹毒"和"脓疱型丹毒"；炎症深达皮下组织并引起皮肤坏疽者，称为"坏疽型丹毒"；皮损一面消退，一面发展扩大，呈岛屿状蔓延者，称为"游走型丹毒"；若于某处多次反复发作者，称"复发型丹毒"。下肢丹毒反复发作可致皮肤淋巴管受阻，淋巴液回流不畅，致受累组织肥厚，日久形成象皮肿。

2. 理化检查

白细胞总数升高，以中性粒细胞为主，可出现核左移和中毒颗粒。

3. 辨证膏方

（1）风热毒蕴症

【症候】　病变主要发生在头面部或上半身，皮肤焮赤肿胀，边界清楚，表面紧张光亮，自觉灼热疼痛、发热、畏寒、头痛和呕吐等，舌红苔薄黄，脉浮数或滑数。

【治法】　清热解毒，散风消肿。

膏方：普济消毒饮加减

【来源】　《东垣试效方》：用黄芩、黄连味苦寒，泻心肺间热以为君；橘红苦辛，玄参苦寒，生甘草甘寒，泻火补气以为臣；连翘、黍黏子、薄荷叶苦辛平，板蓝根味苦寒，马勃、白僵蚕味苦平，散肿消毒定喘以为佐；新升麻、柴胡苦平，行少阳、阳明二经不得伸；桔梗辛温为舟楫，不令下行。

【组成】　牛蒡子150g、赤芍150g、桑叶150g、黄连100g、黄芩150g、山栀150g、金银花150g、野菊花100g、连翘120g、板蓝根150g、牡丹皮200g、蝉蜕150g。

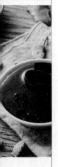

【图解】

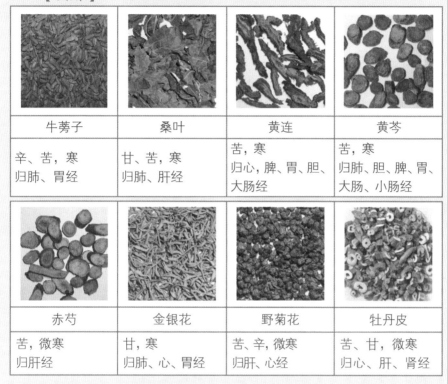

牛蒡子	桑叶	黄连	黄芩
辛、苦，寒 归肺、胃经	甘、苦，寒 归肺、肝经	苦，寒 归心、脾、胃、胆、大肠经	苦，寒 归肺、胆、脾、胃、大肠、小肠经
赤芍	金银花	野菊花	牡丹皮
苦，微寒 归肝经	甘，寒 归肺、心、胃经	苦、辛，微寒 归肝、心经	苦、甘，微寒 归心、肝、肾经

【制法】 煎煮群药，煎煮3次，滤汁去渣，合并滤液，加热浓缩为膏，最后加蜂蜜300g收膏即成。

【功效】 清热解毒，疏风散邪。

【用法】 每次15～20g，每日2次，在两餐之间，用温开水冲服。

【注意事项】 注意休息，避免过度劳累，积极防治足癣及鼻炎等病灶，皮肤黏膜破损应及时治疗。注意个人卫生与居室卫生；忌食辛辣、腥发、油腻之物，多吃蔬菜水果。

（2）湿热下注症

【症候】 病变主要发生在下肢，局部皮疹呈水肿性红斑，光滑紧张，偶尔发生水疱、血疱或坏死，部分反复发作，或劳累后加重；伴有肢体倦怠，纳差，舌红苔薄黄或微腻，脉弦滑或沉濡。

【治法】 清热化湿，和血通络。

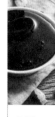

膏方：萆薢渗湿汤加减

【来源】 《疡科心得集》。

【组成】 萆薢 15g、连翘 15g、当归 10g、马鞭草 10g、赤芍 15g、牡丹皮 20g、黄柏 15g、苍术 15g、川牛膝 15g、青皮 10g、赤小豆 15g、忍冬藤 15g、生薏苡仁 20g。

【图解】

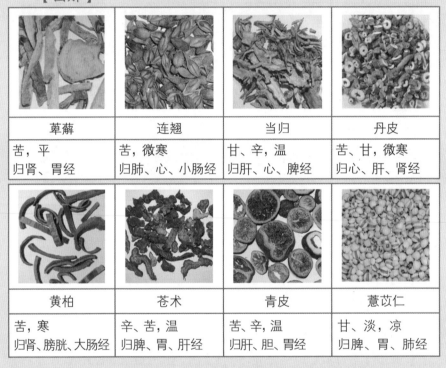

萆薢	连翘	当归	丹皮
苦，平 归肾、胃经	苦，微寒 归肺、心、小肠经	甘、辛，温 归肝、心、脾经	苦、甘，微寒 归心、肝、肾经
黄柏	苍术	青皮	薏苡仁
苦，寒 归肾、膀胱、大肠经	辛、苦，温 归脾、胃、肝经	苦、辛，温 归肝、胆、胃经	甘、淡，凉 归脾、胃、肺经

【制法】 煎煮群药，煎煮 3 次，滤汁去渣，合并滤液，加热浓缩为膏，最后加蜂蜜 300g 收膏即成。

【功效】 清热解毒，疏风散邪。

【用法】 每次 15 ~ 20g，每日 2 次，在两餐之间，用温开水冲服。

【注意事项】 注意休息，避免过度劳累，积极防治足癣及鼻炎等病灶，皮肤黏膜破损应及时治疗。注意个人卫生与居室卫生；

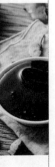

忌食辛辣、腥发、油腻之物，多吃蔬菜水果。

（3）体虚毒恋症

【症候】　病程较长，反复发作，致使患处漫肿或木硬坚实，形如大腿风；伴有患处重着，行走不便，舌淡红微胖，苔薄白，脉沉紧。

【治法】　散寒除湿，和营消肿。

膏方：三妙散加减

【来源】　《医学正传》。

【组成】　黄柏150g、槟榔100g、青皮150g、苍术150g、防己150g、泽泻300g、木香100g、川牛膝150g、炙麻黄60g、白芥子100g、桂枝100g、王不留行150g。

【图解】

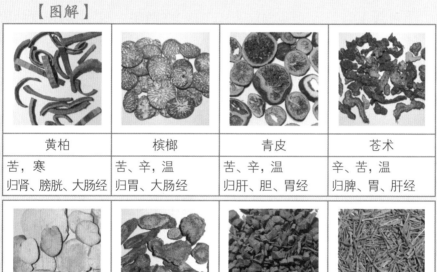

黄柏	槟榔	青皮	苍术
苦，寒 归肾、膀胱、大肠经	苦、辛，温 归胃、大肠经	苦、辛，温 归肝、胆、胃经	辛、苦，温 归脾、胃、肝经
防己	木香	川牛膝	麻黄
苦、辛，寒 归膀胱、肺经	辛、苦，温 归脾、胃、大肠、胆、三焦经	苦、甘、酸，平 归肝、肾经	辛、微苦，温 归肺、膀胱经

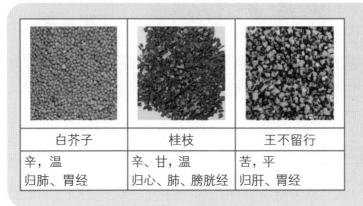

白芥子	桂枝	王不留行
辛，温 归肺、胃经	辛、甘，温 归心、肺、膀胱经	苦，平 归肝、胃经

【制法】　煎煮群药，煎煮 3 次，滤汁去渣，合并滤液，加热浓缩为膏，最后加蜂蜜 300g 收膏即成。

【功效】　散寒除湿，和营消肿。

【用法】　每次 15 ~ 20g，每日 2 次，在两餐之间，用温开水冲服。

【注意事项】　注意休息，避免过度劳累，积极防治足癣及鼻炎等病灶，皮肤黏膜破损应及时治疗。注意个人卫生与居室卫生；忌食辛辣、腥发、油腻之物，多吃蔬菜水果。

五、臁疮

臁疮是指发生在小腿下部的慢性溃疡，又称"裤口毒""裙边疮"。相当于西医的小腿慢性溃疡。本病多继发于恶脉（下肢静脉曲张）和丹毒等病。其临床特点是多发于小腿中下 1/3 交界处前内外侧，溃疡发生前患部长期皮肤瘀斑、粗糙，溃烂后疮口经久不愈或虽已经收口，每易因局部损伤而复发。此病俗称"老烂腿"。臁疮的发生，多由于经久站立或担负重物，致下肢脉络瘀滞不畅，加之下肢湿热之邪下逼，气滞血凝、久蕴化热、蚀皮腐肉而成溃疡。常有其他部位结核病史；皮损初起为红褐色丘疹，中央有坏死，溃疡较深，呈潜行性，边缘呈锯齿状，有败絮样脓水，疮周色紫，溃疡顽固，长期难愈；病程较长者可见新旧重叠的疤痕，愈合后可留凹陷性色素疤痕。

1. 临床表现

臁疮好发于小腿下部，内侧多于外侧。大多数病人原有下肢静脉曲张。溃疡日久不愈、疮口凹陷，边缘形如缸口、疮面肉色灰白或灰黑、或带绿色脓水，气味臭秽。若疮面碰伤则易出血。溃疡周围皮肤色素沉着，有时伴有湿疹。此病病程较长，常反复发作，发作时先痒后痛、焮红漫肿，继则溃烂日益扩大，严重者可烂至胫骨。此外，有少数溃疡多年不愈，疮面呈菜花状而发生癌变。当疮面肉色转红、脓水变稠，则为将愈之兆。

2. 理化检查

伴有感染时，可有白细胞总数升高，以中性粒细胞为主。B超对下肢静脉曲张患者有意义。

3. 辨证膏方

（1）气滞血瘀症

【症候】　局部瘙痒不适，皮肤褐色红斑，粗糙，继而紫暗肿胀，或青筋显露，状如蚯蚓，或有皮肤破损，有少许渗液；舌边有瘀点，苔薄黄或白，脉弦涩。

【治法】　理气活血。

膏方：血府逐瘀汤加减

【来源】　《医林改错》。

【组成】　桃仁 120g、红花 100g、当归 150g、生地黄 150g、牛膝 150g、川芎 150、赤芍 150g、枳壳 100g、甘草 100g、柴胡 60g、白及 100g、金银花 100g、乳香 100g、没药 100g。

【图解】

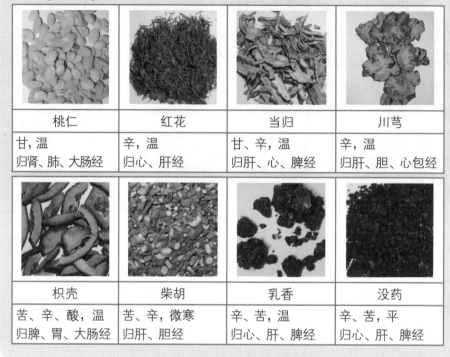

桃仁	红花	当归	川芎
甘，温 归肾、肺、大肠经	辛，温 归心、肝经	甘、辛，温 归肝、心、脾经	辛，温 归肝、胆、心包经
枳壳	柴胡	乳香	没药
苦、辛、酸，温 归脾、胃、大肠经	苦、辛，微寒 归肝、胆经	辛、苦，温 归心、肝、脾经	辛、苦，平 归心、肝、脾经

【制法】 煎煮群药，煎煮3次，滤汁去渣，合并滤液，加热浓缩为膏，最后加蜂蜜300g收膏即成。

【功效】 活血通窍生肌。

【用法】 每次15～20g，每日2次，在两餐之间，用温开水冲服。

（2）湿热下注症

【症候】 疮面色暗或上附脓苔，脓水浸淫，秽臭难闻，四周漫肿灼热，或伴湿疮痒痛相兼；甚者恶寒发热；舌边有瘀斑，苔黄腻，脉细数。

【治法】 清热利湿，和营消肿。

膏方：萆薢渗湿汤加减

【来源】 《疡科心得集》。

【组成】 萆薢 150g、连翘 150g、当归 150g、马鞭草 100g、赤芍 150g、牡丹皮 200g、黄柏 150g、苍术 150g、川牛膝 150g、青皮 100g、赤小豆 150g、忍冬藤 150g、生薏苡仁 200g、白及 100g、金银花 100g、乳香 100g、没药 100g。

【图解】

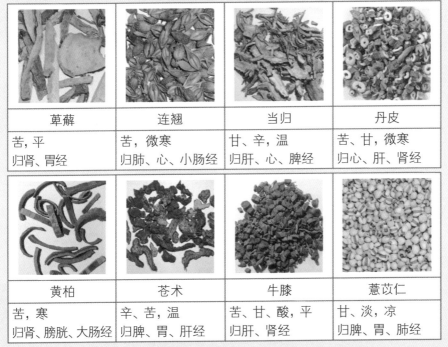

萆薢	连翘	当归	丹皮
苦，平 归肾、胃经	苦，微寒 归肺、心、小肠经	甘、辛，温 归肝、心、脾经	苦、甘，微寒 归心、肝、肾经
黄柏	苍术	牛膝	薏苡仁
苦，寒 归肾、膀胱、大肠经	辛、苦，温 归脾、胃、肝经	苦、甘、酸，平 归肝、肾经	甘、淡，凉 归脾、胃、肺经

【制法】 煎煮群药，煎煮 3 次，滤汁去渣，合并滤液，加热浓缩为膏，最后加蜂蜜 300g 收膏即成。

【功效】 清热利湿，活血生肌。

【用法】 每次 15～20g，每日 2 次，在两餐之间，用温开水冲服。

（3）脾虚湿盛症

【症候】 病程日久，疮面色暗，有少许渗液，患肢浮肿；食纳欠佳，腹胀便溏，面色少华；舌淡苔腻，脉沉无力。

【治法】　健脾利湿。

膏方：参苓白术散加减

【来源】　《太平惠民和剂局方》。

【组成】　人参150g、白术150g、白茯苓150g、川牛膝150g、莲米200g、薏苡仁200g、淮山药200g、扁豆200g、甘草100g、白及100g、金银花100g、乳香100g、没药100g。

【图解】

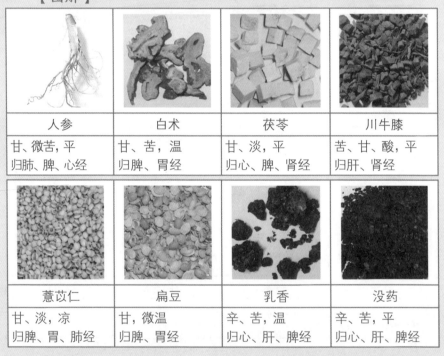

人参	白术	茯苓	川牛膝
甘、微苦，平 归肺、脾、心经	甘、苦，温 归脾、胃经	甘、淡，平 归心、脾、肾经	苦、甘、酸，平 归肝、肾经

薏苡仁	扁豆	乳香	没药
甘、淡，凉 归脾、胃、肺经	甘，微温 归脾、胃经	辛、苦，温 归心、肝、脾经	辛、苦，平 归心、肝、脾经

【制法】　煎煮群药，煎煮3次，滤汁去渣，合并滤液，加热浓缩为膏，最后加蜂蜜300g收膏即成。

【功效】　健脾利湿，活血生肌。

【用法】　每次15～20g，每日2次，在两餐之间，用温开水冲服。

4. 注意事项

（1）首先患者对臁疮应该重视，及早就医，明确诊断和治疗，维护改善静脉回流通畅，清除组织瘀血。如有静脉溃疡史，深静脉血栓性静脉炎和静脉瓣膜功能不全，更应积极治疗，防止病情发展和加重。

（2）避免久站、久坐等一个姿势。人体长期静止站立或坐位时，血液因重力作用，使下肢静脉瓣膜所承受的压力较大。小腿肌肉处于相对松弛的状态，静脉管腔内血液排空不良，瓣膜持续承受较大的压力，当压力大于瓣膜所抵抗的压力时，静脉内的血液异常返流并逐渐加重，最终使局部静脉淤血加重。因此应避免久站、久坐，应适当休息活动。

（3）防止腹腔内压力长期升高。腹腔内压力升高会影响下肢静脉血液回流，引起下肢静脉压力升高，增加了静脉瓣膜的破坏可能性或加重静脉瓣膜的负担。因此，应积极治疗导致腹腔内压增高的疾病。

（4）抬高患肢，促进下肢静脉血液回流。适当休息并抬高患肢，以便促进患肢血液回流，可以减轻患肢肿胀及预防小腿溃疡，病人抬高患肢，每天 3～5 次，每次半个小时为适，鼓励散步，改善血液循环。

（5）预防外伤。因静脉迂曲、静脉壁很薄，易损伤破裂出血，所以要注意保护患肢，避免外伤冻伤或虫兽咬伤。

（6）臁疮合并湿疹。若合并湿疹时应及时治疗，避免抓破感染引起溃疡或加重。

（7）臁疮治疗时饮食应清淡，少食鱼虾蟹。

六、癣病

现代医学认为，本病是由霉菌所致，而霉菌种类繁多，绝大多数不会致病，其中一小部分为条件致病菌，可存在于人的皮肤、黏膜、肠道等处。正常情况下，各菌群间相互影响，相互制约，平衡代谢。但由于长期使用抗生素可造成体内菌群失调，当人体皮肤破

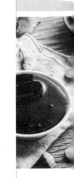

损、抵抗力下降时，致病性霉菌则大量繁殖，侵入皮肤、皮下组织而引起癣的发生。本病多是接触接触传染，如通过衣物、用具或自身手足癣传染致病。环境条件亦有影响，如在温热季节和潮湿地区，肛门皮肤受轻微损伤，容易发病。中医学诊断，癣是由外受风毒，凝聚皮肤所致，甚则皮肤不能濡润；或由于风寒外袭，营卫失调；或风热侵入毛窍，郁久血燥；或冲任失调，营血亏耗，血虚生风化燥等致皮肤失养；或被风湿所侵，留于腠理；或久居湿地，水浆浸渍，湿邪外浸，郁于皮肤；或因汗衣湿淖，淹渍肌肤，复受日晒，暑湿浸渍毛窍，而成本病。

1. 临床表现

（1）头癣

本病系发生于头部皮肤和毛发的浅部真菌病，在我国头癣基本分为四型，即黄癣、白癣、黑点癣和脓癣。

黄癣的病菌是黄癣菌及其蒙古变种。本病中医谓之"肥疮"，我国俗称"秃疮"，而在南方叫作"瘌痢头"。主要流行在农村，多见于7～13岁儿童，男女之比为9∶1，但成人和青少年也可发生。本病发生于头皮部，起初皮损为丘疹或脓疱，以后干燥结痂，颜色淡黄。痂可蔓延扩大，大小如黄豆或更大。此时该痂外观与碟形相似，周边稍稍隆起，中央略呈凹陷，其间有毛发贯穿，此则所谓"黄癣痂"，系由黄癣菌、皮脂、鳞屑以及尘埃等组成，乃黄癣之重要特征，对诊断有帮助。同时也提示该病此时具有较强传染性，往往需要隔离治疗。该痂质如豆渣，容易粉碎，嗅之有鼠臭味，这也是本病另一特点。相邻的痂，可互为融合，形成大片灰黄色厚痂，若刮去结痂，其下可呈潮红湿润面或浅在性溃疡，如不医治可破坏毛囊，愈后遗留萎缩性疤痕。病变处受感染头发呈干、枯、弯曲状，并且有散在性脱发，但无断发现象。患者头皮四周不管多么严重的病情，发际处仍然留存约1cm宽的正常发带，此处头发可不受累。黄癣自觉症状痒，病程缠绵，若不医治，直至成人也无望自愈。有糜烂化脓者，

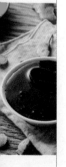

可伴发颈部淋巴结肿大。除头部以外，面部、颈部、躯干及甲偶尔被波及。病情较重者，还可引发变态反应，全身出现皮疹，则称"癣菌疹"。

白癣在我国主要是感染铁锈色小孢子菌所致。往往在城镇托儿所或小学校引起流行。几乎均是儿童期发病。头皮损害为鳞屑斑片，小者如蚕豆，大的似钱币，日久蔓延、扩大成片，多呈不规则形状。病变处炎症反应不显著，但境界尚分明。病发干枯，失去光泽，往往以断发为主，这同黄癣秃而不断有所区别。常在距离头皮 2～5mm 处折断，患处毛发靠近头皮的毛干外面可见白色菌鞘，此物也是真菌所形成，被视为本病特征之一。患者自觉痒或无明显症状，病程为慢性经过，不经医治，往往到青春期可以自愈。这可能与青年人皮脂分泌旺盛、局部游离脂肪酸浓度增高以抑制真菌有关。病愈之后，新发可再生，不遗留疤痕。

黑点癣致病菌为紫色毛癣菌或断发毛癣菌。主要侵犯儿童，其发病率位于白癣和黄癣之后。头部损害与白癣相近，亦呈鳞屑斑片，但病变面积较小而数目比白癣多。此外，病发表现同白癣略有差异，主要呈低位性断发，往往在距头皮 1～2mm 部位折断，有些甚至一出头皮便断。这时观察患处头发仅见有黑点状的残留毛根，故名"黑点癣"。本病传染性较黄癣和白癣弱。自觉痒或无不适感。病程缓慢，痊愈后少数留疤，头发部分秃落。

脓癣是由嗜动物真菌，如石膏样小孢子菌或羊毛样小孢子菌感染所引起的。皮损多呈大块状痈样隆起，炎症反应剧烈，患处毛囊化脓，可以从中挤出脓汁。病变部位毛发容易折断秃落，残留的头发极为松动，拔取毫不费力。痊愈后常留疤痕，用病发进行真菌镜检和培养皆为阳性。本病自觉症状常诉说疼痛或轻痒，多伴发颈侧淋巴结肿大。有些患者还出现发热、倦怠食欲不振等全身症状。

（2）体癣

除去头部、掌跖、腹股沟、阴部和甲以外，人体表面光滑皮肤

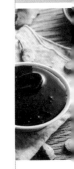

感染皮肤癣菌所发生的皮肤病统称为"体癣"，又名"圆癣"或"金钱癣"。本病常见病原菌为红色毛癣菌、石膏样毛癣菌、絮状表皮癣菌、紫色毛癣菌以及上述头癣之病原菌。体癣多见于儿童，其次是青少年。本病临床表现与致病真菌种类及个体反应有关。皮疹始为红斑或丘疹、随后损害渐渐呈远心性向四周扩展，病灶中央有自愈倾向，日久成为环形。环的边缘稍微比邻近正常皮肤高起，该处炎症症状较明显，其上有小丘疹、水疱或鳞屑附着。有时，环形中央又可出现皮疹，新的皮损也渐渐扩大成环形，如此陆续发生而形成多层同心环，境界格外彰明。本病皮损大小有差别数目也不定，以 1 ~ 2 个或数个居多，全身泛发较少见，且分布也不呈对称。但如果患者有免疫缺陷病或长期使用皮质激素和免疫抑制剂时，皮疹有可能出现全身播散状分布。另外，目前在临床时常遇见谓之"不典型体癣"，这是由于原为体癣被误诊成其他皮肤病或体癣患者自作主张，于病变处采用皮质激素霜剂外涂引起的。经过一段时间治疗，原体癣病灶的典型症状被破坏，代之以炎症反应较剧烈，病损范围迅速扩大，形态也欠规则，边界又不清楚，成为不好辨认体癣，故名。此乃皮质激素使用后，局部皮肤免疫力下降而造成致病真菌播散缘故。对此，没有经验的医生，是难以做出正确诊断的。体癣病人，自觉甚痒，搔抓之后，可并发细菌感染。刮取损害周边的鳞屑进行镜检可发现菌丝或孢子。

（3）股癣

股癣病发者绝大多数为成人男子，女性甚少见。常为单侧，也可两侧对称分布。病情严重者，皮损可向上蔓延直达下腹部；往后扩展波及臀部；向下延伸而累及股部他处。该病与体癣相比较有下面几点不同：一则股癣损害形态罕见呈圆形或椭圆形，多为不规则形或弧形；二则股癣皮损往往表现为苔藓样变或急性和亚急性湿疹样变；三则股癣较容易并发细菌感染；四则股癣自觉痒更为剧烈。股癣一般从足癣或手癣自身传染引起的，病情与季节变化有关，通

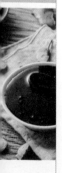

常入夏复发或加重，到冬天可缓解。病程缠绵，必须耐心医治方能痊愈，否则易复发。

（4）足癣

足癣系致病真菌感染足部所引起的最常见浅部真菌病菌，我国民间称之"脚气"或"湿气"。本病主要病原菌是红色毛癣菌、絮状表皮癣菌、石膏样毛癣菌和玫瑰色毛癣菌等。此外，由白色念珠菌引起也屡见报告。足癣以中青年发病菌占多数；儿童老年患者较少见，这可能与这些人活动少、趾间较干燥有关。本病菌好发于趾间，尤其是第三四趾缝。这同上述部位皮肤密切接触、潮湿、不通气，汗蒸发较差有关。足癣皮损表现一般分为以下3型：水疱型，在趾间及足底处可见针头至粟粒大的深在性水疱，疱壁较厚，疏散或密集分布，邻近皮疹可融合，形成较大水疱。疱液自然吸收、干燥后转为鳞屑。趾间糜烂型，惯发于趾间，患处潮湿而多汗。皮疹初起为浸渍，因瘙痒或揉擦后招致表皮破损，终于转呈糜烂、潮红、湿润，可伴渗液常发出难闻恶臭。鳞屑角化型，颇为常见，好侵犯足底，足侧、趾间及足跟部。皮损表现为鳞屑，角质增厚，粗糙变硬，间有皲裂，每至冬季病性尤重。以上三型的皮损往往同时掺杂互见，只不过是以其中哪种皮损为主，就称该型足癣。例如水疱型是以水疱表现为显著，间也可见糜烂或鳞屑少许。本病自觉剧痒，以水疱型和趾间糜烂型尤甚。足癣发病与季节有关。往往冬轻夏重。在夏天容易继发细菌感染发生变态反应而引起癣菌疹，此时可伴发热等全身症状。

2. 理化检查

（1）真菌直接镜检

黄癣病发可见发内与毛发长轴平行的菌丝和关节孢子，黄癣痂内充满厚壁孢子和鹿角状菌丝；白癣病发可见围绕毛发排列的圆形小孢子；黑点癣病发可见发内呈链状排列的圆形大孢子。体股癣、足癣直接镜检查能找到菌丝或孢子。

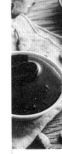

（2）滤过紫外线灯（Wood 灯）检查。

黄癣病发呈暗绿色荧光；白癣病发显示亮绿色荧光；黑点癣病发无荧光。

3. 辨证膏方

（1）风湿毒蕴症

【症候】 肥疮，皮疹泛发，大部分头皮头发受累，毛发枯焦，发落不长；脓疱，糜烂，蔓延浸淫，黄痂堆积，散发鼠尿臭味；舌红，苔溥白，脉濡。

【治法】 祛风除湿，杀虫止痒。

膏方：消风散加减

【来源】 《外科正宗》。

【组成】 当归 150g、生地黄 150g、防风 150g、蝉蜕 100g、知母 150g、苦参 150g、白鲜皮 150g、荆芥 150g、苍术 150g、牛蒡子 100g、石膏 300g、甘草 100g、通草 100g。

【图解】

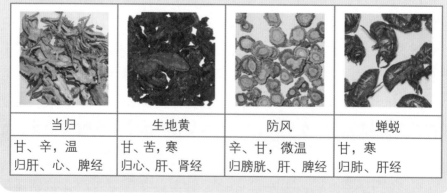

当归	生地黄	防风	蝉蜕
甘、辛，温 归肝、心、脾经	甘、苦，寒 归心、肝、肾经	辛、甘，微温 归膀胱、肝、脾经	甘，寒 归肺、肝经

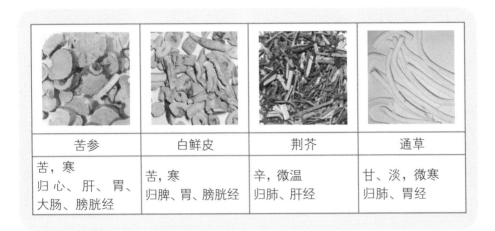

苦参	白鲜皮	荆芥	通草
苦，寒 归心、肝、胃、大肠、膀胱经	苦，寒 归脾、胃、膀胱经	辛，微温 归肺、肝经	甘、淡，微寒 归肺、胃经

【制法】 煎煮群药，煎煮3次，滤汁去渣，合并滤液，加热浓缩为膏，最后加蜂蜜300g收膏即成。

【功效】 祛风除湿，杀虫止痒。

【用法】 每次15～20g，每日2次，在两餐之间，用温开水冲服。

（2）湿热毒聚症

【症候】 皮损呈红斑肿胀，丘疹，脓疱，结黄色痂；多有发热，身痛；舌红、苔黄腻，脉滑数。

【治法】 清热祛湿解毒。

膏方：五味消毒饮加减

【来源】 《医宗金鉴》。

【组成】 金银花100g、野菊花150g、蒲公英150g、紫花地丁150g、紫背天葵150g、石膏300g、知母150g、大青叶150g、板蓝根150g、淡竹叶150g、白术150g、薏仁米200g。

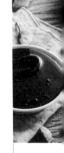

【图解】

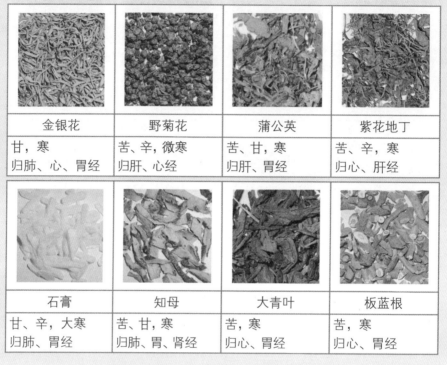

金银花	野菊花	蒲公英	紫花地丁
甘，寒 归肺、心、胃经	苦、辛，微寒 归肝、心经	苦、甘，寒 归肝、胃经	苦、辛，寒 归心、肝经
石膏	知母	大青叶	板蓝根
甘、辛，大寒 归肺、胃经	苦、甘，寒 归肺、胃、肾经	苦，寒 归心、胃经	苦，寒 归心、胃经

【制法】　煎煮群药，煎煮 3 次，滤汁去渣，合并滤液，加热浓缩为膏，最后加蜂蜜 300g 收膏即成。

【功效】　祛风除湿，杀虫止痒。

【用法】　每次 15～20g，每日 2 次，在两餐之间，用温开水冲服。

（3）血虚风燥症

【症候】　皮损呈灰白色鳞屑，斑片，毛发干枯，易于折断；伴瘙痒，面色暗黄；舌质红，苔黄薄，脉濡细。

【治法】　疏风止痒，养血润肤。

膏方：四物消风饮加减

【来源】　《医宗金鉴》。

【组成】　生地 150g、当归 200g、荆芥 100g、防风 100g、

赤芍 120g、川芎 120g、白鲜皮 150g、蝉蜕 60g、薄荷 60g、独活 100g、柴胡 60g。

【图解】

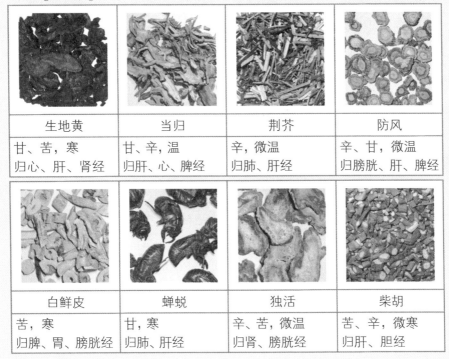

生地黄	当归	荆芥	防风
甘、苦，寒 归心、肝、肾经	甘、辛，温 归肝、心、脾经	辛，微温 归肺、肝经	辛、甘，微温 归膀胱、肝、脾经
白鲜皮	蝉蜕	独活	柴胡
苦，寒 归脾、胃、膀胱经	甘，寒 归肺、肝经	辛、苦，微温 归肾、膀胱经	苦、辛，微寒 归肝、胆经

【制法】 煎煮群药，煎煮 3 次，滤汁去渣，合并滤液，加热浓缩为膏，最后加蜂蜜 300g 收膏即成。

【功效】 疏风止痒，养血润肤。

【用法】 每次 15 ~ 20g，每日 2 次，在两餐之间，用温开水冲服。

4. 注意事项

对头癣患者应做到及早发现、积极治疗，并做好消毒隔离工作；对患癣家畜和宠物应给予相应处理；对托儿所、学校、理发店等应加强卫生宣传和管理。应注意个人卫生，不与患者共用衣物鞋袜、浴盆、毛巾等，内衣应通风透气；手癣、足癣、甲癣患者应积极治疗，减少自身传染的机会；尽量不接触患畜。穿透气性好的鞋袜，保持足部干燥；日常生活中还应避免酸碱物质对手部皮肤的损伤；伴甲真菌病者应同时治疗甲癣，以免互相感染。

七、口疮

口疮一般指复发性阿弗他溃疡，阿弗他溃疡又称复发性阿弗他口炎、复发性阿弗他、复发性阿弗他溃疡及口溃疡，是发生在口腔黏膜的一种复发性疼痛性疾病。中医认为本病系肺胃蕴热，脾伏热，加之外感风热之邪，循经上攻，熏灼口舌肌膜而生疮；或因阴虚内热，虚火上炎口舌而成；或因脾虚湿困，湿郁久化热，热气熏蒸于口舌而发病。西医认为本病病因不明，诱发因素包括创伤、某些辛辣食物、情绪紧张、激素水平的改变、营养不良（如维生素缺乏）及全身性疾病（如炎症性肠病或谷蛋白敏感性肠病）等。

1. 临床表现

皮损初为高起的丘疹或小疱，不久表面成灰白色，然后形成溃疡，周围绕以红晕，表面凹陷呈碟状，被覆有淡黄色纤维素膜，溃疡孤立和散在分布，7～14日即可愈合，不留瘢痕。

溃疡最常见于颊黏膜，也可发生于唇黏膜、龈颊沟、舌、软腭及口咽。除口腔外，生殖器和直肠黏膜也可发生类似病变。局部自觉有灼痛感，重者有明显的疼痛，说话进食均受影响。病程7～14日，有自限性，可反复发作。

2. 理化检查

实验室检查一般无明显异常。

3. 辨证膏方

（1）心火上炎症

【症候】 口臭、疼痛、满口多处糜烂生疮，进食困难，伴恶寒发热、口干便秘，舌质红，苔黄或腻，脉洪大或数。

【治法】 清心泻火。

膏方：竹叶石膏汤合导赤散加减

【来源】 《伤寒论》《小儿药证直诀》。

【组成】 生石膏 200g、淡竹叶 150g、金银花 150g、鲜芦根 150g、桑叶 150g、麦冬 150g、山栀 150g、黄连 100g、生地黄 150g、通草 100g、甘草 60g。

【图解】

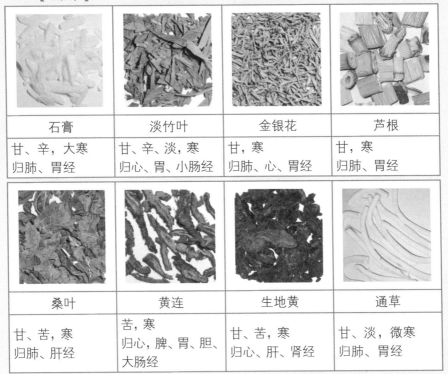

石膏	淡竹叶	金银花	芦根
甘、辛，大寒 归肺、胃经	甘、辛、淡，寒 归心、胃、小肠经	甘，寒 归肺、心、胃经	甘，寒 归肺、胃经
桑叶	黄连	生地黄	通草
甘、苦，寒 归肺、肝经	苦，寒 归心、脾、胃、胆、大肠经	甘、苦，寒 归心、肝、肾经	甘、淡，微寒 归肺、胃经

【制法】 煎煮群药，煎煮 3 次，滤汁去渣，合并滤液，加热浓缩为膏，最后加蜂蜜 300g 收膏即成。

【功效】 清心火，益气阴。

【用法】 每次 15～20g，每日 2 次，在两餐之间，用温开水冲服。

（2）阴虚火旺症

【症候】 此型易复发，口舌生疮，时愈时发，伴低热、咽干口燥、五心烦热、失眠多梦，舌红苔薄白，脉细数。

【治法】 滋阴降火，养血清热。

膏方：增液汤合四物汤加减

【来源】 《温病条辨》《太平惠民和剂局方》。

【组成】 生地300g、沙参200g、石斛200g、牡丹皮200g、麦冬200g、黄柏150g、知母150g、当归150g、白芍150g、甘草100g。

【图解】

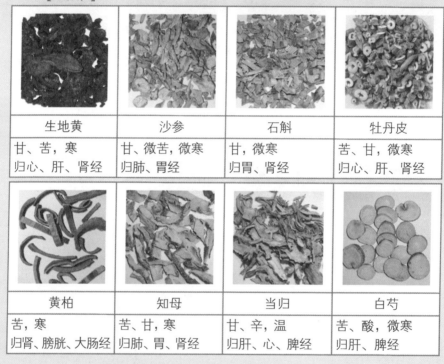

生地黄	沙参	石斛	牡丹皮
甘、苦，寒 归心、肝、肾经	甘、微苦，微寒 归肺、胃经	甘，微寒 归胃、肾经	苦、甘，微寒 归心、肝、肾经
黄柏	知母	当归	白芍
苦，寒 归肾、膀胱、大肠经	苦、甘，寒 归肺、胃、肾经	甘、辛，温 归肝、心、脾经	苦、酸，微寒 归肝、脾经

【制法】 煎煮群药，煎煮3次，滤汁去渣，合并滤液，加热浓缩为膏，最后加蜂蜜300g收膏即成。

【功效】 滋阴降火，养血清热。

【用法】 每次15～20g，每日2次，在两餐之间，用温开水冲服。

（3）脾虚湿困症

【症候】 满口生疮，兼见面黄，纳差，乏味，胃脘胀痛，身倦乏力，大便时稀时干，舌质淡体胖嫩，苔白腻，脉滑或沉缓。

【治法】　益气健脾，清热利湿。

膏方：参苓白术散加减

【来源】　《太平惠民和剂局方》。

【组成】　人参 150g、白术 150g、茯苓 150g、川牛膝 150g、莲米 200g、薏苡仁 200g、淮山药 200g、扁豆 200g、甘草 100g、白及 100g、金银花 100g、乳香 100g、没药 100g。

【图解】

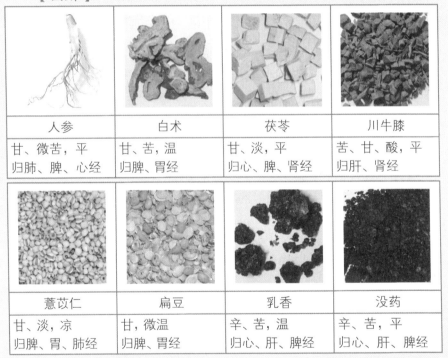

人参	白术	茯苓	川牛膝
甘、微苦，平 归肺、脾、心经	甘、苦，温 归脾、胃经	甘、淡，平 归心、脾、肾经	苦、甘、酸，平 归肝、肾经
薏苡仁	扁豆	乳香	没药
甘、淡，凉 归脾、胃、肺经	甘，微温 归脾、胃经	辛、苦，温 归心、肝、脾经	辛、苦，平 归心、肝、脾经

【制法】　煎煮群药，煎煮 3 次，滤汁去渣，合并滤液，加热浓缩为膏，最后加蜂蜜 300g 收膏即成。

【功效】　益气健脾，清热利湿。

【用法】　每次 15～20g，每日 2 次，在两餐之间，用温开水冲服。

4. 注意事项

注意口腔卫生。发作期间应注意休息，避免过度紧张。忌食辛辣、酒等刺激性食物。

八、疖

疖为毛囊细菌感染所致的化脓性炎症。初起为红色丘疹，逐渐演变成脓疱性丘疹，孤立散在分布，有压痛感或自觉轻度疼痛。

金黄色葡萄球菌是最常见的致病菌。肛门生殖器部位的复发性疖病可继发于厌氧菌感染。本病多见于青少年，糖尿病、肥胖、长期应用免疫抑制剂以及不良的饮食生活卫生习惯易诱发本病。

1. 临床表现

初起局部出现淡红色小结节，伴有肿胀疼痛不适，以后逐渐肿大，呈锥形隆起，数日后，结节顶端因组织坏死而变软，出现黄白色脓疱，中心形成脓栓，扪之有波动感，破溃后脓栓脱落，脓液排出，炎症逐渐消退而愈。本病好发于头面部、胸背部、臀部及会阴等处，一般无明显的全身症状，但若发生在血液丰富的部位，全身抵抗力减弱时，可引起畏寒、发热、头痛和乏力等症状。若皮损发生于上唇周围和鼻部，如被挤压或挑破，可使炎症播散，沿内眦静脉和眼静脉进入颅内的海绵状静脉窦，引起化脓性海绵状静脉窦炎及颅内感染，伴疼痛和压痛，并有头痛、寒战、高热甚至昏迷等，病情严重，死亡率高。

2. 理化检查

泛发性疖病患者，若出现恶寒、发热、头痛和乏力等症状时，血常规检查白细胞计数、中性粒细胞计数会增高。

3. 辨证膏方

本病常因素体血热内蕴，日久酿生毒邪，热毒蕴阻肌肤所致；或因饮食失节，脾胃湿热内生发于肌肤而成；或因禀赋不耐、腠理不密，邪毒入侵所致。体质虚弱者易反复发作，缠绵难愈。对于复

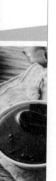

发性的疖病而言，本虚标实是关键，因此扶正固本是治疗的关键。

（1）湿毒蕴结症

【症候】　好发于项后发际、背部、臀部。轻者疖肿只有一两个，多则可发散全身，或簇集一处，或此愈彼起；伴发热、口渴、溲赤、便秘；苔黄、脉数。

【治法】　清热解毒，消肿散结。

膏方：五味消毒饮加减

【来源】　《医宗金鉴》。

【组成】　金银花、野菊花、蒲公英、紫花地丁、天葵子、连翘、花粉、赤芍、甘草各200g、黄连、黄芩、栀子各100g、桑白皮、地骨皮各50g。

【图解】

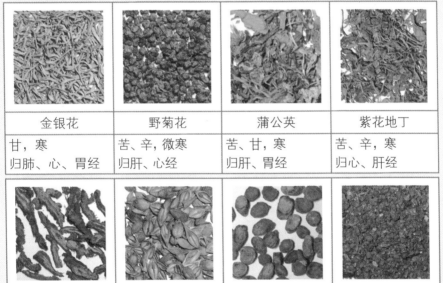

金银花	野菊花	蒲公英	紫花地丁
甘，寒 归肺、心、胃经	苦、辛，微寒 归肝、心经	苦、甘，寒 归肝、胃经	苦、辛，寒 归心、肝经
黄连	连翘	黄芩	栀子
苦，寒 归心、脾、胃、胆、大肠经	苦，微寒 归肺、心、小肠经	苦，寒 归肺、胆、脾、胃、大肠、小肠经	苦，寒 归心、肺、三焦经

【制法】 群药加水煮3次，滤汁去渣，合并滤液，加热浓缩成清膏，再加蜂蜜300g，收膏即成。

【功效】 清热解毒，消肿散结。

【用法】 每次15～20g，每日2次，在两餐之间，用温开水冲服。

【注意事项】 保持局部皮损清洁干燥，避免挤压，防止继发感染，饮食宜清淡，忌辛辣炙煿、肥甘厚腻之品。

（2）暑热浸淫症

【症候】 发于夏秋季节，以小儿及产妇多见。局部皮肤红肿结块，灼热疼痛，根脚很浅，范围局限；可伴发热、口干、溲赤、便秘；舌苔薄腻、脉滑数。

【治法】 清暑化湿解毒。

膏方：清暑汤加减

【来源】 《外科全生集》。

【组成】 连翘、花粉、赤芍、金银花、甘草、滑石、车前子、泽泻各200g、黄连、黄芩、栀子各100g、桑白皮、猪苓各50g。

【图解】

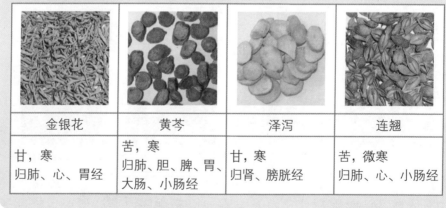

金银花	黄芩	泽泻	连翘
甘，寒 归肺、心、胃经	苦，寒 归肺、胆、脾、胃、大肠、小肠经	甘，寒 归肾、膀胱经	苦，微寒 归肺、心、小肠经

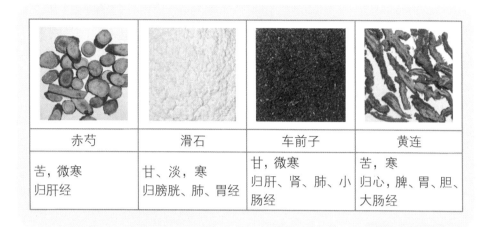

赤芍	滑石	车前子	黄连
苦，微寒 归肝经	甘、淡，寒 归膀胱、肺、胃经	甘，微寒 归肝、肾、肺、小肠经	苦，寒 归心，脾、胃、胆、大肠经

【制法】　群药加水煮 3 次，滤汁去渣，合并滤液，加热浓缩成清膏，再加蜂蜜 300g，收膏即成。

【功效】　清暑利湿解毒。

【用法】　每次 15 ~ 20g，每日 2 次，在两餐之间，用温开水冲服。

【注意事项】　保持局部皮损清洁干燥，避免挤压，防止继发感染，饮食宜清淡，忌辛辣炙煿、肥甘厚腻之品。

（3）体虚毒恋、阴虚内热症

【症候】　疖肿常此愈彼起，不断发生。或散发全身各处，或固定一处，疖肿较大，易转变成有头疽；常伴口干唇燥；舌质红，苔薄，脉细数。

【治法】　养阴清热解毒。

膏方：知柏地黄汤加减

【来源】　《医宗金鉴》。

【组成】　知母、黄柏、熟地黄、山药、山茱萸（制）、牡丹皮、茯苓、泽泻各 200g、太子参 150g、玄参 250g、银柴胡 100g、青蒿 100g。

【图解】

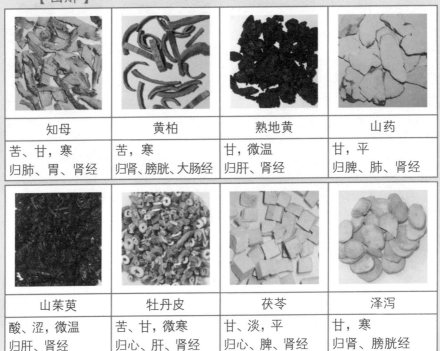

知母	黄柏	熟地黄	山药
苦、甘，寒 归肺、胃、肾经	苦，寒 归肾、膀胱、大肠经	甘，微温 归肝、肾经	甘，平 归脾、肺、肾经
山茱萸	牡丹皮	茯苓	泽泻
酸、涩，微温 归肝、肾经	苦、甘，微寒 归心、肝、肾经	甘、淡，平 归心、脾、肾经	甘，寒 归肾、膀胱经

【制法】　群药加水煮 3 次，滤汁去渣，合并滤液，加热浓缩成清膏，再加蜂蜜 300g，收膏即成。

【功效】　滋阴降火，扶正祛邪。

【用法】　每次 15 ~ 20g，每日 2 次，在两餐之间，用温开水冲服。

【注意事项】　保持局部皮损清洁干燥，避免挤压，防止继发感染，饮食宜清淡，忌辛辣炙煿、肥甘厚腻之品。

（4）体虚毒恋、脾胃虚弱症

【症候】　疖肿常泛发全身各处，成脓、收口时间均较长，脓水稀薄；常伴面色萎黄，神疲乏力，纳少便溏；舌质淡或边有齿痕，苔薄，脉濡。

【治法】　健脾和胃，清热化湿。

膏方：除湿胃苓汤加减

【来源】 《外科正宗》。

【组成】 苍术 150g、厚朴 90g、陈皮 100g、猪苓 100g、泽泻 150g、赤茯苓 90g、白术 90g、滑石 150g、防风 90g、焦栀子 90g、甘草 50g、灯心草 50g。

【图解】

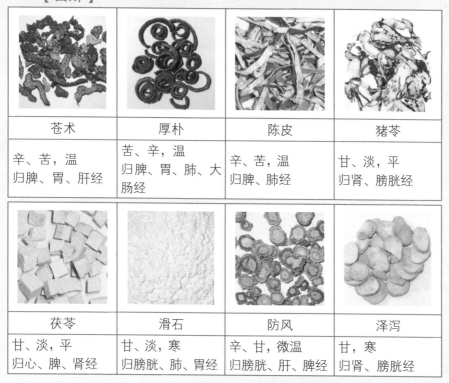

苍术	厚朴	陈皮	猪苓
辛、苦，温 归脾、胃、肝经	苦、辛，温 归脾、胃、肺、大肠经	辛、苦，温 归脾、肺经	甘、淡，平 归肾、膀胱经
茯苓	滑石	防风	泽泻
甘、淡，平 归心、脾、肾经	甘、淡，寒 归膀胱、肺、胃经	辛、甘，微温 归膀胱、肝、脾经	甘，寒 归肾、膀胱经

【制法】 群药加水煮 3 次，滤汁去渣，合并滤液，加热浓缩成清膏，再加蜂蜜 300g，收膏即成。

【功效】 健脾和胃，清热化湿。

【用法】 每次 15～20g，每日 2 次，在两餐之间，用温开水冲服。

4. 注意事项

保持局部皮损清洁干燥，避免挤压，防止继发感染，饮食宜清淡，忌辛辣炙煿、肥甘厚腻之品。

九、冻疮

冻疮常见于冬季，由于气候寒冷引起的局部皮肤反复红斑、肿胀性损害，严重者可出现水疱、溃疡，病程缓慢，气候转暖后自愈，易复发。寒冷是冻疮发病的主要原因。其发病原因是冻疮患者的皮肤在遇到寒冷（0～10℃）、潮湿或冷暖急变时，局部小动脉发生收缩，久之动脉血管麻痹而扩张，静脉淤血，局部血液循环不良而发病。此外，患者自身的皮肤湿度、末梢微血管畸形、自主性神经功能紊乱、营养不良、内分泌障碍等因素也可能影响发病。缺乏运动、手足多汗潮湿、鞋袜过紧及长期户外低温下工作等因素均可致使冻疮的发生。

1. 临床表现

冻疮好发于初冬、早春季节，以儿童、妇女和末梢血液循环不良者多见，这些患者常伴有肢体末端皮肤发凉、肢端发绀、多汗等表现。皮损好发于手指、手背、面部、耳郭、足趾、足缘、足跟等处，常两侧分布。常见损害为局限性淤血性暗紫红色隆起的水肿性红斑，境界不清，边缘呈鲜红色，表面紧张有光泽，质柔软。局部按压可褪色，去压后红色逐渐恢复。严重者可发生水疱，破裂形成糜烂或溃疡，愈后存留色素沉着或萎缩性瘢痕。痒感明显，遇热后加剧，溃烂后疼痛。

有一种特殊类型的冻疮多见于女性的股部。临床上有特征性呈蓝红色浸润性的斑，对称分布在过度肥胖的股外侧面，偶可有继发性溃疡且常合并毛囊性角栓。这些损害完全与冷暴露有关，且在温暖环境中消退。

根据寒冷季节发病、皮损的特征性分布及皮疹特点不难诊断，无须其他辅助检查，但须与系统性红斑狼疮、多形红斑、干燥综合征、冷球蛋白血症、肢端发绀症等疾病鉴别。

2. 辨证膏方

（1）寒凝血瘀症

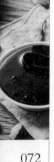

【症候】 重症为四肢不温，局部麻木冷痛，进而灼烧刺痒或疼痛，遇热更重；皮损紫红漫肿，或水疱、血疱，或坏疽黑痂；舌质淡，脉细。

【治法】 温经散寒，活血通络。

膏方：当归四逆汤加减

【来源】 《伤寒论》。

【组成】 当归200g、桂枝150g、芍药200g、通草150g、大枣50枚、炙甘草200g、黄芪200g、鸡血藤200g、地龙100g、细辛30g。

【图解】

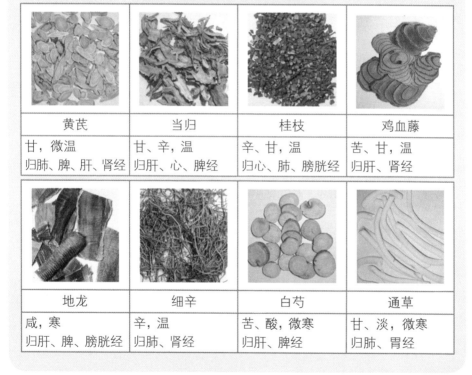

黄芪	当归	桂枝	鸡血藤
甘，微温 归肺、脾、肝、肾经	甘、辛，温 归肝、心、脾经	辛、甘，温 归心、肺、膀胱经	苦、甘，温 归肝、肾经

地龙	细辛	白芍	通草
咸，寒 归肝、脾、膀胱经	辛，温 归肺、肾经	苦、酸，微寒 归肝、脾经	甘、淡，微寒 归肺、胃经

【制法】 群药加水煮3次，滤汁去渣，合并滤液，加热浓缩成清膏，再加蜂蜜300g，收膏即成。

【功效】 温经散寒，活血通脉。

【用法】 每次 15 ~ 20g，每日 2 次，在两餐之间，用温开水冲服。

（2）气虚血瘀症

【症候】 素体阳虚，形寒肢冷，畏寒神倦；受寒邪外侵后，更觉肢末厥冷，麻木疼痛，皮损紫暗干塌或溃烂流液，久不收口；舌暗淡，脉细。

【治法】 益气活血，温经散寒。

膏方：黄芪桂枝五物汤加减

【来源】 《金匮要略》。

【组成】 黄芪 300g、桂枝 150g、芍药 200g、大枣 50 枚、生姜 100g、炙甘草 200g、鸡血藤 200g、蜈蚣 10 条。

【图解】

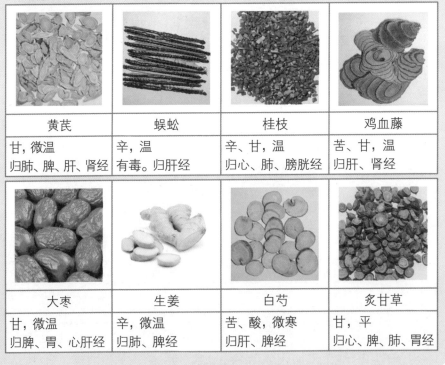

黄芪	蜈蚣	桂枝	鸡血藤
甘，微温 归肺、脾、肝、肾经	辛，温 有毒。归肝经	辛、甘，温 归心、肺、膀胱经	苦、甘，温 归肝、肾经
大枣	生姜	白芍	炙甘草
甘，微温 归脾、胃、心肝经	辛，微温 归肺、脾经	苦、酸，微寒 归肝、脾经	甘，平 归心、脾、肺、胃经

【制法】 群药加水煮 3 次，滤汁去渣，合并滤液，加热浓缩成清膏，再加蜂蜜 300g，收膏即成。

【功效】 益气温经，和血通痹。

【用法】 每次15～20g，每日2次，在两餐之间，用温开水冲服。

3. 注意事项

加强锻炼与营养，增强体质，促进血液循环，提高机体对寒冷的适应性，注意保暖。

十、湿疮

湿疹是由多种内外因素引起的瘙痒剧烈的一种皮肤炎症反应。分急性、亚急性、慢性三期。急性期具渗出倾向，慢性期则浸润、肥厚。有些病人直接表现为慢性湿疹。皮损具有多形性、对称性、瘙痒和易反复发作等特点。

湿疹病因复杂，常为内外因相互作用结果。内因如慢性消化系统疾病、精神紧张、失眠、过度疲劳、情绪变化、内分泌失调、感染、新陈代谢障碍等，外因如生活环境、气候变化、食物等均可影响湿疹的发生。外界刺激如日光、寒冷、干燥、炎热、热水烫洗，以及各种动物皮毛、植物、化妆品、肥皂、人造纤维等均可诱发。是复杂的内外因子引起的一种迟发型变态反应。

1. 临床表现

按皮损表现分为急性、亚急性、慢性三期。

（1）急性湿疹

皮损初为多数密集的粟粒大小的丘疹、丘疱疹或小水疱，基底潮红，逐渐融合成片，由于搔抓，丘疹、丘疱疹或水疱顶端抓破后呈明显的点状渗出及小糜烂面，边缘不清。如继发感染，炎症更明显，可形成脓疱、脓痂、毛囊炎、疖等。自觉剧烈瘙痒。好发于头面、耳后、四肢远端、阴囊、肛周等，多对称发布。

（2）亚急性湿疹

急性湿疹炎症减轻后，皮损以小丘疹、结痂和鳞屑为主，仅见少量丘疱疹及糜烂。仍有剧烈瘙痒。

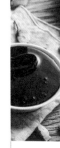

（3）慢性湿疹

常因急性、亚急性湿疹反复发作不愈而转为慢性湿疹；也可开始即为慢性湿疹。表现为患处皮肤增厚、浸润，棕红色或色素沉着，表面粗糙，覆鳞屑，或因抓破而结痂。自觉瘙痒剧烈。常见于小腿、手、足、肘窝、腘窝、外阴、肛门等处。病程不定，易复发，经久不愈。

根据皮损累及的范围，分为局限性湿疹和泛发性湿疹两大类。

①局限性湿疹

仅发生在特定部位，即可以部位命名，如手部湿疹、女阴湿疹、阴囊湿疹、耳部湿疹、乳房湿疹、肛周湿疹、小腿湿疹等。

②泛发性湿疹

皮损多，泛发或散发于全身多个部位，如钱币性湿疹、自身敏感性湿疹、乏脂性湿疹。

主要根据病史、皮疹形态及病程。一般湿疹的皮损为多形性，以红斑、丘疹、丘疱疹为主，皮疹中央明显，逐渐向周围散开，境界不清，弥漫性，有渗出倾向，慢性者则有浸润肥厚。病程不规则，呈反复发作，瘙痒剧烈。

2. 辨证膏方

（1）湿热浸淫症

【症候】　发病急，皮损潮热灼热，丘疹及丘疱疹分布密集，瘙痒无休，抓破滋汁淋漓；伴身热，心烦，口渴，大便干，尿短赤；舌质红，苔薄或黄，脉滑或数。

【治法】　清热利湿。

膏方：龙胆泻肝汤加减

【来源】　《医方集解》。

【组成】　龙胆草、黄芩、栀子、泽泻各200g、通草100g、车前子、当归、生地黄、柴胡、苍术、滑石、生甘草各150g。

【图解】

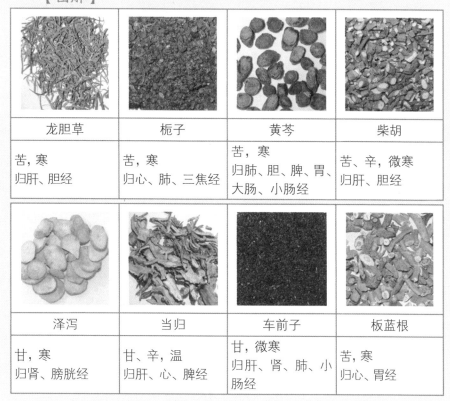

龙胆草	栀子	黄芩	柴胡
苦，寒 归肝、胆经	苦，寒 归心、肺、三焦经	苦，寒 归肺、胆、脾、胃、大肠、小肠经	苦、辛，微寒 归肝、胆经

泽泻	当归	车前子	板蓝根
甘，寒 归肾、膀胱经	甘、辛，温 归肝、心、脾经	甘，微寒 归肝、肾、肺、小肠经	苦，寒 归心、胃经

【制法】 煎煮群药，煎煮 3 次，滤汁去渣，合并滤液，加热浓缩为膏，最后加蜂蜜 300g 收膏即成。

【功效】 清热利湿、解毒止痒。

【用法】 每次 15 ~ 20g，每日 2 次，在两餐之间，用温开水冲服。

（2）脾虚湿蕴症

【症候】 发病较缓，皮损潮红，瘙痒，抓后糜烂渗液，可见鳞屑，伴纳少神疲，腹胀便溏，舌淡胖，苔白或腻，脉弦缓。

膏方一：萆薢渗湿汤加减

【来源】 《疡科心得集》。

【组成】 萆薢 150g、连翘 150g、当归 150g、通草 100g、

赤芍 150g、牡丹皮 200g、黄柏 150g、苍术 150g、川牛膝 150g、滑石 100g、赤小豆 150g、薏苡仁 200g、泽泻 100g、茯苓 100g。

【图解】

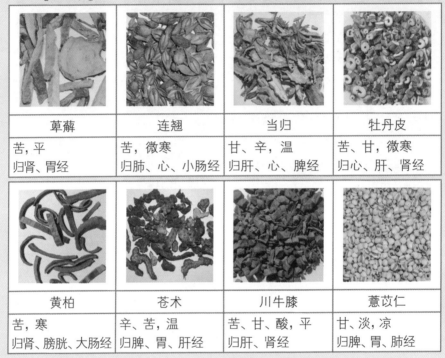

萆薢	连翘	当归	牡丹皮
苦，平 归肾、胃经	苦，微寒 归肺、心、小肠经	甘、辛，温 归肝、心、脾经	苦、甘，微寒 归心、肝、肾经
黄柏	苍术	川牛膝	薏苡仁
苦，寒 归肾、膀胱、大肠经	辛、苦，温 归脾、胃、肝经	苦、甘、酸，平 归肝、肾经	甘、淡，凉 归脾、胃、肺经

【制法】　煎煮群药，煎煮 3 次，滤汁去渣，合并滤液，加热浓缩为膏，最后加蜂蜜 300g 收膏即成。

【功效】　健脾利湿，解毒止痒。

【用法】　每次 15～20g，每日 2 次，在两餐之间，用温开水冲服。

膏方二：除湿胃苓汤加减

【来源】　《外科正宗》。

【组成】　苍术 150g、厚朴 90g、陈皮 100g、猪苓 100g、泽泻 150g、赤茯苓 90g、白术 90g、滑石 150g、防风 90g、焦栀子 90g、甘草 50g、灯心草 50g。

【图解】

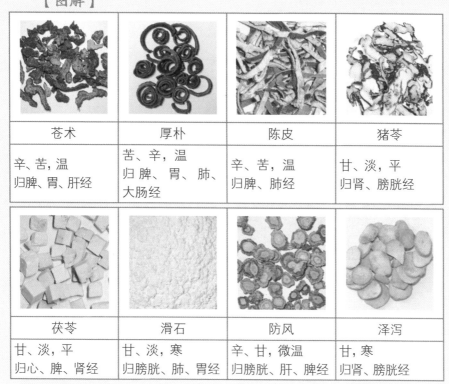

苍术	厚朴	陈皮	猪苓
辛、苦，温 归脾、胃、肝经	苦、辛，温 归脾、胃、肺、大肠经	辛、苦，温 归脾、肺经	甘、淡，平 归肾、膀胱经

茯苓	滑石	防风	泽泻
甘、淡，平 归心、脾、肾经	甘、淡，寒 归膀胱、肺、胃经	辛、甘，微温 归膀胱、肝、脾经	甘，寒 归肾、膀胱经

【制法】 煎煮群药，煎煮 3 次，滤汁去渣，合并滤液，加热浓缩为膏，最后加蜂蜜 300g 收膏即成。

【功效】 健脾除湿，解毒止痒。

【用法】 每次 15 ~ 20g，每日 2 次，在两餐之间，用温开水冲服。

（3）血虚风燥症

【症候】 常是慢性湿疮，反复发作，病程较长，皮损色暗或色素沉着，剧烈瘙痒，或皮损粗糙肥厚，苔藓样变、血痂、脱屑；伴口干不欲饮，头昏乏力，腹胀；舌淡苔白，脉弦细。

【治法】 养血润肤，祛风止痒。

膏方：当归饮子加减

【来源】 《重订严氏济生方》。

【组成】 当归、白芍、川芎各300g、生地黄、蒺藜、防风、荆芥各200g、制何首乌100g、海桐皮、蝉蜕、皂角刺各50g、甘草（炙）150g。

【图解】

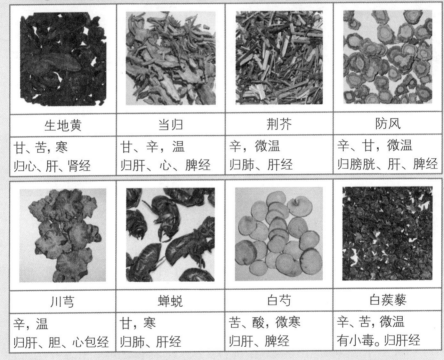

生地黄	当归	荆芥	防风
甘、苦，寒 归心、肝、肾经	甘、辛，温 归肝、心、脾经	辛，微温 归肺、肝经	辛、甘，微温 归膀胱、肝、脾经
川芎	蝉蜕	白芍	白蒺藜
辛，温 归肝、胆、心包经	甘，寒 归肺、肝经	苦、酸，微寒 归肝、脾经	辛、苦，微温 有小毒。归肝经

【制法】 煎煮群药，煎煮3次，滤汁去渣，合并滤液，加热浓缩为膏，最后加蜂蜜300g收膏即成。

【功效】 健脾除湿，解毒止痒。

【用法】 每次15～20g，每日2次，在两餐之间，用温开水冲服。

十一、瘾疹

荨麻疹俗称"风疹块"。是由于皮肤、黏膜小血管扩张及渗透

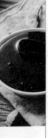

性增加而出现的一种局限性水肿反应，通常在 2 ~ 24 小时内消退，但反复发生新的皮疹。病程迁延数日至数月，临床上较为常见。荨麻疹的病因非常复杂，约 3/4 的患者找不到原因，特别是慢性荨麻疹。常见原因主要有：食物及食品添加剂、吸入物、感染、药物、物理因素如机械刺激、冷热、日光等、昆虫叮咬、精神因素和内分泌改变、遗传因素等。

1. 临床表现

基本损害为皮肤出现风团。常先有皮肤瘙痒，随即出现风团，呈鲜红色或苍白色、皮肤色，少数患者有水肿性红斑。风团的大小和形态不一，发作时间不定。风团逐渐蔓延，融合成片，由于真皮乳头水肿，可见表皮毛囊口向下凹陷。风团持续数分钟至数小时，少数可延长至数天后消退，不留痕迹。皮疹反复成批发生，以傍晚发作者多见。风团常泛发，亦可局限。有时合并血管性水肿，偶尔风团表面形成大疱。部分患者可伴有恶心、呕吐、头痛、头胀、腹痛、腹泻，严重患者还可有胸闷、不适、面色苍白、心率加速、脉搏细弱、血压下降、呼吸短促等全身症状。

2. 疾病分类

疾病于短期内痊愈者，称为"急性荨麻疹"。若反复发作达每周至少 2 次并连续 6 周以上者称为"慢性荨麻疹"。除了上述普通型荨麻疹，还有以下特殊类型的荨麻疹。

（1）皮肤划痕荨麻疹 / 人工荨麻疹

患者对外来较弱的机械刺激引起生理性反应增强，在皮肤上产生风团。患者在搔抓后，或在紧束的腰带、袜带等出局部起风团，瘙痒。

（2）延迟性皮肤划痕症

皮肤划痕在刺激后 6 ~ 8 小时出现风团与红斑，风团持续 24 ~ 48 小时。迟发性皮损不只一条，沿划痕形成小段或点，损害较深或宽，甚至向两侧扩展成块。局部发热，有压痛。

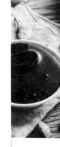

（3）延迟性压力性荨麻疹

皮疹发生于局部皮肤受压后 4～6 小时，通常持续 8～12 小时。表现为局部深在性疼痛性肿胀，发作时可伴有寒战、发热、头痛、关节痛、全身不适和轻度白细胞计数增多。局部大范围肿胀似血管性水肿，易发生于掌跖和臀部皮损发生前可有 24 小时潜伏期。

（4）胆碱能性荨麻疹

皮疹特点为除掌跖以外发生泛发性直径 1～3mm 的小风团，周围有明显红晕其中有时可见卫星状风团，也可只见红晕或无红晕的微小稀疏风团。有时唯一的症状只是瘙痒而无风团。损害持续 30～90 分钟，或达数小时之久。大多在运动时或运动后不久发生，伴有痒感、刺感、灼感、热感或皮肤刺激感，遇热或情绪紧张后亦可诱发此病。

（5）寒冷性荨麻疹

可分为家族性和获得性两种。前者较为罕见，为常染色体显性遗传。在受冷后半小时到 4 小时发生迟发反应，皮疹是不痒的风团，可以有青紫的中心，周围绕以苍白晕，皮疹持续 24～48 小时，有烧灼感，并伴有发热、关节痛、白细胞计数增多等全身症状。后者较为常见，患者常在气温骤降时或接触冷水之后发生，数分钟内在局部发生瘙痒性的水肿和风团，多见于面部、手部，严重者其他部位也可以累及。可发生头痛、皮肤潮红、低血压，甚至昏厥。

（6）日光性荨麻疹

皮肤暴露在日光数分钟后，局部迅速出现瘙痒、红斑和风团。风团发生后约经一至数小时消退。发生皮疹的同时，可伴有畏寒、疲劳、晕厥、肠痉挛，这些症状在数小时内消失。

（7）接触性荨麻疹

其特点是皮肤接触某些变应原发生风团和红斑。可分为免疫性机制和非免疫性机制两类。非免疫性是由于原发性刺激物直接作用于肥大细胞释放组胺等物质而引起，几乎所有接触者均发病，不需

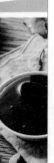

物质致敏。而免疫性属Ⅰ型变态反应，可检出特异性 IgE 抗体。

　　本病根据临床上出现风团样皮疹，即可确诊。诊断一般不困难，但引起荨麻疹的原因比较复杂，确定引起荨麻疹的原因常很困难，因此，必须通过详细采取病史，详细体格检查，以及有关的实验室检查，尽可能地明确荨麻疹的原因。

　　3. 辨证膏方

　　（1）风热犯表症

　　【症候】　多发于夏秋季节，发病急骤，风团色红，灼热瘙痒，或伴恶寒，咽喉肿痛，遇热加重，得冷则减轻；舌质红，苔薄黄，脉浮数。

　　【治法】　辛凉透表，疏风清热。

膏方一：辛夷清肺饮

　　【来源】　《外科正宗》。

　　【组成】　辛夷 100g、黄芩 100g、山栀 100g、麦冬 100g、百合 200g、石膏 300g、知母 100g、甘草 60g、枇杷叶 100g、升麻 100g。

　　【图解】

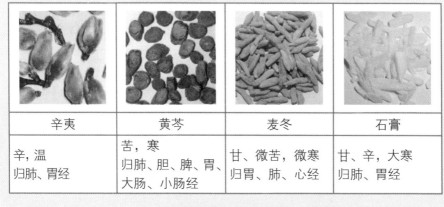

辛夷	黄芩	麦冬	石膏
辛，温 归肺、胃经	苦，寒 归肺、胆、脾、胃、大肠、小肠经	甘、微苦，微寒 归胃、肺、心经	甘、辛，大寒 归肺、胃经

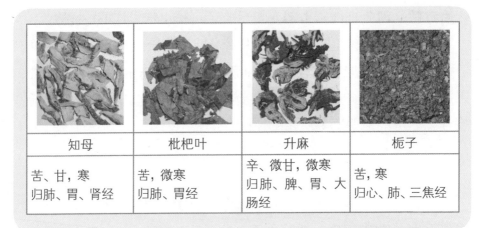

知母	枇杷叶	升麻	栀子
苦、甘，寒 归肺、胃、肾经	苦，微寒 归肺、胃经	辛、微甘，微寒 归肺、脾、胃、大肠经	苦，寒 归心、肺、三焦经

【制法】　石膏先煎，用煎过后药液煎煮群药（枇杷叶包煎），煎煮3次，滤汁去渣，合并滤液，加热浓缩为膏，最后加蜂蜜300g收膏即成。

【功效】　疏散风邪、清热解毒。

【用法】　每次15～20g，每日2次，在两餐之间，用温开水冲服。

膏方二：消风散加减

【来源】　《外科正宗·卷四》。

【组成】　当归、生地黄、防风、蝉蜕、知母、苦参、麻仁、荆芥、苍术、牛蒡子各200g、石膏300g、甘草、通草各100g。

【图解】

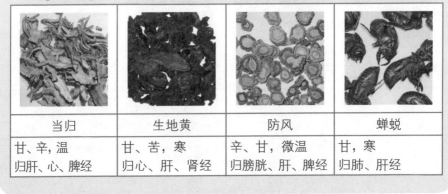

当归	生地黄	防风	蝉蜕
甘、辛，温 归肝、心、脾经	甘、苦，寒 归心、肝、肾经	辛、甘，微温 归膀胱、肝、脾经	甘，寒 归肺、肝经

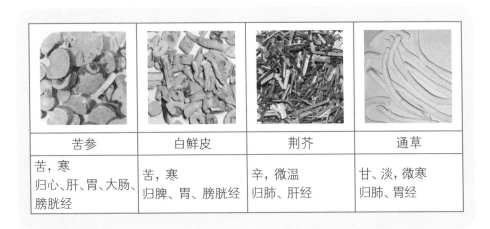

苦参	白鲜皮	荆芥	通草
苦，寒 归心、肝、胃、大肠、膀胱经	苦，寒 归脾、胃、膀胱经	辛，微温 归肺、肝经	甘、淡，微寒 归肺、胃经

【制法】 石膏先煎，用煎过后药液煎煮群药，煎煮3次，滤汁去渣，合并滤液，加热浓缩为膏，最后加蜂蜜300g收膏即成。

【功效】 祛风止痒，清热解毒。

【用法】 每次15～20g，每日2次，在两餐之间，用温开水冲服。

（2）风寒束表症

【症候】 多发于冬春季，风团色白或淡，遇冷或风吹则加剧，得热则减轻，口不渴，舌质淡胖，苔薄白，脉浮紧、迟或濡缓。

【治法】 疏风散寒，调和营卫。

膏方：麻黄桂枝汤

【来源】 《素问病机气宜保命集》卷中。

【组成】 柴胡、芍药、桂枝各200g、甘草、黄芩各150g、半夏、人参各100g。

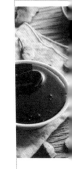

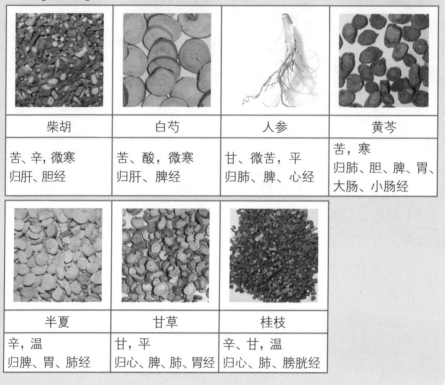

【图解】

柴胡	白芍	人参	黄芩
苦、辛,微寒 归肝、胆经	苦、酸,微寒 归肝、脾经	甘、微苦,平 归肺、脾、心经	苦,寒 归肺、胆、脾、胃、大肠、小肠经

半夏	甘草	桂枝
辛,温 归脾、胃、肺经	甘,平 归心、脾、肺、胃经	辛、甘,温 归心、肺、膀胱经

【制法】 煎煮群药,煎煮3次,滤汁去渣,合并滤液,加热浓缩为膏,最后加蜂蜜300g收膏即成。

【功效】 疏风散寒,调和营卫。

【用法】 每次15～20g,每日2次,在两餐之间,用温开水冲服。

（3）胃肠湿热症

【症候】 风疹块发作时伴有脘腹疼痛,腹胀,大便秘结或便溏,神疲纳呆,瘙痒剧烈,甚至恶心呕吐,舌质红,苔黄腻,脉滑数。

【治法】 通腑泄热,除湿止痒。

膏方：萆薢渗湿汤加减

【来源】 《疡科心得集》。

【组成】 萆薢 150g、连翘 150g、当归 150g、通草 100g、赤芍 150g、丹皮 200g、黄柏 150g、苍术 150g、川牛膝 150g、滑石 100g、赤小豆 150g、薏苡仁 200g、泽泻 100g、茯苓 100g。

【图解】

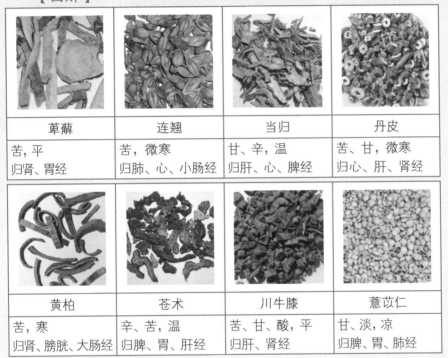

萆薢	连翘	当归	丹皮
苦，平 归肾、胃经	苦，微寒 归肺、心、小肠经	甘、辛，温 归肝、心、脾经	苦、甘，微寒 归心、肝、肾经
黄柏	苍术	川牛膝	薏苡仁
苦，寒 归肾、膀胱、大肠经	辛、苦，温 归脾、胃、肝经	苦、甘、酸，平 归肝、肾经	甘、淡，凉 归脾、胃、肺经

【制法】 煎煮群药，煎煮 3 次，滤汁去渣，合并滤液，加热浓缩为膏，最后加蜂蜜 300g 收膏即成。

【功效】 健脾利湿，解毒止痒。

【用法】 每次 15～20g，每日 2 次，在两餐之间，用温开水冲服。

（4）血虚风燥症

【症候】 风团色淡红，反复发作，迁延数月或数年，午后或夜间发作加剧；伴心烦易怒，手足心热，口干；舌质红少津，脉沉细。

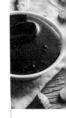

【治法】 养血润肤，祛风止痒。

膏方一：当归饮子加减

【来源】 《重订严氏济生方》。

【组成】 当归、白芍、川芎各300g、生地、蒺藜、防风、荆芥各200g、制何首乌100g、海桐皮、蝉蜕、皂角刺各50g、甘草（炙）150g。

【图解】

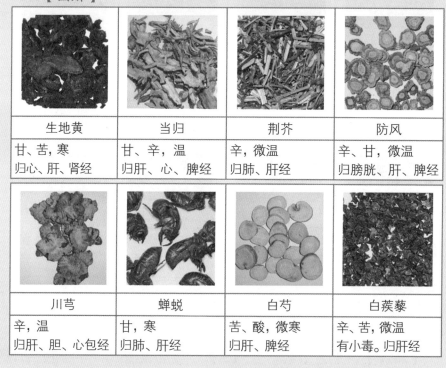

生地黄	当归	荆芥	防风
甘、苦，寒 归心、肝、肾经	甘、辛，温 归肝、心、脾经	辛，微温 归肺、肝经	辛、甘，微温 归膀胱、肝、脾经

川芎	蝉蜕	白芍	白蒺藜
辛，温 归肝、胆、心包经	甘，寒 归肺、肝经	苦、酸，微寒 归肝、脾经	辛、苦，微温 有小毒。归肝经

【制法】 煎煮群药，煎煮3次，滤汁去渣，合并滤液，加热浓缩为膏，最后加蜂蜜300g收膏即成。

【功效】 养血润肤，祛风止痒。

【用法】 每次15～20g，每日2次，在两餐之间，用温开水冲服。

中医
皮肤病证
调养膏方

膏方二：四物消风饮加减

【来源】《医宗金鉴》。

【组成】生地 150g、当归 200g、荆芥 100g、防风 100g、赤芍 120g、川芎 120g、白鲜皮 150g、蝉蜕 60g、薄荷 60g、独活 100g、柴胡 60g。

【图解】

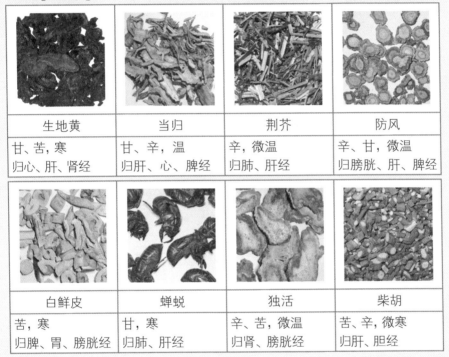

生地黄	当归	荆芥	防风
甘、苦，寒 归心、肝、肾经	甘、辛，温 归肝、心、脾经	辛，微温 归肺、肝经	辛、甘，微温 归膀胱、肝、脾经
白鲜皮	蝉蜕	独活	柴胡
苦，寒 归脾、胃、膀胱经	甘，寒 归肺、肝经	辛、苦，微温 归肾、膀胱经	苦、辛，微寒 归肝、胆经

【制法】煎煮群药，煎煮 3 次，虑汁去渣，合并滤液，加热浓缩为膏，最后加蜂蜜 300g 收膏即成。

【功效】疏风止痒，养血润肤。

【用法】每次 15～20g，每日 2 次，在两餐之间，用温开水冲服。

十二、红蝴蝶疮

红斑狼疮（LE）是一种典型的自身免疫性结缔组织病，多见于

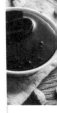

15 ～ 40 岁女性。红斑狼疮是一种疾病谱性疾病，可分为盘状红斑狼疮（DLE）、亚急性皮肤型红斑狼疮（SCLE）、系统性红斑狼疮（SLE）、深在性红斑狼疮（LEP）、新生儿红斑狼疮（NLE）、药物性红斑狼疮（DIL）等亚型。病因尚未完全明了，目前认为与下列因素有关。

1. 发病原因

（1）遗传因素

系统性红斑狼疮的发病有家族聚集倾向，0.4% ～ 0.5% 的 SLE 患者的一级或二级亲属患 LE 或其他自身免疫性疾病；单卵双生子通患 SLE 的比率可高达 70%（24% ～ 69%），而异卵双生子该比率为 2% ～ 9%；目前发现与 SLE 有关的基因位点有 50 余个，多为 HLA Ⅱ、Ⅲ类基因，如 HLA Ⅱ类 D 区的 DR2、DR3、DQA1、DQB1 和 HLA Ⅲ类基因中 C4AQ。

（2）性激素

本病多见于育龄期女性，妊娠可诱发或加重 SLE。但证据尚显不足。

（3）环境因素及其他

紫外线照射可激发或加重 LE，可能与其损害角质形成细胞，是 DNA 发生改变或"隐蔽抗原"释放或新抗原表达致机体产生相应抗体，从而形成免疫复合物引起损伤相关。药物如肼苯达嗪、普鲁卡因、甲基多巴、异烟肼、青霉素等均可诱发药物性红斑狼疮。某些感染（如链球菌、EB 病毒等）也可诱发或加重本病。

2. 疾病分类

（1）盘状红斑狼疮

主要侵犯皮肤，是红斑狼疮中最轻的类型。少数可有轻度内脏损害，少数病例可转变为系统性红斑狼疮。皮肤损害初起时为一片或数片鲜红色斑，绿豆至黄豆大，表面有黏着性鳞屑，以后逐渐扩大，呈圆形或不规则形，边缘色素明显加深，略高于中心。中央色淡，可萎缩、低洼，整个皮损呈盘状（故名"盘状红斑狼疮"）。损害

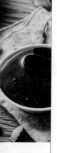

主要分布于日光照射部位，如面部、耳轮及头皮，少数可累及上胸、手背、前臂、口唇及口腔黏膜。多数患者皮损无自觉症状，但很难完全消退。新损害可逐渐增多或多年不变，损害疏散对称分布，也可互相融合成片，面中部的损害可融合成蝶形。盘状皮损在日光暴晒或劳累后加重。头皮上的损害可引起永久性脱发。陈旧性损害偶尔可发展成皮肤鳞状细胞癌。

（2）亚急性皮肤型红斑狼疮

临床上较少见，是一种特殊的中间类型。皮肤损害有2种，一种是环状红斑型，为单个或多个散在的红斑，呈环状、半环状或多环状，暗红色边缘稍水肿隆起，外缘有红晕，中央消退后留有色素沉着和毛细血管扩张，好发于面部及躯干；另一个类型是丘疹鳞屑型，皮损表现类似银屑病，为红斑、丘疹及斑片。表面有明显鳞屑，主要分布于躯干上肢和面部。两种皮损多数病例单独存在，少数可同时存在。皮损常反复发作，绝大多数患者均有内脏损害，但严重者很少，主要症状为关节痛、肌肉痛、反复低热，少数有肾炎、血液系统改变。

（3）系统性红斑狼疮

是红斑狼疮各类型中最为严重的一型。绝大多数患者发病时即有多系统损害表现，少数病人由其他类型的红斑狼疮发展而来。部分病人还同时伴有其他的结缔组织病，如硬皮病、皮肌炎、干燥综合征等，形成各种重叠综合征。系统性红斑狼疮临床表现多样，错综复杂，且多较严重，可由于狼疮肾炎、狼疮脑病及长期大量使用药物的副作用而危及患者生命。

（4）深部红斑狼疮

又称"狼疮性脂膜炎"，同样是中间类型的红斑狼疮。皮肤损害为结节或斑块，位于真皮深层或皮下脂肪组织，其大小、数目不定，表面肤色正常或淡红色，质地坚实，无移动性。损害可发生于任何部位，最常见于颊部、臀部、臂部，其次为小腿和胸部。经过慢性，

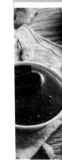

可持续数月至数年，治愈后遗留皮肤萎缩和凹陷。深部红斑狼疮性质不稳定，可单独存在，以后即可转化为盘状红斑狼疮，也可转化为系统性红斑狼疮，或与它们同时存在。

（5）新生儿红斑狼疮

表现为皮肤环形红斑和先天性心脏传导阻滞，有自陷性，一般在生后4～6个月内自行消退，心脏病变常持续存在。

（6）药物性红斑狼疮

主要表现为发热、关节痛、肌肉痛、面部蝶形红斑、口腔溃疡，可有浆膜炎。抗核抗体（ANA）、抗组蛋白抗体、抗 ss-DNA 抗体等可为阳性。停药后逐渐好转，病情较重者可给予适量糖皮质激素。

实验室检查包括血常规检查、尿常规检查、粪常规检查、免疫学检查、皮损的病理检查等。

DLE 主要根据皮疹特点及皮肤病理检查。有条件者可做免疫荧光带实验以帮助确诊。SLE 的诊断主要根据病史、临床表现及实验室检查三方面综合确定。目前一般采用美国风湿病学会 1982 年修订的 SLE 诊断标准。患者具有 11 项标准中 4 项或更多项、相继或同时出现，即可确诊。

3. 辨证膏方

（1）热毒炽盛症

【症候】　相当于系统性红蝴蝶疮急性活动期。面部蝶形红斑，色鲜艳，皮肤紫斑，关节肌肉疼痛；伴高热，烦躁口渴，抽搐，大便干结，小便短赤；舌红绛，苔黄腻，脉洪数或细数。

【治法】　清热凉血，化斑解毒。

膏方一：清瘟败毒饮加减

【来源】　《疫疹一得》卷下。

【组成】　生石膏400g、水牛角200g、栀子、桔梗、黄芩、知母、赤芍、玄参、连翘、淡竹叶、甘草、牡丹皮、黄连各150g。

【图解】

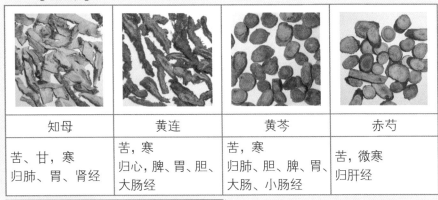

知母	黄连	黄芩	赤芍
苦、甘，寒 归肺、胃、肾经	苦，寒 归心，脾、胃、胆、大肠经	苦，寒 归肺、胆、脾、胃、大肠、小肠经	苦，微寒 归肝经

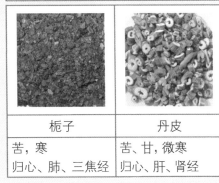

栀子	丹皮
苦，寒 归心、肺、三焦经	苦、甘，微寒 归心、肝、肾经

【制法】　生石膏先煎半小时，加入群药煎煮，煎煮3次，滤汁去渣，合并滤液，加热浓缩为膏，最后加蜂蜜300g收膏即成。

【功效】　清热解毒，凉血泻火。

【用法】　每次15～20g，每日2次，在两餐之间，用温开水冲服。

膏方二：清营汤加减

【来源】　《瘟病条辩》。

【组成】　生地黄、玄参各200g、竹叶心50g、麦冬、丹参、黄连、金银花、连翘各150g、水牛角200g、栀子、桔梗、黄芩、黄连各100g。

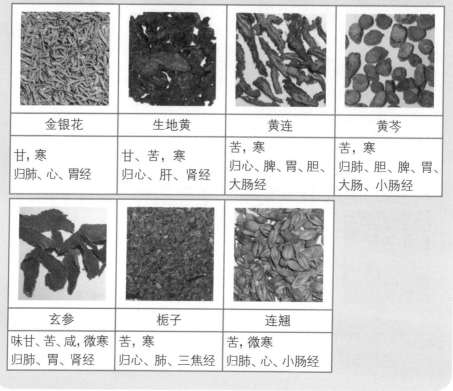

【图解】

金银花	生地黄	黄连	黄芩
甘，寒 归肺、心、胃经	甘、苦，寒 归心、肝、肾经	苦，寒 归心、脾、胃、胆、大肠经	苦，寒 归肺、胆、脾、胃、大肠、小肠经

玄参	栀子	连翘
味甘、苦、咸，微寒 归肺、胃、肾经	苦，寒 归心、肺、三焦经	苦，微寒 归肺、心、小肠经

【制法】　煎煮群药，煎煮3次，滤汁去渣，合并滤液，加热浓缩为膏，最后加蜂蜜300g收膏即成。

【功效】　清热解毒，凉血泻火。

【用法】　每次15～20g，每日2次，在两餐之间，用温开水冲服。

（2）阴虚火旺症

【症候】　斑疹暗红，关节痛，足跟痛；伴有不规则发热或持续性低热，手足心热，心烦失眠，疲乏无力，自汗盗汗，面浮红，月经量少或经闭；舌红，苔薄，脉细数。

【治法】　滋阴降火。

中医
皮肤病证
调养膏方

膏方：增液汤合四物汤加减

【来源】 《温病条辨》《太平惠民和剂局方》。

【组成】 生地 300g、沙参 200g、石斛 200g、丹皮 200g、麦冬 200g、黄柏 150g、知母 150g、当归 150g、白芍 150g、甘草 100g。

【图解】

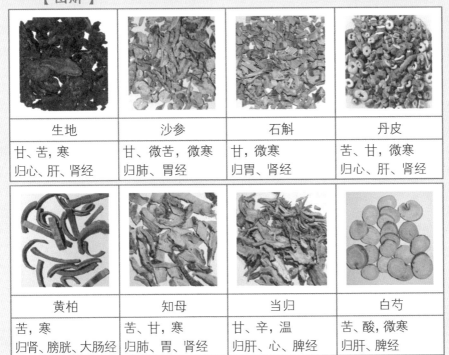

生地	沙参	石斛	丹皮
甘、苦，寒 归心、肝、肾经	甘、微苦，微寒 归肺、胃经	甘、微寒 归胃、肾经	苦、甘，微寒 归心、肝、肾经

黄柏	知母	当归	白芍
苦，寒 归肾、膀胱、大肠经	苦、甘，寒 归肺、胃、肾经	甘、辛，温 归肝、心、脾经	苦、酸，微寒 归肝、脾经

【制法】 煎煮群药，煎煮 3 次，滤汁去渣，合并滤液，加热浓缩为膏，最后加蜂蜜 300g 收膏即成。

【功效】 滋阴降火，养血清热。

【用法】 每次 15 ~ 20g，每日 2 次，在两餐之间，用温开水冲服。

（3）脾肾阳虚症

【症候】 眼睑、下肢浮肿，胸肋胀满，尿少或尿闭，面色无华，腰膝酸软，面热肢冷，口干不渴；舌淡胖，苔少，脉沉细。

【治法】 温肾助阳。

膏方一：黄芪桂枝五物汤加减

【来源】 《金匮要略》。

【组成】 黄芪 300g、桂枝 150g、芍药 200g、大枣 50 枚、生姜 100g、炙甘草 200g、鸡血藤 200g、蜈蚣 10 条。

【图解】

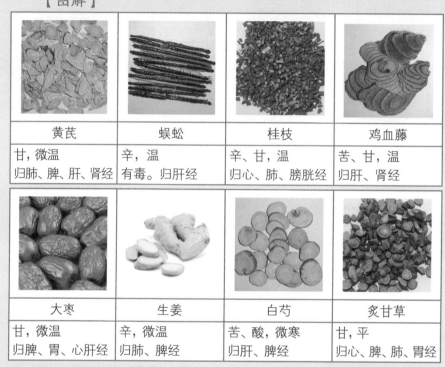

黄芪	蜈蚣	桂枝	鸡血藤
甘，微温 归肺、脾、肝、肾经	辛，温 有毒。归肝经	辛、甘，温 归心、肺、膀胱经	苦、甘，温 归肝、肾经

大枣	生姜	白芍	炙甘草
甘，微温 归脾、胃、心肝经	辛，微温 归肺、脾经	苦、酸，微寒 归肝、脾经	甘，平 归心、脾、肺、胃经

【制法】 群药加水煮 3 次，滤汁去渣，合并滤液，加热浓缩成清膏，再加蜂蜜 300g，收膏即成。

【功效】 益气温经，和血通痹。

【用法】 每次 15~20g，每日 2 次，在两餐之间，用温开水冲服。

膏方二：桂附地黄汤加减

【来源】 《医宗金鉴》卷四十。

【组成】 熟地黄、山萸肉、山药、牡丹皮、泽泻、茯苓各 300g、附子、肉桂各 100g。

【图解】

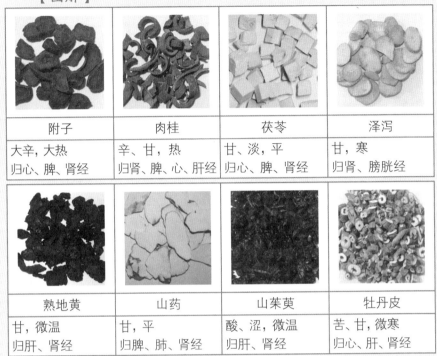

附子	肉桂	茯苓	泽泻
大辛，大热 归心、脾、肾经	辛、甘，热 归肾、脾、心、肝经	甘、淡，平 归心、脾、肾经	甘，寒 归肾、膀胱经
熟地黄	山药	山茱萸	牡丹皮
甘，微温 归肝、肾经	甘，平 归脾、肺、肾经	酸、涩，微温 归肝、肾经	苦、甘，微寒 归心、肝、肾经

【制法】 群药加水煮 3 次，滤汁去渣，合并滤液，加热浓缩成清膏，再加蜂蜜 300g，收膏即成。

【功效】 温肾助阳，健脾益气。

【用法】 每次 15～20g，每日 2 次，在两餐之间，用温开水冲服。

（4）脾虚肝旺症

【症候】 皮肤紫斑，胸肋胀满，腹胀纳呆，头昏头痛，耳鸣失眠，月经不调或闭经；舌紫暗或有瘀斑，脉细弦。

【治法】 健脾清肝。

膏方：补中益气汤合逍遥散加减

【来源】 《脾胃论》《太平惠民和剂局方》。

【组成】 炙黄芪、炙甘草、茯苓各 200g、人参、薄荷各

100g,当归150g、陈皮100g、升麻、柴胡、白术、芍药各150g。

【图解】

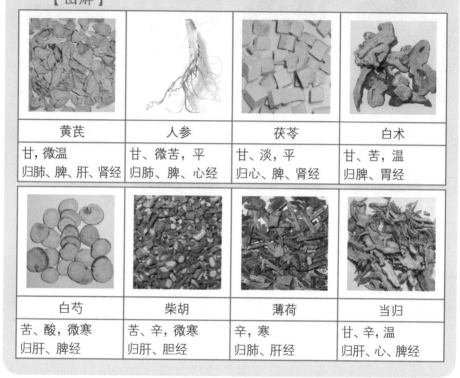

黄芪	人参	茯苓	白术
甘，微温 归肺、脾、肝、肾经	甘、微苦，平 归肺、脾、心经	甘、淡，平 归心、脾、肾经	甘、苦，温 归脾、胃经
白芍	柴胡	薄荷	当归
苦、酸，微寒 归肝、脾经	苦、辛，微寒 归肝、胆经	辛，寒 归肺、肝经	甘、辛，温 归肝、心、脾经

【制法】　群药加水煮3次，滤汁去渣，合并滤液，加热浓缩成清膏，再加蜂蜜300g，收膏即成。

【功效】　补中益气，疏肝健脾。

【用法】　每次15～20g，每日2次，在两餐之间，用温开水冲服。

（5）气滞血瘀症

【症候】　多见于盘状局限型及亚急性皮肤型红蝴蝶疮。红斑暗滞，角质栓形成及皮肤萎缩；伴疲倦乏力；舌暗红，苔白或光面舌，脉沉细涩。

【治法】　疏肝理气，活血化瘀。

膏方一：血府逐瘀汤加减

【来源】 《医林改错》。

【组成】 桃仁 120g、红花 100g、当归 150g、生地黄 150g、牛膝 150g、川芎 150、赤芍 150g、枳壳 100g、甘草 100g、柴胡 60g、白及 100g、金银花 100g、乳香 100g、没药 100g。

【图解】

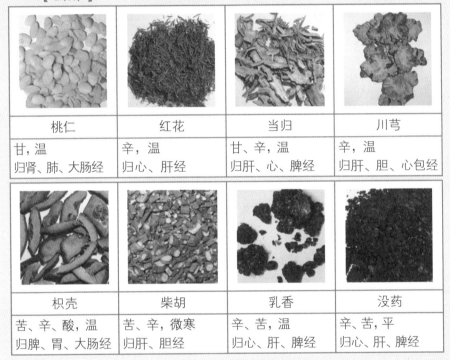

桃仁	红花	当归	川芎
甘，温 归肾、肺、大肠经	辛，温 归心、肝经	甘、辛，温 归肝、心、脾经	辛，温 归肝、胆、心包经

枳壳	柴胡	乳香	没药
苦、辛、酸，温 归脾、胃、大肠经	苦、辛，微寒 归肝、胆经	辛、苦，温 归心、肝、脾经	辛、苦，平 归心、肝、脾经

【制法】 煎煮群药，煎煮 3 次，滤汁去渣，合并滤液，加热浓缩为膏，最后加蜂蜜 300g 收膏即成。

【功效】 活血化瘀。

【用法】 每次 15～20g，每日 2 次，在两餐之间，用温开水冲服。

膏方二：桃红四物汤加减

【来源】 《医垒元戎》。

【组成】 熟地黄150g、当归120g、芍药100g、川芎80g、桃仁60g、红花40g、制香附100g、延胡索200g、莪术100g、珍珠母200g、生牡蛎200g、黄芪100g、炒白术200g、甘草100g。

【图解】

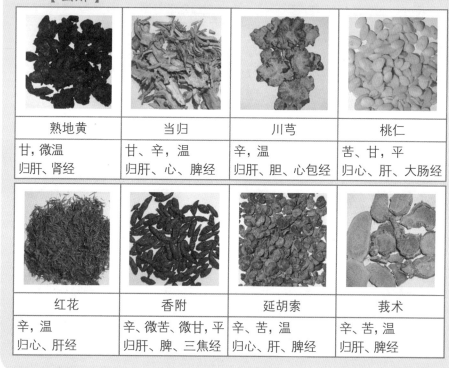

熟地黄	当归	川芎	桃仁
甘，微温 归肝、肾经	甘、辛，温 归肝、心、脾经	辛，温 归肝、胆、心包经	苦、甘，平 归心、肝、大肠经
红花	香附	延胡索	莪术
辛，温 归心、肝经	辛、微苦、微甘，平 归肝、脾、三焦经	辛、苦，温 归心、肝、脾经	辛、苦，温 归肝、脾经

【制法】 加黄酒煎煮群药，煎煮3次，滤汁去渣，合并滤液，加热浓缩为膏，最后加蜂蜜300g，收膏即成。

【功效】 活血化瘀。

【用法】 每次15～20g，每日2次，在两餐之间，用温开水冲服。

十三、肌痹

皮肌炎是一种主要累及横纹肌，以淋巴细胞浸润为主的非化脓

中医
皮肤病证
调养膏方

性炎症病变,可伴有或不伴有多种皮肤损害。临床上以对称性肢带肌、颈肌及咽肌无力为特征，常累及多种脏器，亦可伴发肿瘤和其他结缔组织病。

1. 临床表现

本病的确切病因尚不清楚，一般认为与遗传和病毒感染有关。多发性肌炎和皮肌炎的发病有明显种族差异。非裔美国人发病率最高，黑人与白人的发病比例为（3～4）：1。亚非儿童皮肌炎的发病率较欧美的高。本病在同卵孪生子和一级亲属中出现也提示它有遗传倾向性。

通常隐袭起病，在数周、数月、数年内缓慢进展。极少数患者急性起病，在数日内出现严重肌无力，甚或横纹肌溶解、肌球蛋白尿和肾功能衰竭。患者可有晨僵、乏力、食欲不振、体重减轻、发热（中低度热，甚至高热）、关节疼痛，少数患者有雷诺现象。

（1）肌肉表现

本病肌肉受累通常是双侧对称性的，以肩胛带、骨盆带肌受累最常见，其次为颈肌和咽喉肌，呼吸肌受累少见，眼轮匝肌和面肌受累罕见。约半数患者伴肌痛及（或）肌肉压痛。肌无力最初影响肩胛带和骨盆带肌，远端肌无力少见，约半数患者颈肌，特别是颈屈肌受累，表现为平卧时抬头困难，坐位时无力仰头；咽喉或上段食管横纹肌受累可出现吞咽困难、声音嘶哑、发音困难，摄入流质食物时经鼻孔流出，引起呛咳。消化道平滑肌受累很少见，下食管括约肌无力可导致胃酸反流、食道炎，慢性者可引起食道狭窄。当肩胛带受累时，可出现抬臂困难，不能梳头和穿衣；呼吸肌无力可造成胸闷、呼吸困难，严重者须用呼吸机辅助呼吸；当患者有骨盆带肌无力时，可表现为上下台阶困难，蹲下后不能自行站立或从座椅上站起困难，步态蹒跚，行走困难。

（2）肺部表现

活动时呼吸困难是一个非特异但较严重的症状。多发性肌炎和

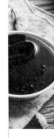

第二章

皮肤病症调养膏方

101

皮肌炎累及呼吸肌可导致呼吸肌无力。这种患者排痰困难，易患肺部感染。最严重的并发症是急进型肺泡炎，表现为发热、气短、剧咳，快速进展的呼吸困难，严重者可导致成人呼吸窘迫综合征。更常见的是慢性进展性肺间质纤维化，表现为进行性呼吸困难，因起病隐袭，其症状易被肌肉受累的症状所掩盖；还有许多患者无肺部受累的症状，只有在放射线检查和（或）肺功能检查时才发现有肺间质纤维化。听诊可闻双肺底捻发音。X线检查，早期呈毛玻璃状，晚期呈网状或蜂窝状阴影。肺功能检查示限制性通气障碍，弥散功能减低。疾病晚期可出现肺动脉高压，严重者导致右心肥大、右心衰竭。少数患者可有胸膜炎和胸腔积液。

（3）心脏表现

心脏受累常见，一般都较轻微，很少有临床症状。最常见的是心律失常，如心悸、心律不齐。晚期可出现的充血性心力衰竭，由心肌炎或心肌纤维化所致。偶见心肌炎。肌酸激酶（CK）的心肌同工酶（MB）可能升高，但与心肌受累不一定有关，大部分由受损肌肉的再生肌原纤维所产生。

（4）肾脏病变

肾脏病变很少见，蛋白尿、肾病综合征偶有报道。

（5）皮肤表现

55% 的患者皮疹出现在肌炎之前，25% 与肌炎同时出现，15% 出现在肌炎之后。皮疹的类型和范围因人而异，同一患者在不同病期皮疹也可能不同。在一些患者中皮疹和肌无力可能相平行，而在另一些患者中皮疹和肌无力可能不相关。

皮肌炎有各种各样皮肤表现。其中有诊断特异性的是 Gottron 斑丘疹或 Gottron 征。常见于掌指关节、指间关节、肘、膝等关节伸面及肩、胯等易受摩擦的部位。特征性皮疹包括：①眼睑特别是上睑暗紫红色皮疹，可为一侧或两侧，常伴眶周水肿和近睑缘处毛细血管扩张。水肿严重时，双睑遮眼，无法视物。这种紫红色皮疹还可出现在前额、颧部、鼻梁、鼻唇沟及颈前、胸上部（V形分布）和颈后、上背、肩及上臂外侧（披肩样分布）。②"技工手"样变：指垫皮肤角化、增厚、皲裂。手掌、足底、躯干和四肢也可有角化过度伴毛囊角化；手指的掌面和侧面出现污秽、暗黑色的横条纹。因与手工劳动者的手部改变类似，故名"技工手"。其他皮肤黏膜改变：头皮处可出现红色萎缩性斑块，上覆鳞屑，常误诊为银屑病或脂溢性皮炎；甲周毛细血管扩张，或出现瘀点。光过敏、痰痒、脂膜炎、皮肤黏蛋白沉积、白斑、多灶性脂肪萎缩和雷诺现象也有报道。

有的患者皮肤活检呈典型的皮肌炎改变，有 Gottron 征及另一种皮肌炎的皮肤表现，但无皮肌炎的酶学改变和临床症状，这种情况被称为无肌性皮肌炎（dermatomyositis sinemyositis）。有人估计它占所有皮肌炎的10%，随时间推移，其中一部分患者可获部分或全部缓解，一部分出现肌肉受累和肌无力的表现，还有一部分患者出现肿瘤。

2. 实验室检查

（1）常规化验

可见白细胞数正常或降低，2/3 可有血沉增快。血 IgG、IgA、IgM、免疫复合物以及 a2 和 Y 球蛋白可增高。补体 C3、C4 可减少。

（2）尿肌酸测定

在肌酶谱尚未增高之前，尿肌酸排量即可增加，但这种改变在各种肌肉病变中均可出现，对本病无特异性。

（3）肌红蛋白的测定

肌红蛋白只存于心肌和横纹肌中。大部分肌炎患者均有血清肌红蛋白升高，且其波动与病情平行，有时其改变出现在 CK 改变之前，但特异性较差。

（4）自身抗体检查

大部分患者的血清中可检出自身抗体，这些抗体可分为：①只在炎性肌病中出现的肌炎特异性自身抗体（myositis specific autoantibodies）；②常出现在炎性肌病中但对肌炎无特异性的自身抗体；③在肌炎和其他疾病重叠的综合征中出现的自身抗体。如伴发 SLE 者可检出抗 rRNP 及抗 Sm 抗体，伴发系统性硬化症者可检出抗 Scl-70 抗体，伴发干燥综合征者可检出抗 SSA 和抗 SSB 抗体。此外还可检出抗肌红蛋白抗体、类风湿因子、抗肌球蛋白抗体、抗肌钙蛋白、原肌球蛋白抗体等非特异性抗体。

（5）肌酶谱检查

在疾病过程中，血清中肌肉来源的酶可增高，其敏感性由高到低依次为肌酸激酶（CK）、醛缩酶（ALD）、谷草转氨酶（AST）、谷丙转氨酶（ALT）、乳酸脱氢酶（LDH）等。碳酸酐酶 U1 是惟一存在于骨骼肌中的同工酶，在多发性肌炎及其他骨骼肌病变中均增高，对肌肉病变的诊断较有价值。

（6）肌电图检查

肌电图检查是以针电极插入到骨骼肌，在细胞外记录、放大、并通过示波器显示肌纤维的电活动。典型的改变包括三联征：①插入电位活动增强、纤颤电位和正锐波；②自发奇异高频放电；③低波幅、短时限，多相运动单位电位。

（7）组织病理检查

最好选择股四头肌、三角肌等近端肌肉。①肌炎的主要病理变化是肌细胞受损、坏死和炎症，以及由此而继发的肌细胞萎缩、再生、肥大，肌肉组织被纤维化和脂肪所代替。90% 的肌炎患者可有肌活检异常，表现为肌纤维受损，甚至坏死，同时有不同程度的再生现象，肌纤维粗细不一。②皮肤病理改变通常无显著特异性，主要表现有：表皮轻度棘层增厚或萎缩，基底细胞液化变性。真皮浅层水肿，散在或灶状淋巴细胞（大部分为 CD4+T 细胞）、浆细胞和组织细胞浸润。真表皮交界部和真皮浅层血管周围有 PAS 染色阳性的纤维蛋白样物质沉着，真皮有时可见灶状黏蛋白堆积，阿辛蓝染色阳性。皮下脂肪在早期表现为灶性脂膜炎，伴脂肪细胞黏液样变性，晚期则为广泛的钙化。Gottron 病变的病理特征是在上述病理变化的基础上

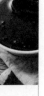

伴有角化过度，棘层增厚。

　　根据患者对称性近端肌肉无力、疼痛和触痛，伴特征性皮肤损害如以眶周为中心的紫红色水肿性斑，Gottron 征和甲根皱襞僵直扩张性毛细血管性红斑，一般诊断不难，再结合血清肌浆酶和 CPK、LDH、AST、ALT 和醛缩酶的增高，必要时结合肌电图的改变和病变肌肉的活组织检查，可以确诊本病。被多数临床医生采纳的仍是 1975 年 Bohan 和 Peter 提出的诊断标准表。

　　3. 辨证膏方

　　（1）热毒炽盛症

　　【症候】　多见于皮肌炎急性期，皮损紫红肿胀；高热咽干，口苦口臭，吞咽不利，面红烦躁，肌痛无力，关节肿痛，小便黄，大便干；舌质红绛，苔黄燥，脉弦数。

　　【治法】　清热解毒，凉血活血。

膏方：清瘟败毒饮加减

　　【来源】　《疫疹一得》卷下。

　　【组成】　生石膏 400g、水牛角 200g、栀子、桔梗、黄芩、知母、赤芍、玄参、连翘、竹叶、甘草、丹皮、黄连各 150g。

　　【图解】

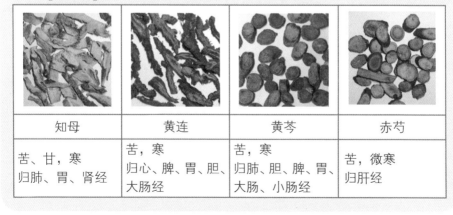

知母	黄连	黄芩	赤芍
苦、甘，寒 归肺、胃、肾经	苦，寒 归心、脾、胃、胆、大肠经	苦，寒 归肺、胆、脾、胃、大肠、小肠经	苦，微寒 归肝经

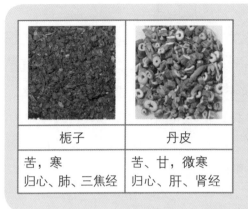

栀子	丹皮
苦，寒 归心、肺、三焦经	苦、甘，微寒 归心、肝、肾经

【制法】　生石膏先煎半小时，加入群药煎煮，煎煮 3 次，滤汁去渣，合并滤液，加热浓缩为膏，最后加蜂蜜 300g 收膏即成。

【功效】　清热解毒，凉血泻火。

【用法】　每次 15 ~ 20g，每日 2 次，在两餐之间，用温开水冲服。

（2）寒瘀痹阻症

【症候】　多病情迁延，发展缓慢，皮肤呈暗红色斑块，局部肿胀；全身肌肉酸痛无力，气短乏力，食少，怕冷；舌质淡，苔薄白，脉沉细或沉缓。

【治法】　温阳散寒，活血通络。

膏方：当归四逆汤加减

【来源】　《伤寒论》。

【组成】　当归 200g、桂枝 150g、白芍 200g、通草 150g、大枣 50 枚、炙甘草 200g、黄芪 200g、鸡血藤 200g、地龙 100 克、细辛 30g。

【图解】

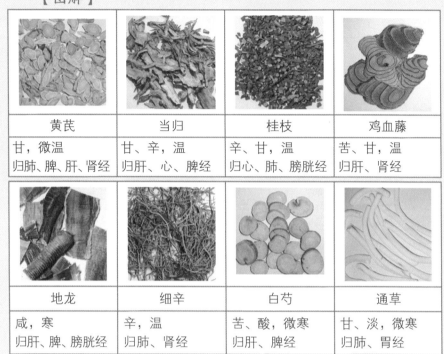

黄芪	当归	桂枝	鸡血藤
甘，微温 归肺、脾、肝、肾经	甘、辛，温 归肝、心、脾经	辛、甘，温 归心、肺、膀胱经	苦、甘，温 归肝、肾经
地龙	细辛	白芍	通草
咸，寒 归肝、脾、膀胱经	辛，温 归肺、肾经	苦、酸，微寒 归肝、脾经	甘、淡，微寒 归肺、胃经

【制法】 群药加水煮3次，滤汁去渣，合并滤液，加热浓缩成清膏，再加蜂蜜300g，收膏即成。

【功效】 温经散寒，活血通脉。

【用法】 每次15～20g，每日2次，在两餐之间，用温开水冲服。

（3）阳气虚衰症

【症候】 皮损暗红或紫红，质硬，有细小鳞屑，局部肌肉萎缩；关节疼痛，形体消瘦，肢端紫绀发凉，心悸，头晕，纳少，乏力，畏寒，便溏，腹胀；舌质淡红，舌体胖大，苔白润，脉细无力。

【治法】 补中益气，调和阴阳。

膏方：十全大补汤加减

【来源】 《太平惠民和剂局方》。

【组成】 人参、肉桂各100g、茯苓、白术、甘草、川芎、

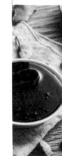

当归、白芍、熟地黄各 200g、黄芪 300g、大枣 50 枚。

【图解】

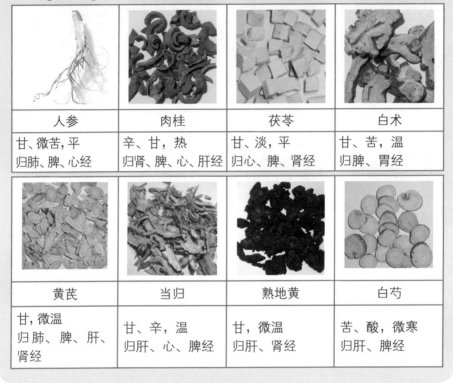

人参	肉桂	茯苓	白术
甘、微苦,平 归肺、脾、心经	辛、甘,热 归肾、脾、心、肝经	甘、淡,平 归心、脾、肾经	甘、苦,温 归脾、胃经
黄芪	当归	熟地黄	白芍
甘,微温 归肺、脾、肝、肾经	甘、辛,温 归肝、心、脾经	甘,微温 归肝、肾经	苦、酸,微寒 归肝、脾经

【制法】 群药加水煮 3 次,滤汁去渣,合并滤液,加热浓缩成清膏,再加蜂蜜 300g,收膏即成。

【功效】 温阳益气,扶正散寒。

【用法】 每次 15 ~ 20g,每日 2 次,在两餐之间,用温开水冲服。

十四、硬皮病

硬皮病（SSc）是一种以皮肤炎性、变性、增厚和纤维化进而硬化及萎缩为特征的结缔组织病,此病可以引起多系统损害。其中系统性硬化除皮肤、滑膜、指（趾）动脉出现退行性病变外,消化道、肺、心脏和肾等内脏器官也可受累。

硬皮病的病因仍不明确,可能在遗传、环境因素（病毒感染、

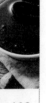

化学物质如硅等）、女性激素、细胞及体液免疫异常等因素作用下，成纤维细胞合成并分泌胶原增加，导致皮肤和内脏的纤维化。化学物质或病毒感染是影响疾病易感性的环境因素。工作中常暴露于二氧化硅的人群患此病的可能性较高。

1. 临床表现

系统性硬化是一种慢性多系统疾病。初发症状往往是非特异性的，包括雷诺现象、乏力、肌肉骨骼痛，这些症状持续几周或几个月后才出现其他指征。具有特异性的硬皮病早期临床表现是皮肤肿胀增厚，开始于手指和手。随后出现多种多样的表现，主要在皮肤、肺、心脏、消化道或肾脏。无雷诺现象的病人中，肾脏受累的危险性增加。

根据皮肤受侵犯的程度，硬皮病可以分为几种亚型：①局限性硬皮病的患者仅远端肢体皮肤增厚，躯干不受侵犯。CREST 综合征包括：钙质沉积、雷诺现象、食管功能障碍、指端硬化和毛细血管扩张，归属于局限性硬皮病范畴。②弥漫性硬皮病患者表现为肢体远端及近端和（或）躯干皮肤增厚。

（1）雷诺现象

患者在受凉或紧张时突然手足发冷、指（趾）端颜色苍白，继而变紫。外界刺激结束后 10 ~ 15 分钟，血管痉挛恢复，指（趾）端颜色变为正常，呈红色或斑点样杂色，此种改变称发作性血管痉挛（雷诺现象）。鼻尖、舌尖、口唇和耳垂等肢端部位也可出现寒冷诱发的苍白。

（2）皮肤

在疾病的早期（水肿期），皮肤显示轻度红肿，部分病人有红斑、瘙痒和水肿，早期手指水肿期可持续很久，皮肤的改变停止在上肢远端，也可以蔓延至前臂、前胸、腹、背和颜面部。弥漫性硬皮病体现在皮肤广泛硬化伴色素加深或减退，使皮肤像撒了盐和胡椒粉一样。随着病情的进展，皮肤绷紧发亮，正常的皱纹和皮肤皱襞消失，面部皮肤菲薄，呆板无表情。口唇薄而紧缩，张口受限，全身性黑

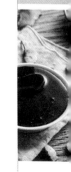

色素同时出现，有些病例甚至更早。手指、脸、口唇、舌和前臂等部位可出现斑片状毛细血管扩张及皮下钙化，以手指尖最为常见，从小斑点至大的团块，大小不等覆盖分布在膝、肘或其他最突出部位。CREST 综合征的病人，其钙质沉着及毛细血管扩张往往更为明显。

当硬皮病进展到硬化期时，皮肤进一步增厚，皮肤的干燥引起皮肤瘙痒，这一阶段呈进行性发展，持续 1 ~ 3 年或更长，最后炎症和纤维化停止，进入萎缩期，皮肤萎缩变薄，纤维化的组织紧贴于皮下组织，不易用手捏起。屈曲挛缩的部位可出现骨性溃疡，如接近指（趾）关节处。萎缩后期，有些部位的皮肤渐渐软化，可恢复到正常皮肤，特别是躯干和四肢近端的皮肤。

（3）肌肉与骨骼

非特异性的肌肉、骨骼症状如关节痛和肌痛是硬皮病最早的表现。有时也会有症状明显的关节炎，但关节处的疼痛和僵硬感总是较客观上的炎症指征严重。患者的肌肉萎缩是由失用引起的，这是由于皮肤、关节和肌腱受累引起关节活动受限的结果。

（4）肺

硬皮病中普遍存在肺功能受损，但临床症状往往不十分显著，直到疾病晚期，肺的受累可以成为患者致死的原因。常见的临床症状是劳累后气短（运动性呼吸困难），劳累后干咳，一般不引起胸痛。硬皮病患者的胸痛往往是由于肌肉炎症、反流性食管炎、胸膜炎或心包炎所致。由纤维化肺泡炎进展为肺间质纤维化或血管内膜纤维化，以及平滑肌增生造成的肺血管病变都会损伤肺的换气功能。

（5）胃肠道

患者可以出现口裂缩小、黏膜干燥、牙周疾病引起咀嚼困难、牙齿脱落和营养不良。反酸、胃灼热、胸骨后烧灼感是硬皮病中最常见的症状。反流性食管炎持续不愈可导致出血、溃疡、狭窄和巴雷特食管，后者容易转变为食管癌。并发反流性食管炎与食管黏膜下和肌层过多的胶原纤维沉积和纤维化而致食管蠕动功能障碍、下食管括约肌压力降低、胃排空能力下降等因素有关。胃的排空时间延长后，除可以加重胃食管反流外，还可以导致患者出现上腹胀、嗳气等消化不良症状。

小肠蠕动减弱可能无症状，也可能引起严重的慢性假性肠梗阻，表现严重的腹胀、腹痛、呕吐。硬皮病也可累及大肠和直肠。大肠壁肌肉萎缩常引起横结肠和降结肠出现无症状性广口憩室，这是硬皮病特异性的损害。结肠运动减弱可以引起顽固性便秘。直肠括约肌的纤维化可引起难以克服的大便失禁和直肠脱垂。

（6）心脏

在病程的晚期时才发现，大部分患者有左心功能不全的迹象，可出现劳累后呼吸困难、心悸，偶有胸痛。心脏的病理检查和敏感性诊断试验说明心肌、心肌血管和心包均可受累，心肌病的表现有顽固性充血性心力衰竭，各种房性与室性心律不齐。任何心脏病的症状都是预后不良的指征。透壁性的斑片状心肌纤维化是 SSc 的特征，它决定着心脏病变的性质和严重程度。30% ~ 40% 的 SSc 病人通过超声心动检查可发现心包积液，但明显的心包积液不常见。大量心包积液是预后差的指征，但很少发生心包填塞。心电图上常见心脏传导系统损伤和无症状的心律失常。

（7）肾脏

硬皮病常伴有肾脏受累。硬皮病性肾危象是弥漫性硬皮病的一个主要死亡原因。肾病性高血压和（或）急进性肾衰比较常见。80% 的肾危象发生于病初 4 ~ 5 年内，常常发生于血压高于 150/90mmHg 的弥漫性硬皮病患者，无预兆即可发生恶性高血压，并有高血压脑病。

（8）其他表现

50% 的 SSc 病人常有抑郁的表现，主要是对治疗反应的抑郁。性功能减退也比较常见，器质性神经血管性疾病常可造成男性患者的阳痿。大多数患者合并有干燥综合征、腕管综合征引起的神经病变，

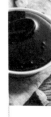

继发于甲状腺纤维化或自身免疫性甲状腺炎（桥本甲状腺炎）所引起的甲状腺功能减退也是硬皮病常遇到的临床问题。并发肝脏疾病及原发性胆汁性肝硬化，尤其容易发生在女性 CREST 综合征患者。

2. 理化检查

（1）血红蛋白可减低，蛋白尿提示肾损伤。血沉增快，血清球蛋白增高，类风湿因子可呈低滴度阳性。

（2）约 90% 的硬皮病患者 ANA 阳性，多为斑点型或核仁型，抗着丝点抗体多为阳性。抗 Scl-70 抗体为 SSc 特异性抗体，但阳性率低（20% ~ 30% 阳性）。抗 ds-DNA 抗体极罕见。

（3）双手 X 线可有不规则的骨侵蚀，关节间隙变窄，少数硬皮病病人有末节指骨吸收，常伴有软组织萎缩和皮下钙质沉着，偶尔有中节指骨的完全溶解。

（4）食管钡餐检查早期即可发现食管下端 1/2 或 2/3 轻度扩张，蠕动减弱。胸部 X 线检查早期示下肺纹理增厚，典型者下 2/3 肺野有大量线形和（或）细小结节或线形结节样网状阴影，严重时呈"蜂窝肺"。

3. 诊断标准

诊断标准在 1980 年由 Masi 等提出。

（1）主要标准

近端硬皮病，即指（趾）端至掌指（趾）关节近端皮肤对称性增厚，发紧和硬化。这类变化可累及整个肢体，面部，颈及躯干（胸和腹部）。

（2）次要标准

①手指硬皮病，以上皮肤病变仅限于手指。②指尖凹陷性瘢痕或指腹组织消失。③双侧肺间质纤维化。胸片显示双侧肺基底部网状的线形或结节状阴影，可呈"蜂窝肺"外观。

符合主要标准或 2 项以上（含 2 项）次要标准者，可诊断为硬皮病，各种亚型还要细分。符合 CREST 综合征临床表现中 3 条或 3 条以上者及抗着丝点抗体阳性，可确认 CREST 综合征。

中医
皮肤病证
调养膏方

4. 辨证膏方

（1）寒湿阻滞症

【症候】 多见于局限性硬皮病，四肢或胸前皮肤呈片状、条状皮损，弥漫性实质性肿胀，摸之坚硬，蜡样光泽，手捏不起，渐有萎缩，色素加深或脱失，痛痒不显；舌质淡或暗，苔薄白，脉沉缓或迟。

【治法】 温经散寒，养血通络。

膏方：真武汤加减

【来源】 《伤寒论》。

【组成】 人参150g、茯苓、白芍、白术、熟地黄各200g、附子、肉桂各100g、生姜50g。

【图解】

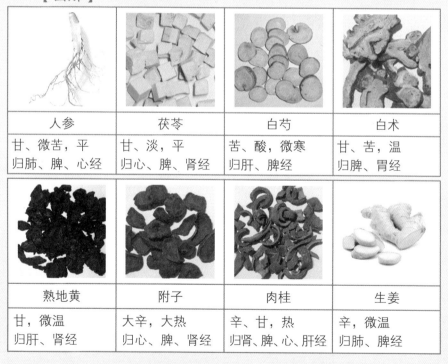

人参	茯苓	白芍	白术
甘、微苦，平 归肺、脾、心经	甘、淡，平 归心、脾、肾经	苦、酸、微寒 归肝、脾经	甘、苦，温 归脾、胃经
熟地黄	附子	肉桂	生姜
甘，微温 归肝、肾经	大辛，大热 归心、脾、肾经	辛、甘，热 归肾、脾、心、肝经	辛，微温 归肺、脾经

【制法】 群药加水煮3次，滤汁去渣，合并滤液，加热浓缩

成清膏，再加蜂蜜 300g，收膏即成。

【功效】 温肾利水，助阳健脾。

【用法】 每次 15～20g，每日 2 次，在两餐之间，用温开水冲服。

（2）脾肾阳虚症

【症候】 多见于系统性硬皮病，初起皮肤肿胀发亮，以后皮肤渐变硬萎缩，口唇缩小，指端青紫；伴有关节疼痛，腰酸膝软，毛发脱落，畏寒肢冷，胸闷气短，腹胀纳呆，大便溏泄，月经紊乱或遗精阳痿；舌质淡胖或有齿痕，苔薄，脉沉细。

【治法】 温补肾阳，健脾，通络。

膏方：桂附地黄汤加减

【来源】 《医宗金鉴》卷四十。

【组成】 熟地黄、山萸肉、山药、丹皮、泽泻、茯苓各 300g、附子、肉桂各 100g。

【图解】

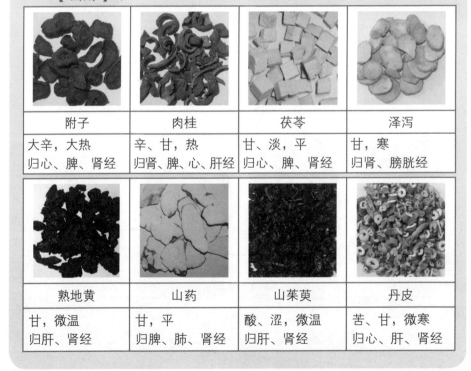

附子	肉桂	茯苓	泽泻
大辛，大热 归心、脾、肾经	辛、甘，热 归肾、脾、心、肝经	甘、淡，平 归心、脾、肾经	甘，寒 归肾、膀胱经

熟地黄	山药	山茱萸	丹皮
甘，微温 归肝、肾经	甘，平 归脾、肺、肾经	酸、涩，微温 归肝、肾经	苦、甘，微寒 归心、肝、肾经

【制法】 群药加水煮3次，滤汁去渣，合并滤液，加热浓缩成清膏，再加蜂蜜300g，收膏即成。

【功效】 温肾助阳，健脾益气。

【用法】 每次15~20g，每日2次，在两餐之间，用温开水冲服。

（3）血瘀经脉症

【症候】 四肢皮肤板硬，麻木不仁，肢端冷紫，肤色暗褐，关节肿痛；伴有面色晦暗，唇紫，口干不饮，月经不调；舌质瘀斑或紫暗，苔白，脉细涩。

【治法】 活血化瘀，理气通络。

膏方：当归四逆汤加减

【来源】 《伤寒论》。

【组成】 当归200g、桂枝150g、白芍200g、通草150g、大枣50枚、炙甘草200g、黄芪200g、鸡血藤200g、地龙100g、细辛30g。

【图解】

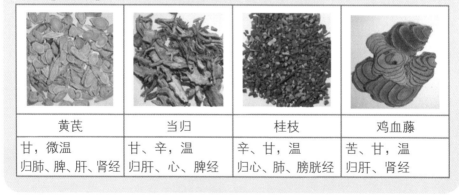

黄芪	当归	桂枝	鸡血藤
甘，微温 归肺、脾、肝、肾经	甘、辛，温 归肝、心、脾经	辛、甘，温 归心、肺、膀胱经	苦、甘，温 归肝、肾经

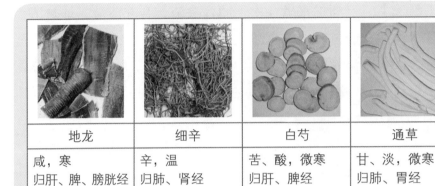

地龙	细辛	白芍	通草
咸，寒 归肝、脾、膀胱经	辛，温 归肺、肾经	苦、酸，微寒 归肝、脾经	甘、淡，微寒 归肺、胃经

【制法】　群药加水煮 3 次，滤汁去渣，合并滤液，加热浓缩成清膏，再加蜂蜜 300g，收膏即成。

【功效】　温经散寒，活血通脉。

【用法】　每次 15 ~ 20g，每日 2 次，在两餐之间，用温开水冲服。

十五、天疱疮

天疱疮是一种慢性、复发性、严重的表皮内棘刺松解性大疱性皮肤病。患者体内存在针对钙离子（Ca^{2+}）依赖的细胞间粘连分子——钙粘蛋白的抗体，因此，在正常皮肤或黏膜上出现松弛性水疱，尼氏征阳性。

本病病因尚未完全明确，现认为是一种自身免疫性疾病。天疱疮的抗原主要是桥粒，抗体主要是 IgG，可见 4 种 IgG 亚型，少数为 IgA。抗体结合到表皮细胞上，导致棘刺松解。天疱疮抗原的 cDNA 序列与钙粘蛋白有明显的同源性，故天疱疮抗体也损害了表皮细胞间的粘连功能，导致棘刺松解。

1. 临床表现

发病年龄差别很大，平均发病年龄是 50 ~ 60 岁，男女发病率相近。我国传统上将天疱疮分为四型：寻常型、增殖型、落叶型、红斑型。

（1）寻常型天疱疮

是天疱疮中最常见的一型，半数以上患者先是口腔黏膜发生水疱和糜烂，而后出现皮肤损害，经久不愈。以后在外观正常的皮肤出现黄豆至核桃大的水疱，疱液清或稍浑，疱壁薄而松弛易破，尼氏征阳性。水疱破裂显露潮红糜烂面，有少许渗液或结痂，创面愈合慢，自觉灼痛，愈后留色素沉着和粟丘疹。水疱可以发生于全身任何部位，常见于头面、颈、胸背、腋下、腹股沟等处。可有甲营养不良和急性甲沟炎、甲下出血。妊娠期严重的天疱疮可出现早产、死胎。

（2）增殖型天疱疮

发病年龄较年轻。皮损好发于脂溢部位，如头面、腋下、脐窝、胸背、阴股部等处。初起为松弛性水疱，极易破裂形成糜烂面和蕈样、乳头状增生，在摩擦部位尤为明显。损害表面有浆液或脓液渗出，覆有厚痂，周围有炎性红晕。损害聚集成群或扩大融合成片，有腥臭。皮肤损害可发生于黏膜损害前或损害后。自觉症状不明显。病程中由于继发细菌感染，有时有高热等症状。病变时重时轻，病程较寻常型长。

本病分两型：①重型（Neumann 型）。皮损为水疱和大疱，破裂后肥厚性颗粒状的糜烂面，很容易出血，所形成的增殖性斑块处有血清和脓液渗出，四周围小脓疱。边界处糜烂形成新的增殖斑块，最后这些增殖性损害变得干燥、角化过度、皲裂。本型病程长，在糖皮质激素应用前很难自行缓解。②轻型（Hallopeau 型）。早期皮损以脓疱而不是水疱为特征。疱破后形成增殖性斑块，斑块四周有小脓疱。在损害内可培养出多种细菌。本病慢性经过，病情轻，能自行缓解，预后良好。

（3）落叶型天疱疮

多在头面、躯干外观正常皮肤上发生松弛大疱，尼氏征阳性，疱壁菲薄，极易破裂，很快干燥，结黄褐色薄痂，痂皮中心附着，

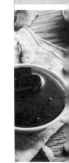

边缘游离，痂下湿润，渐发展至全身。皮肤暗红，覆大量叶片状痂皮，有恶臭。有时无明显水疱而似剥脱性皮炎。口腔损害少见，毛发稀疏，常可脱光。指甲可见营养不良改变。自觉瘙痒或灼痛，全身症状轻重不一，可有发热、畏寒、精神障碍等。病程可持续10年以上，预后较好，易被糖皮质激素控制，部分患者可完全缓解。

（4）红斑型天疱疮

又称"Senear-Usher综合征"。皮损发生于头部、前额、鼻、两颊、耳壳，有时胸背部、腋窝、腹股沟也可被侵犯，但很少累及四肢。头面部皮损类似盘状或系统性红斑狼疮、脂溢性皮炎。局限性红斑上有脂性鳞屑、黄痂。上述皮损出现一至数月后，胸背部和四肢突然发生松弛性大疱，疱壁薄，易破，糜烂面渐扩大，渗液较多，表面常结成污秽色、黑褐色痂和脂性厚痂，不易脱落，预后留棕褐色色素沉着。水疱此起彼伏，尼氏征阳性。一般无黏膜损害。自觉瘙痒，全身症状不明显。

诊断要点为皮肤上有松弛大疱，尼氏征阳性，常伴有黏膜损害，水疱基底涂片可见天疱疮细胞，组织病理改变有特征性，表皮内有棘刺松解。间接免疫荧光检查血清中有天疱疮抗体，水疱周围正常皮肤或新皮损直接免疫荧光检查，表皮细胞间有IgG和C3沉积。

2. 辨证膏方

（1）热毒炽盛症

【症候】 发病急骤，水疱迅速扩展或增多，糜烂面鲜红；身热口渴，便干溲赤，心烦易怒，舌质红绛，苔少或黄，脉弦滑或数。

【治法】 清热解毒，凉血清营。

膏方：清瘟败毒饮加减

【来源】 《疫疹一得》卷下。

【组成】 生石膏400g、水牛角200g、栀子、桔梗、黄芩、知母、赤芍、玄参、连翘、竹叶、甘草、丹皮、黄连各150g。

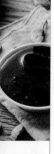

【图解】

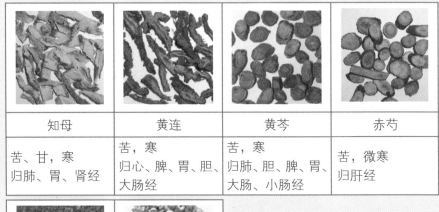

知母	黄连	黄芩	赤芍
苦、甘，寒 归肺、胃、肾经	苦，寒 归心、脾、胃、胆、大肠经	苦，寒 归肺、胆、脾、胃、大肠、小肠经	苦，微寒 归肝经

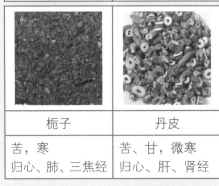

栀子	丹皮
苦，寒 归心、肺、三焦经	苦、甘，微寒 归心、肝、肾经

【制法】 生石膏先煎半小时，加入群药煎煮，煎煮3次，滤汁去渣，合并滤液，加热浓缩为膏，最后加蜂蜜300g收膏即成。

【功效】 清热解毒，凉血泻火。

【用法】 每次15~20g，每日2次，在两餐之间，用温开水冲服。

（2）心火炽盛症

【症候】 证见口腔糜烂或疮面色红，全身出现大疱，津液渗出不止；心烦口渴，小便短赤；舌质红，苔黄或白，脉弦滑微数。

【治法】 清心泻火，清脾除湿。

膏方：龙胆泻肝汤加减

【来源】 《医方集解》。

【组成】 龙胆草、黄芩、栀子、泽泻各200g、通草100g、车前子、当归、生地黄、柴胡、苍术、滑石、生甘草各150g。

【图解】

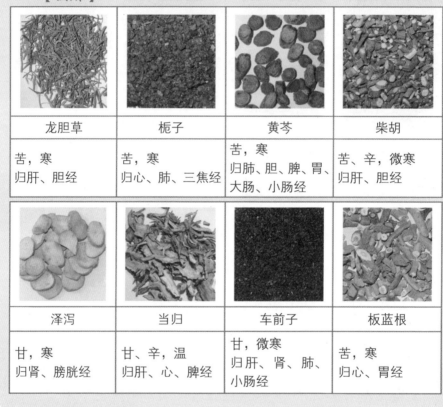

龙胆草	栀子	黄芩	柴胡
苦，寒 归肝、胆经	苦，寒 归心、肺、三焦经	苦，寒 归肺、胆、脾、胃、大肠、小肠经	苦、辛，微寒 归肝、胆经

泽泻	当归	车前子	板蓝根
甘，寒 归肾、膀胱经	甘、辛，温 归肝、心、脾经	甘，微寒 归肝、肾、肺、小肠经	苦，寒 归心、胃经

【制法】 煎煮群药，煎煮3次，滤汁去渣，合并滤液，加热浓缩为膏，最后加蜂蜜300g收膏即成。

【功效】 清热利湿，解毒止痒。

【用法】 每次15～20g，每日2次，在两餐之间，用温开水冲服。

（3）脾虚湿蕴症

【症候】 结痂，较厚而不易脱落，或疱壁紧张，潮红不著；倦怠乏力，腹胀便溏；舌淡胖，苔白腻，脉沉缓。

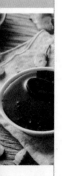

中医
皮肤病证
调养膏方

【治法】 健脾利湿。

膏方：萆薢渗湿汤加减

【来源】 《疡科心得集》。

【组成】 萆薢150g、连翘150g、当归150g、通草100g、赤芍150g、牡丹皮200g、黄柏150g、苍术150g、川牛膝150g、滑石100g、赤小豆150g、薏苡仁200g、泽泻100g、茯苓100g。

【图解】

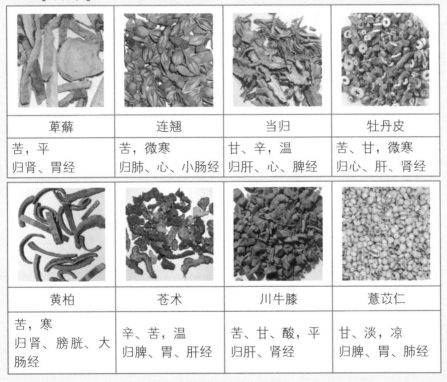

萆薢	连翘	当归	牡丹皮
苦，平 归肾、胃经	苦，微寒 归肺、心、小肠经	甘、辛，温 归肝、心、脾经	苦、甘，微寒 归心、肝、肾经

黄柏	苍术	川牛膝	薏苡仁
苦，寒 归肾、膀胱、大肠经	辛、苦，温 归脾、胃、肝经	苦、甘、酸，平 归肝、肾经	甘、淡，凉 归脾、胃、肺经

【制法】 煎煮群药，煎煮3次，滤汁去渣，合并滤液，加热浓缩为膏，最后加蜂蜜300g收膏即成。

【功效】 健脾利湿，解毒止痒。

【用法】 每次15～20g，每日2次，在两餐之间，用温开水冲服。

痤疮是毛囊皮脂腺单位的一种慢性炎症性皮肤病，主要好发于青少年，对青少年的心理和社交影响很大，但青春期后往往能自然减轻或痊愈。临床表现以好发于面部的粉刺、丘疹、脓疱、结节等多形性皮损为特点。

痤疮的发生主要与皮脂分泌过多、毛囊皮脂腺导管堵塞、细菌感染和炎症反应等因素密切相关。进入青春期后人体内雄激素特别是睾酮的水平迅速升高，促进皮脂腺发育并产生大量皮脂。同时毛囊皮脂腺导管的角化异常造成导管堵塞，皮脂排出障碍，形成角质栓，即微粉刺。毛囊中多种微生物尤其是痤疮丙酸杆菌大量繁殖，痤疮丙酸杆菌产生的脂酶分解皮脂生成游离脂肪酸，同时趋化炎症细胞和介质，最终诱导并加重炎症反应。

1. 临床表现

皮损好发于面部及上胸背部。痤疮的非炎症性皮损表现为闭合性粉刺和开放性粉刺。闭合性粉刺（又称白头）的典型皮损是约1mm大小的肤色丘疹，无明显毛囊开口。开放性粉刺（又称黑头）表现为圆顶状丘疹伴显著扩张的毛囊开口。粉刺进一步发展会演变成各种炎症性皮损，表现为炎性丘疹、脓疱、结节和囊肿。炎性丘疹呈红色，直径 1 ~ 5mm 不等；脓疱大小一致，其中充满了白色脓液；结节直径大于 5mm，触之有硬结和疼痛感；囊肿的位置更深，充满了脓液和血液的混合物。这些皮损还可融合形成大的炎性斑块和窦道等。炎症性皮损消退后常常遗留色素沉着、持久性红斑、凹陷性或肥厚性瘢痕。临床上根据痤疮皮损性质和严重程度将痤疮分为 3 度、4 级。1 级（轻度）：仅有粉刺；2 级（中度）：除粉刺外，还有一些炎性丘疹；3 级（中度）：除粉刺外，还有较多的炎性丘疹或脓疱；4 级（重度）：除有粉刺、炎性丘疹及脓疱外，还有结节、囊肿或瘢痕。

中医
皮肤病证
调养膏方

根据青少年发病、皮损分布于颜面和胸背部、主要表现为白头、黑头粉刺、炎性丘疹、脓疱等多形性皮损等特点，临床易于诊断，通常无须做其他检查。有时需要与酒渣鼻、颜面播散性粟粒性狼疮、皮脂腺瘤等鉴别。

2. 辨证膏方

（1）肺经风热症

【症候】　丘疹色红，或有痒痛，或有脓疱；伴口渴喜饮，大便秘结，小便短赤；舌红，苔薄黄，脉浮数。

【治法】　清肺散风。

膏方：五味消毒饮加减

【来源】　《医宗金鉴》。

【组成】　金银花、野菊花、蒲公英、紫花地丁、天葵子、连翘、花粉、赤芍、甘草各200g、黄连、黄芩、栀子各100g、桑白皮、地骨皮各50g。

【图解】

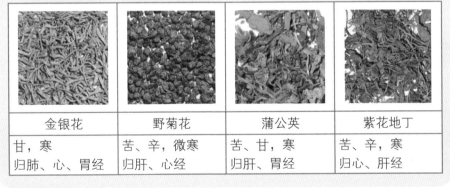

金银花	野菊花	蒲公英	紫花地丁
甘，寒 归肺、心、胃经	苦、辛，微寒 归肝、心经	苦、甘，寒 归肝、胃经	苦、辛，寒 归心、肝经

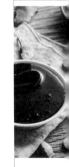

第二章

皮肤病症调养膏方

123

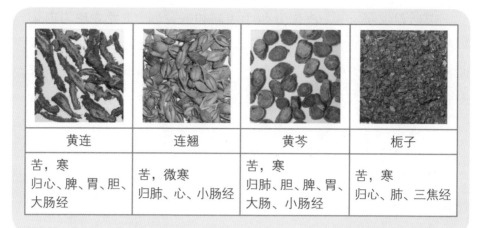

黄连	连翘	黄芩	栀子
苦，寒 归心、脾、胃、胆、大肠经	苦，微寒 归肺、心、小肠经	苦，寒 归肺、胆、脾、胃、大肠、小肠经	苦，寒 归心、肺、三焦经

【制法】　群药加水煮 3 次，滤汁去渣，合并滤液，加热浓缩成清膏，再加蜂蜜 300 克，收膏即成。

【功效】　清热解毒，消肿散结。

【用法】　每次 15 ~ 20g，每日 2 次，在两餐之间，用温开水冲服。

（2）湿热蕴结症

【症候】　颜面、胸背部皮肤油腻，皮损红肿疼痛，或有脓疱；口臭，便秘，尿黄；舌红，苔黄腻，脉滑数。

【治法】　清热，解毒，除湿。

膏方：龙胆泻肝汤加减

【来源】　《医方集解》。

【组成】　龙胆草、黄芩、栀子、泽泻各 200g、通草 100g、车前子、当归、生地黄、柴胡、苍术、滑石、生甘草各 150g。

【图解】

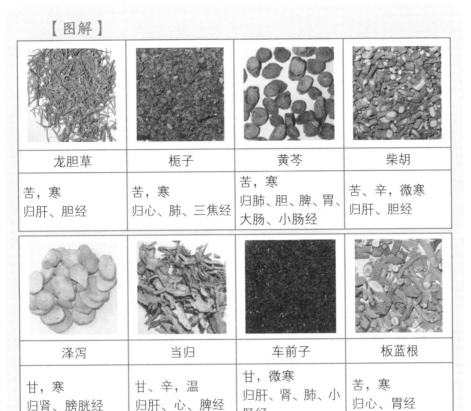

龙胆草	栀子	黄芩	柴胡
苦，寒 归肝、胆经	苦，寒 归心、肺、三焦经	苦，寒 归肺、胆、脾、胃、大肠、小肠经	苦、辛，微寒 归肝、胆经
泽泻	当归	车前子	板蓝根
甘，寒 归肾、膀胱经	甘、辛，温 归肝、心、脾经	甘，微寒 归肝、肾、肺、小肠经	苦，寒 归心、胃经

【制法】　煎煮群药，煎煮 3 次，滤汁去渣，合并滤液，加热浓缩为膏，最后加蜂蜜 300g 收膏即成。

【功效】　清热利湿，解毒止痒。

【用法】　每次 15～20g，每日 2 次，在两餐之间，用温开水冲服。

（3）痰湿凝结症

【症候】　皮损结成囊肿，或有纳呆、便秘；舌淡胖，苔薄，脉滑。

【治法】　健脾，化痰，渗湿。

膏方：海藻玉壶汤加减

【来源】　《外科正宗》卷二。

【组成】　海藻 300g、昆布 150g、贝母 150g、半夏 100g、青

皮 60g、陈皮 100g、当归 150g、川芎 100g、连翘 100g、甘草 60g、地龙 100g。

【图解】

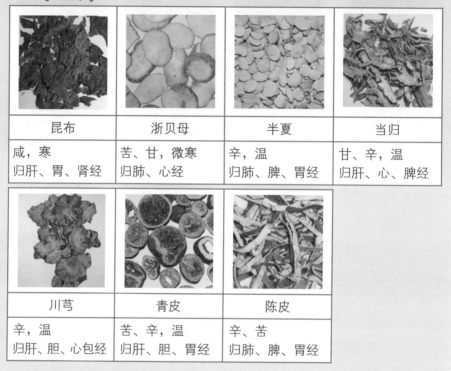

昆布	浙贝母	半夏	当归
咸，寒 归肝、胃、肾经	苦、甘，微寒 归肺、心经	辛，温 归肺、脾、胃经	甘、辛，温 归肝、心、脾经

川芎	青皮	陈皮
辛，温 归肝、胆、心包经	苦、辛，温 归肝、胆、胃经	辛、苦 归肺、脾、胃经

【制法】　煎煮群药，煎煮 3 次，滤汁去渣，合并滤液，加热浓缩为膏，最后加蜂蜜 300g 收膏即成。

【功效】　化痰软坚，理气散结。

【用法】　每次 15 ~ 20g，每日 2 次，在两餐之间，用温开水冲服。

十七、面游风

脂溢性皮炎又称"脂溢性湿疹"，是发生在皮脂腺丰富部位的一种慢性丘疹鳞屑性炎症性皮肤病。本病多见于成人和新生儿，好发于头面、躯干等皮脂腺丰富区。

本病病因尚不完全清楚。脂溢性皮炎的发病可能与皮脂溢出、

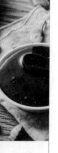

微生物、神经递质异常、物理气候因素、营养缺乏以及药物等的作用有关。近年来,卵圆形糠秕孢子菌与脂溢性皮炎的关系得到了重视,认为其在脂溢性皮炎的发病中起重要的作用。此外,精神因素、饮食习惯、B族维生素缺乏和嗜酒等,对本病的发生也可能有一定影响。泛发而顽固的脂溢性皮炎可以是HIV感染重要的皮肤症状。

1. 临床表现

皮损主要出现在头皮、眉弓、鼻唇沟、面颊、耳后、上胸、肩胛间区、脐周、外阴和腹股沟等部位。初期表现为毛囊周围炎症性丘疹,之后随病情发展可表现为界限比较清楚、略带黄色的暗红色斑片,其上覆盖油腻的鳞屑或痂皮。自觉轻度瘙痒。发生在躯干部的皮损常呈环状。皮损多从头皮开始,逐渐往下蔓延,严重者可泛发全身,发展为红皮病。

婴儿脂溢性皮炎常发生在出生后2~10周,头皮覆盖油腻的黄褐色鳞屑痂,基底潮红。眉弓、鼻唇沟和耳后等部位也可能受累,表现为油腻性细小的鳞屑性红色斑片。常在3周至2个月内逐渐减轻、痊愈。对于持久不愈者,应考虑特应性皮炎的可能性。

2. 辨证膏方

本病治疗宜祛风清热润燥,内服可选用祛风换肌丸或消风散。多以外治为主,可调敷颠倒散洗剂,或选用润肌膏。

（1）血燥型

【症候】 皮疹表现为干性,瘙痒明显。舌质红,苔少,脉细弱或细数。

【治法】 养血祛风润燥。

膏方：当归饮子加减

【来源】 《重订严氏济生方》。

【组成】 当归、白芍、川芎各300g、生地黄、蒺藜、防风、荆芥各200g、制何首乌100g、海桐皮、蝉蜕、皂角刺各50g、

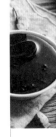

甘草（炙）150g。

【图解】

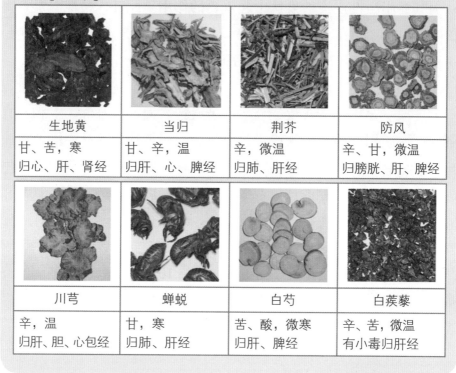

生地黄	当归	荆芥	防风
甘、苦，寒 归心、肝、肾经	甘、辛，温 归肝、心、脾经	辛，微温 归肺、肝经	辛、甘，微温 归膀胱、肝、脾经
川芎	蝉蜕	白芍	白蒺藜
辛，温 归肝、胆、心包经	甘，寒 归肺、肝经	苦、酸，微寒 归肝、脾经	辛、苦，微温 有小毒归肝经

【制法】　煎煮群药，煎煮3次，滤汁去渣，合并滤液，加热浓缩为膏，最后加蜂蜜300g收膏即成。

【功效】　养血润燥，祛风止痒。

【用法】　每次15~20g，每日2次，在两餐之间，用温开水冲服。

（2）湿热型

【症候】　皮疹表现为湿性，自觉瘙痒；常伴有胸闷，食欲不振，便结或便溏，小便短赤。舌质红，苔黄腻，脉濡数或弦数。

【治法】　清热利湿。

膏方：萆薢渗湿汤加减

【来源】 《疡科心得集》。

【组成】 萆薢 150g、连翘 150g、当归 150g、通草 100g、赤芍 150g、丹皮 200g、黄柏 150g、苍术 150g、川牛膝 150g、滑石 100g、赤小豆 150g、薏苡仁 200g、泽泻 100g、茯苓 100g。

【图解】

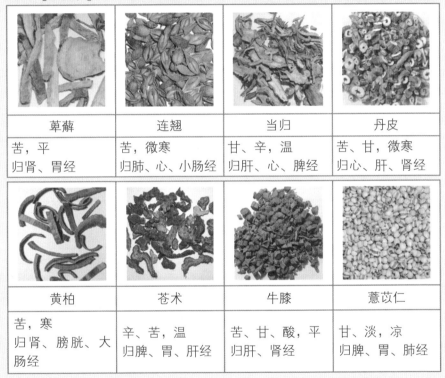

萆薢	连翘	当归	丹皮
苦，平 归肾、胃经	苦，微寒 归肺、心、小肠经	甘、辛，温 归肝、心、脾经	苦、甘，微寒 归心、肝、肾经
黄柏	苍术	牛膝	薏苡仁
苦，寒 归肾、膀胱、大肠经	辛、苦，温 归脾、胃、肝经	苦、甘、酸，平 归肝、肾经	甘、淡，凉 归脾、胃、肺经

【制法】 煎煮群药，煎煮 3 次，滤汁去渣，合并滤液，加热浓缩为膏，最后加蜂蜜 300g 收膏即成。

【功效】 健脾除湿，解毒止痒。

【用法】 每次 15～20g，每日 2 次，在两餐之间，用温开水冲服。

（3）肠胃湿热症

【症候】 多为皮脂分泌旺盛，皮损为红斑，表面有糜烂、渗液或灰黄色油腻性痂屑,味腥而黏,多发于腋窝、会阴等处;可伴瘙痒,口苦,纳差,便秘,小便短赤;舌红苔黄腻,脉濡数。

【治法】 健脾除湿,清热止痒。

膏方: 除湿胃苓汤加减

【来源】 《外科正宗》。

【组成】 苍术150g、厚朴90g、陈皮100g、猪苓100g、泽泻150g、赤茯苓90g、白术90g、滑石150g、防风90g、焦栀子90g、甘草50g、灯心草50g。

【图解】

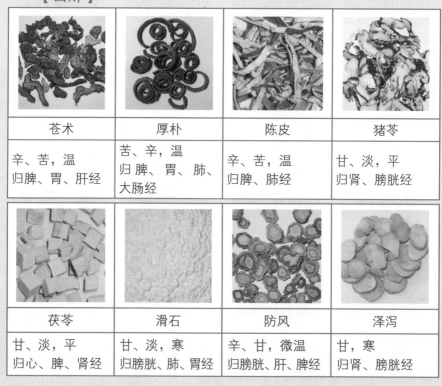

苍术	厚朴	陈皮	猪苓
辛、苦,温 归脾、胃、肝经	苦、辛,温 归脾、胃、肺、大肠经	辛、苦,温 归脾、肺经	甘、淡,平 归肾、膀胱经

茯苓	滑石	防风	泽泻
甘、淡,平 归心、脾、肾经	甘、淡,寒 归膀胱、肺、胃经	辛、甘,微温 归膀胱、肝、脾经	甘,寒 归肾、膀胱经

【制法】 煎煮群药,煎煮3次,滤汁去渣,合并滤液,加热浓缩为膏,最后加蜂蜜300g收膏即成。

【功效】 健脾除湿、解毒止痒。

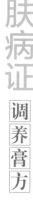
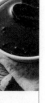

【用法】　每次 15～20g，每日 2 次，在两餐之间，用温开水冲服。

十八、油风

本病表现为突然发生的脱发，常发生于身体有毛发的部位，局部皮肤正常，无自觉症状。

病因不明。在毛囊周围有淋巴细胞浸润，且本病有时合并其他自身免疫性疾病（如白癜风、特应性皮炎），故目前认为本病的发生可能存在自身免疫的发病机制。遗传素质也是一个重要因素，可能与 HLA Ⅱ 型相关，25% 的病例有家族史。此外，还可能和神经创伤、精神异常、感染病灶和内分泌失调有关。

1. 临床表现

可发生于任何年龄，但以青壮年多见，两性发病率无明显差异。皮损表现为圆形或卵圆形非瘢痕性脱发，在斑秃边缘常可见"感叹号"样毛发。头发全部或几乎全部脱落，称为"全秃"。全身所有的毛发（包括体毛）都脱落，称为"普脱"。还可见匍行性脱发。病区皮肤除无毛发外，不存在其他异常。有时可出现甲异常，最常见的是甲凹陷，还有脆甲、甲剥离、反甲等。还可并发眼白内障、Down 综合征、甲状腺病和白癜风等。

2. 辨证膏方

（1）血热风燥症

【症候】　突然出现脱发斑片，偶有头皮瘙痒或伴有头部烘热，心烦易怒，急躁不安；舌红苔薄，脉弦。

【治法】　凉血熄风，养阴润燥。

膏方：凉血消风散加减

【来源】　《朱仁康临床经验集》。

【组成】　当归、生地黄、防风、蝉蜕、知母、苦参、麻仁、荆芥、苍术、牛蒡子、紫草、牡丹皮各 200g、石膏 300g、甘草、通草各 100g。

【图解】

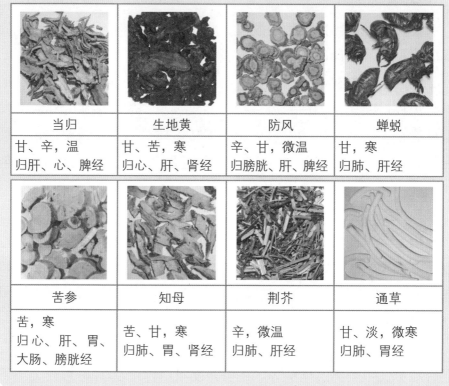

当归	生地黄	防风	蝉蜕
甘、辛，温 归肝、心、脾经	甘、苦，寒 归心、肝、肾经	辛、甘，微温 归膀胱、肝、脾经	甘，寒 归肺、肝经

苦参	知母	荆芥	通草
苦，寒 归心、肝、胃、大肠、膀胱经	苦、甘，寒 归肺、胃、肾经	辛，微温 归肺、肝经	甘、淡，微寒 归肺、胃经

【制法】 石膏先煎，用煎过后药液煎煮群药，煎煮 3 次，滤汁去渣，合并滤液，加热浓缩为膏，最后加蜂蜜 300g 收膏即成。

【功效】 凉血熄风，养阴润燥。

【用法】 每次 15～20g，每日 2 次，在两餐之间，用温开水冲服。

（2）气滞血瘀症

【症候】 病程长，头发脱落前有头痛或胸肋疼痛等症；伴失眠多梦，烦躁易怒；舌有瘀点、瘀斑，脉沉细。

【治法】 疏肝解郁，活血化瘀。

膏方一：血府逐瘀汤加减

【来源】 《医林改错》。

【组成】 桃仁 120g、红花 100g、当归 150g、生地黄 150g、牛膝 150g、川芎 150、赤芍 150g、枳壳 100g、甘草 100g、柴胡 60g、白及 100g、金银花 100g、乳香 100g、没药 100g。

【图解】

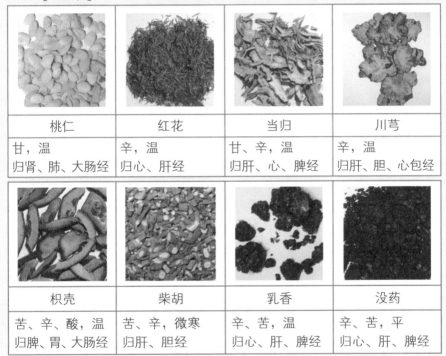

桃仁	红花	当归	川芎
甘，温 归肾、肺、大肠经	辛，温 归心、肝经	甘、辛，温 归肝、心、脾经	辛，温 归肝、胆、心包经

枳壳	柴胡	乳香	没药
苦、辛、酸，温 归脾、胃、大肠经	苦、辛，微寒 归肝、胆经	辛、苦，温 归心、肝、脾经	辛、苦，平 归心、肝、脾经

【制法】 煎煮群药，煎煮 3 次，滤汁去渣，合并滤液，加热浓缩为膏，最后加蜂蜜 300g 收膏即成。

【功效】 活血化瘀。

【用法】 每次 15～20g，每日 2 次，在两餐之间，用温开水冲服。

第二章

皮肤病症调养膏方

膏方二：桃红四物汤加减

【来源】 《医垒元戎》。

【组成】 熟地黄150g、当归120g、芍药100g、川芎80g、桃仁60g、红花40g、制香附100g、延胡索200g、莪术100g、珍珠母200g、生牡蛎200g、黄芪100g、炒白术200g、甘草100g。

【图解】

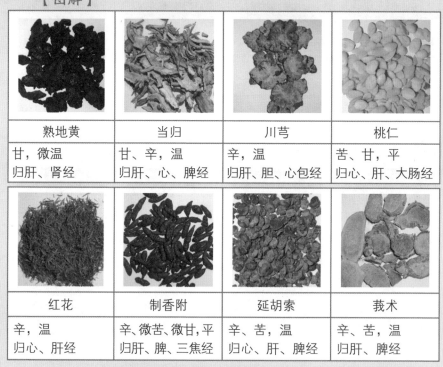

熟地黄	当归	川芎	桃仁
甘，微温 归肝、肾经	甘、辛，温 归肝、心、脾经	辛，温 归肝、胆、心包经	苦、甘，平 归心、肝、大肠经
红花	制香附	延胡索	莪术
辛，温 归心、肝经	辛、微苦、微甘，平 归肝、脾、三焦经	辛、苦，温 归心、肝、脾经	辛、苦，温 归肝、脾经

【制法】 加黄酒煎煮群药，煎煮3次，滤汁去渣，合并滤液，加热浓缩为膏，最后加蜂蜜300g收膏即成。

【功效】 活血化瘀。

【用法】 每次15～20g，每日2次，在两餐之间，用温开水冲服。

（3）气血亏虚症

【症候】 多在病后或产后头发呈片状脱落，并且进行性加重，范围由小而大，毛发稀疏枯槁，触摸易落；伴唇白，心悸，气短懒言，倦怠乏力；舌淡，脉细。

【治法】　益气补血。

膏方：人参养荣汤加减

【来源】　《三因极一病症方论》。

【组成】　黄芪、当归、桂心、甘草（炙）、橘皮、白术、人参各200g、熟地黄150g、五味子、茯苓、白芍各100g、远志50g。

【图解】

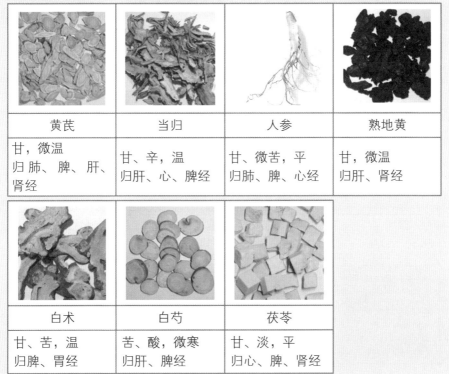

黄芪	当归	人参	熟地黄
甘，微温 归肺、脾、肝、肾经	甘、辛，温 归肝、心、脾经	甘、微苦，平 归肺、脾、心经	甘，微温 归肝、肾经

白术	白芍	茯苓
甘、苦，温 归脾、胃经	苦、酸，微寒 归肝、脾经	甘、淡，平 归心、脾、肾经

【制法】　煎煮群药，煎煮3次，滤汁去渣，合并滤液，加热浓缩为膏，最后加蜂蜜300g收膏即成。

【功效】　益气补血，养心安神。

【用法】 每次 15 ~ 20g, 每日 2 次, 在两餐之间, 用温开水冲服。

（4）肝肾不足症

【症候】 病程日久, 平素头发焦黄或花白, 发病时大片均匀脱落, 甚或全身毛发脱落, 伴头昏, 耳鸣, 目眩, 腰膝酸软; 舌淡, 苔薄, 脉细。

【治法】 滋补肝肾。

膏方：六味地黄丸加减

【来源】 《小儿药证直诀》。

【组成】 熟地黄、酒萸肉、牡丹皮、山药、茯苓、泽泻各200g、当归、桑椹、黄精、补骨脂、女贞子、旱莲草各150g、制何首乌100g。

【图解】

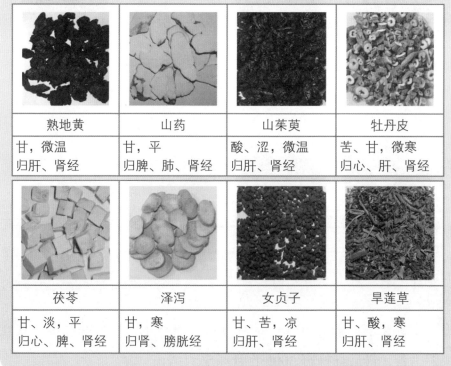

熟地黄	山药	山茱萸	牡丹皮
甘, 微温 归肝、肾经	甘, 平 归脾、肺、肾经	酸、涩, 微温 归肝、肾经	苦、甘, 微寒 归心、肝、肾经

茯苓	泽泻	女贞子	旱莲草
甘、淡, 平 归心、脾、肾经	甘, 寒 归肾、膀胱经	甘、苦, 凉 归肝、肾经	甘、酸, 寒 归肝、肾经

【制法】 群药加水煮 3 次, 滤汁去渣, 合并滤液, 加热浓缩

成清膏，再加蜂蜜 300g，收膏即成。

【功效】　滋补肝肾，养血生发。

【用法】　每次 15 ~ 20g，每日 2 次，在两餐之间，用温开水冲服。

十九、冻烂疮

冻烂疮相当于西医学的冻疮，是由寒冷引起的一种局限性瘀血性炎症性皮肤病。多见于儿童、妇女及末梢血液循环不良者，经常在寒冷（10℃以下）环境中工作的人也易患本病。一般冬天发病，春季气候转暖后自愈，但入冬后又易再发。

1. 西医病因病理

机体由于长期受寒冷（气温在 10℃以下）、潮湿空气的侵袭，加之混着末梢血液循环不良，使皮肤血管收缩，局部皮肤缺血缺氧，代谢失常，久之血管麻痹扩张、瘀血，血浆渗出引起局部水肿、水疱形成乃至组织坏死。潮湿能加速体表散热，故冬天湿度大的地区冻疮发生率比干燥地区高。此外，植物神经功能紊乱、肢体血液循环不良、手足多汗、缺乏运动、营养不良、贫血等均为冻疮的诱因。寒冷性多形红斑可能与血中冷球蛋白、冷凝素或循环复合物增多有关。

2. 临床表现

皮损为局限性瘀血性红斑或暗红带紫色的肿块，触之皮温降低，有痒感，受热后更剧。重者肿胀加剧，表面可发生水疱，内含淡黄色或血性浆液，疱破后形成糜烂或溃疡，自觉麻胀、疼痛，愈后色素沉着或遗留萎缩性疤痕。另外，亦有多形红斑皮损者，皮损为暗红紫色的水肿性红斑，中央虹膜样外观。好发于妇女、儿童及老人的四肢循环不良处，如手足指（趾）、足跟部、面颊、耳郭、耳垂、鼻尖部等。病程慢性，气候转暖后可自愈。多于次年冬季再发。

临床分度如下：

（1）Ⅰ度（红斑性冻疮）

皮肤从白色变成红色，出现明显的红肿，自觉疼痛或灼痒。

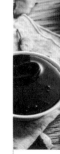

（2）Ⅱ度（水疱性冻疮）

早期有红肿，继而出现大小不一的水疱，伴不同程度的疼痛。

（3）Ⅲ度（坏死性冻疮）

轻者在伤后 3 ~ 7 天出现水疱，可延及整个肢体或全身，活动受限，病变部位呈紫黑色，周围水肿，并伴有明显疼痛。重者肌肉、骨骼均有冻伤，呈干性坏疽，患部感觉和功能完全丧失。2 ~ 3 周后，出现冻伤组织与健康组织的分界线。严重时可呈湿性坏疽。

3. 理化检查

组织病理：表皮及毛囊上皮出现角化不良细胞和坏死的角质形成细胞，表皮海绵形成，真皮乳头水肿，真皮血管内皮细胞肿胀，管壁水肿，周围有炎性细胞浸润，以淋巴细胞为主。

4. 辨证膏方

本病的发生是由于素体不耐，或气血虚弱，寒邪外袭，不胜其寒，阳气不达四末，寒凝肌肤，经脉阻隔，气血瘀滞所致。本病轻者其伤浅，仅为皮肤络脉凝滞，成肿为斑；重者其伤深，肌肉、脉络气血凝滞不通，复感邪毒，寒极化热，热甚肉腐而溃。

（1）寒凝血瘀症

【症候】 重症为四肢不温，局部麻木冷痛，进而灼烧刺痒或疼痛，遇热更重；皮损紫红漫肿，或水疱、血疱，或坏疽黑痂；舌质淡，脉细。

【治法】 温经散寒，养血通脉。

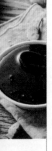

膏方：当归四逆膏

【来源】 此方是由《伤寒论》当归四逆汤和《外科证治全生集》阳和汤方加减而成，经多年临床实践证明是有效的。

【组成】 当归 200g、白芍 200g、桂枝 100g、细辛 15g、炙甘草 100g、通草 150g、黄芪 200g、白芥子 150g、干姜 150g、川芎 150g、炒白术 150g、陈皮 150g、桃仁 150g、红花 150g、鹿角

胶 200g。

【图解】

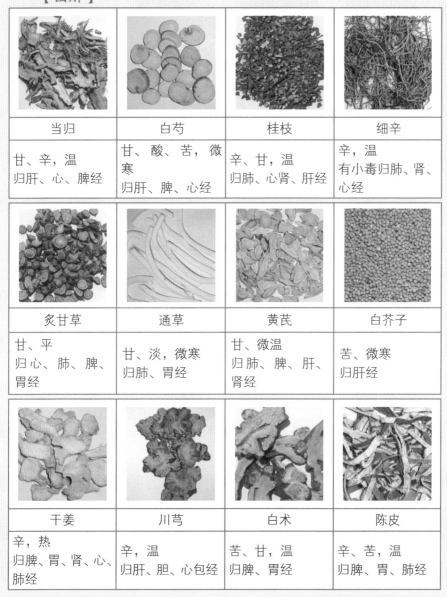

当归	白芍	桂枝	细辛
甘、辛，温 归肝、心、脾经	甘、酸、苦，微寒 归肝、脾、心经	辛、甘，温 归肺、心肾、肝经	辛，温 有小毒归肺、肾、心经
炙甘草	通草	黄芪	白芥子
甘、平 归心、肺、脾、胃经	甘、淡，微寒 归肺、胃经	甘、微温 归肺、脾、肝、肾经	苦、微寒 归肝经
干姜	川芎	白术	陈皮
辛，热 归脾、胃、肾、心、肺经	辛，温 归肝、胆、心包经	苦、甘，温 归脾、胃经	辛、苦，温 归脾、胃、肺经

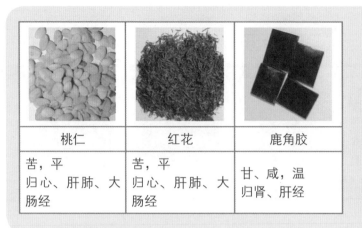

桃仁	红花	鹿角胶
苦，平 归心、肝肺、大肠经	苦，平 归心、肝肺、大肠经	甘、咸，温 归肾、肝经

【方解】 本方当归温通血脉，为君药；白芍益阴敛营，与当归合用，养血补血，以充血脉；桂枝、细辛、干姜、白芥子温经散寒，活血通脉，黄芪、炒白术、陈皮益气健脾，以资化源，助归、芍补营血，桃仁、红花活血化瘀，加以通草通利关节。诸药相合，使营血气充，阳气振，寒邪散而经脉通，则手足自温，诸症而解。

【制法】 膏剂。如上药除鹿角胶外，其余药加水煎煮3次，滤汁去渣，加热浓缩为膏，再将鹿角胶炖烊，冲入清膏和匀，最后加蜂蜜300g收膏即成。

【功效】 温阳散寒，通络止痛。

【用法】 每次15～20g，每日2次，在两餐之间，用温开水冲服。

（2）气虚血瘀症

【症候】 素体阳虚，形寒肢冷，畏寒神倦；受寒后更觉肢末厥冷，麻木疼痛，皮损紫暗干塌或溃烂流液，久不收口；舌暗淡，脉细。

【治法】 益气补血，养心安神。

膏方：人参养荣膏

【来源】 此方是由《三因极一病症方论》人参养荣汤方加减而成。

【组成】　生晒参 150g、炒白术 200g、茯苓 200g、甘草 150g、陈皮 150g、黄芪 300g、当归 150g、白芍 200g、熟地黄 200g、五味子 150g、桂枝 150g、川芎 150g、乳香 150g、没药 150g、生姜 200g、大枣 150、阿胶 250g。

【图解】

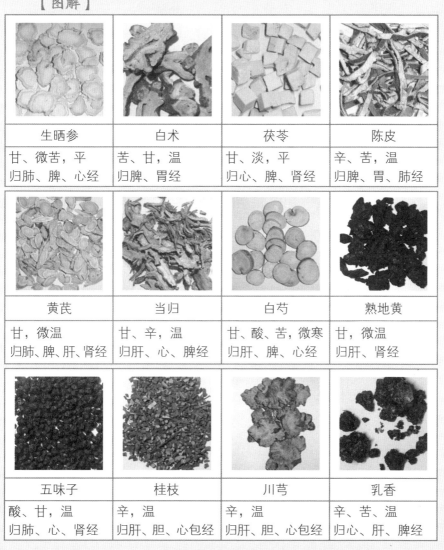

生晒参	白术	茯苓	陈皮
甘、微苦，平 归肺、脾、心经	苦、甘，温 归脾、胃经	甘、淡，平 归心、脾、肾经	辛、苦，温 归脾、胃、肺经
黄芪	当归	白芍	熟地黄
甘、微温 归肺、脾、肝、肾经	甘、辛，温 归肝、心、脾经	甘、酸、苦，微寒 归肝、脾、心经	甘，微温 归肝、肾经
五味子	桂枝	川芎	乳香
酸、甘，温 归肺、心、肾经	辛，温 归肝、胆、心包经	辛，温 归肝、胆、心包经	辛、苦，温 归心、肝、脾经

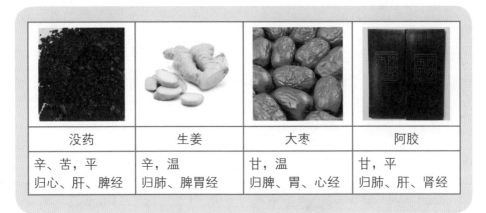

没药	生姜	大枣	阿胶
辛、苦，平 归心、肝、脾经	辛，温 归肺、脾胃经	甘，温 归脾、胃、心经	甘，平 归肺、肝、肾经

【方解】 本方重用生晒参、熟地黄、阿胶，甘温益气补血，共为君药。黄芪、白术、五味子协生晒参益气健脾，当归助熟地补益阴血，同为臣药。白芍养血敛阴，川芎活血行气，使补而不滞；茯苓健脾渗湿；甘草、大枣助生晒参、白术健脾益气，乳香、没药活血化瘀，通络止痛，佐以桂枝温通经络，同时加以陈皮，行气和胃。

【制法】 膏剂。如上药除生晒参、阿胶外，其余药加水煎煮3次，滤汁去渣，生晒参另煎，合并滤液，再加阿胶炖烊，加热浓缩为膏，最后加蜂蜜300g收膏即成。

【功效】 养血活血，健脾益气。

【用法】 每次15～20g，每日2次，在两餐之间，用温开水冲服。

5. 注意事项

（1）加强体育锻炼，促进血液循环。注意局部和全身干燥保暖，手套、鞋袜不宜过紧。

（2）保持局部清洁，避免碰伤，忌搔抓。受冻部位不宜立即烘烤和热水烫洗。

（3）加强营养，多吃豆类、肉类及蛋类等食品，有利于提高耐寒能力。

（4）积极治疗贫血等慢性消耗性疾病。

二十、风热疮

风热疮相当于西医学的玫瑰糠疹，是一种椭圆形覆有糠皮状鳞屑的玫瑰色斑疹、斑丘疹为典型皮损的急性炎症性、自限性皮肤病。

1. 西医病因病理

病因不明，多数认为与病毒（如柯萨奇 B 组病毒）感染有关，也有人认为与细菌、真菌或寄生虫感染有关。

2. 临床表现

多见于青、中年人群，好发于春秋季节，皮损好发于躯干（颈、胸、腹、背部）及四肢近端（向心性），发病初期可有头痛、咽痛及周身不适等症状，皮损初起为椭圆形淡红色、黄红色、黄褐色半片，上覆领圈状糠状鳞屑，边缘可略微隆起，长轴也与皮纹或肋骨走行一致，称为"母斑"，1～2周内皮损逐渐增多扩大，躯干部或四肢近心端陆续出现与母斑相似但均小于母斑的皮疹，称之为"子斑"或"继发斑"，子斑可散在或者密集，很少融合，长轴也与皮纹或肋骨走行一致，伴有不同程度瘙痒，多数经过4～8周消退，消退后一般不再复发，少数经过数月或者更久才能消退，不适当的治疗可延长消退时间。

此外还有几种特殊类型，如仅有母斑而无子斑者，称为"顿挫型"，还有"渗出型""丘疹型""水疱型""荨麻疹型""紫癜型""脓疱型"等。

3. 辨证膏方

本病多以外感风热之邪为主，素体内有血热，内外相和，热盛伤阴，阴血亏虚化燥生风；或肝气郁结，郁而化火，日久化燥伤阴。治宜养血祛风，滋阴润燥为主。本病中医膏方适用于风热疮持久不愈，伴有阴虚风燥症状的患者。

【症候】 病程长，皮损范围大，疹色红或紫红，皮肤干燥，鳞屑较多；瘙痒较重，常见抓痕；舌红或淡红，苔少，脉细数或弦数。

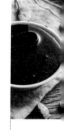

【来源】 此方是由《重订严氏济生方》卷六当归饮子方加减而成。

【组成】 川芎 150g、当归 200g、白芍 300g、生地黄 300g、防风 150g、白蒺藜 150g、荆芥 150g、制何首乌 150g、黄芪 200g、乌梢蛇 150g、蝉蜕 100g、女贞子 100g、旱莲草 100g、炒白术 150g、西洋参 50g、炙甘草 150g、龟板胶 200g、生姜 150g。

【图解】

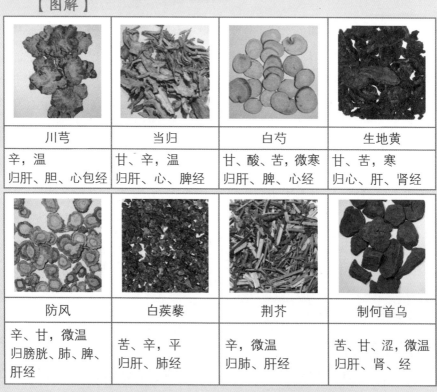

川芎	当归	白芍	生地黄
辛，温 归肝、胆、心包经	甘、辛，温 归肝、心、脾经	甘、酸、苦，微寒 归肝、脾、心经	甘、苦，寒 归心、肝、肾经
防风	白蒺藜	荆芥	制何首乌
辛、甘，微温 归膀胱、肺、脾、肝经	苦、辛，平 归肝、肺经	辛，微温 归肺、肝经	苦、甘、涩，微温 归肝、肾、经

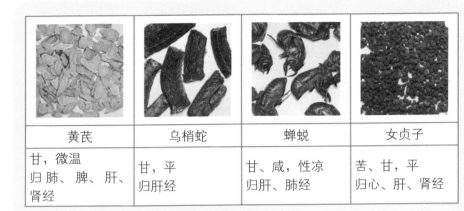

黄芪	乌梢蛇	蝉蜕	女贞子
甘，微温 归肺、脾、肝、肾经	甘，平 归肝经	甘、咸，性凉 归肝、肺经	苦、甘，平 归心、肝、肾经

【治法】　养血活血，祛风止痒。

【方解】　本方川芎、当归、生地黄、白芍滋阴养血，辅以西洋参、黄芪、炙甘草益气行血，气行则血行，荆芥、防风、蝉蜕、白蒺藜开发腠理，透解郁滞肌肤的风毒之邪，佐以乌梢蛇，血肉有情之品，活血祛风，龟板胶、女贞子、墨旱莲活血养阴，加以炒白术健脾燥湿，全方共奏养血活血，祛风除湿之效。

【制法】　膏剂。如上药除西洋参、龟板胶外，其余药加水煎煮3次，滤汁去渣，西洋参另煎，合并滤液，加热浓缩为膏，再将龟板胶炖烊，冲入清膏和匀，最后加蜂蜜300g收膏即成。

【功效】　滋阴养血，益气固表，祛风止痒。

【用法】　每次15～20g，每日2次，在两餐之间，用温开水冲服。

膏方二：当归地黄膏

【来源】　此方是由《兰室秘藏》当归六黄汤方加减而成。

【组成】　当归150g、熟地黄200g、生地黄200g、白芍250g、生晒参150g、党参200g、黄芪300g、炒白术150g、茯苓150g、陈皮150g、甘草150g、黄芩150g、黄连60g、黄柏150g、知母200g、龟板胶150g。

【图解】

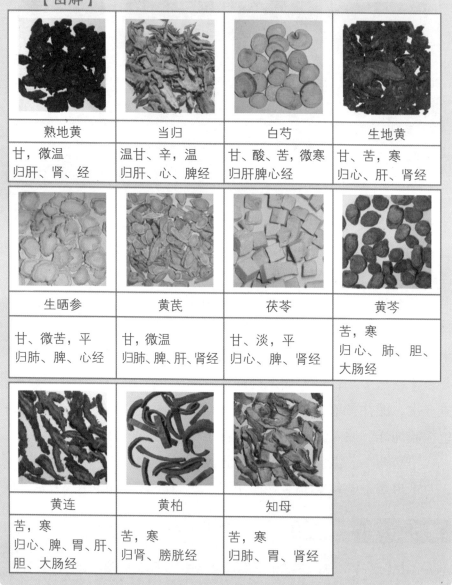

熟地黄	当归	白芍	生地黄
甘，微温 归肝、肾、经	温甘、辛，温 归肝、心、脾经	甘、酸、苦，微寒 归肝脾心经	甘、苦，寒 归心、肝、肾经
生晒参	黄芪	茯苓	黄芩
甘、微苦，平 归肺、脾、心经	甘，微温 归肺、脾、肝、肾经	甘、淡，平 归心、脾、肾经	苦，寒 归心、肺、胆、大肠经
黄连	黄柏	知母	
苦，寒 归心、脾、胃、肝、胆、大肠经	苦，寒 归肾、膀胱经	苦，寒 归肺、胃、肾经	

【治法】　滋阴泻火，固表止汗。

【方解】　本方当归，生地黄、熟地黄、白芍同用，入肝肾以滋阴养血，育阴制火，为君药。黄芩、黄连、黄柏合用以泻火除烦，坚阴止汗，同时黄柏配知母，龟板胶滋阴清热，为臣药。君臣相伍，育阴清热。火与元气不相立，壮火食气，且汗多可致气津两伤，表气不固，固用生晒参补益元气，佐以党参、黄芪、炒白术、茯苓、甘草健脾益气，诸药合用，气充固表，诸症可愈。

【制法】 膏剂。如上药除西洋参、龟板胶外，其余药加水煎煮3次，滤汁去渣，西洋参另煎，合并滤液，加热浓缩为膏，再将龟板胶炖烊，冲入清膏和匀，最后加蜂蜜300g收膏即成。

【功效】 健脾益气，滋阴养血。

【用法】 每次15~20g，每日2次，在两餐之间，用温开水冲服。

膏方三：首归养阴膏

【来源】 湖北省中医院皮先明教授经验方。

【组成】 生地黄200g、赤芍250g、制何首乌150g、当归150g、黄芪300g、防风150g、炒白术150g、五味子150g、丹参300g、麦冬150g、桃仁150g、玄参150g、玉竹150g、蝉蜕100g、红花150g、酸枣仁200g、柏子仁200g、党参200g、龟板胶150g。

【图解】

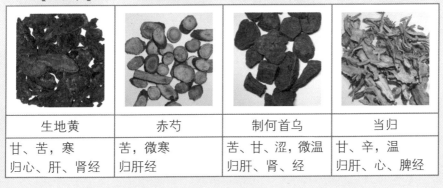

生地黄	赤芍	制何首乌	当归
甘、苦，寒 归心、肝、肾经	苦，微寒 归肝经	苦、甘、涩，微温 归肝、肾、经	甘、辛，温 归肝、心、脾经

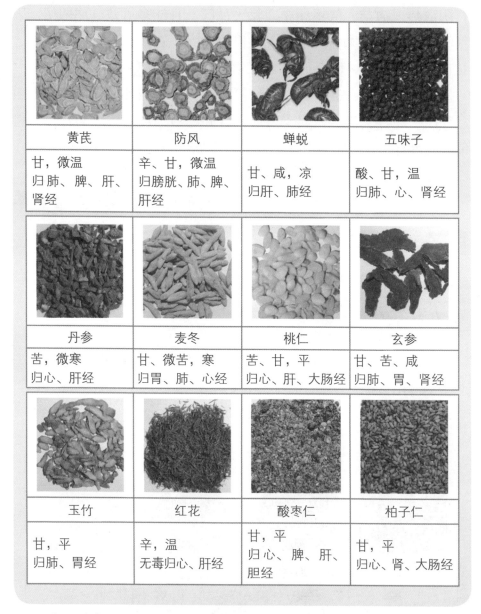

黄芪	防风	蝉蜕	五味子
甘，微温 归肺、脾、肝、肾经	辛、甘，微温 归膀胱、肺、脾、肝经	甘、咸，凉 归肝、肺经	酸、甘，温 归肺、心、肾经
丹参	麦冬	桃仁	玄参
苦，微寒 归心、肝经	甘、微苦，寒 归胃、肺、心经	苦、甘，平 归心、肝、大肠经	甘、苦、咸 归肺、胃、肾经
玉竹	红花	酸枣仁	柏子仁
甘，平 归肺、胃经	辛，温 无毒归心、肝经	甘，平 归心、脾、肝、胆经	甘，平 归心、肾、大肠经

【治法】　健脾益气，养血祛风。

【制法】　膏剂。如上药除龟胶外，其余药加水煎煮 3 次，滤汁去渣，加热浓缩为膏，再将龟板胶炖烊，冲入清膏和匀，最后加蜂蜜 300g 收膏即成。

【功效】　滋阴养血，安神止痒。

【用法】 每次 15 ~ 20g, 每日 2 次, 在两餐之间, 用温开水冲服。

4. 注意事项

（1）忌食辛辣刺激性食物、鱼腥等发物。

（2）不宜用热水、肥皂等烫洗或洗浴。

（3）避免用刺激性强的外用药。

二十一、风瘙痒

风瘙痒相当于西医学的瘙痒症，是指临床上无原发性皮损，而以瘙痒为主的感觉神经功能异常性皮肤病。

1. 西医病因病理

西医认为本病的发病因素比较复杂，可归纳为内因和外因两方面。常见的内因有感染性疾病、内分泌和代谢性疾病、肝脏疾病、肾脏疾病、自身免疫性疾病、妊娠、神经性及神经精神性瘙痒、药物或食物过敏、自身中毒、酗酒等。外因包括环境因素（季节、气温、湿度、工作场地等）、生活习惯（使用碱性强的肥皂、穿着毛衣或化纤物）、皮肤情况（皮肤干燥、皮肤萎缩）等。局限性瘙痒症主要由局部疾病或刺激所致。

2. 临床表现

（1）全身性瘙痒症

瘙痒开始即为全身性，或先由一处开始，继而波及全身。瘙痒常呈阵发性，夜间加重。瘙痒的时间久暂和程度不一，饮用酒类、浓茶，吃海鲜食物，情绪刺激，衣服摩擦，甚至某些暗示均可使瘙痒发作或加重。除瘙痒外，有时还可有烧灼、蚁行等感觉。老年人因皮肤腺体功能减退，皮肤萎缩、干燥、粗糙，易泛发全身性瘙痒，称为"老年瘙痒症"。与季节关系明显者，每逢冬季因寒冷诱发瘙痒，春暖缓解；或逢夏季瘙痒，秋凉自愈，称为"季节性瘙痒症"。

（2）局限性瘙痒症

好发于肛门、阴囊、女阴和小腿等部位。

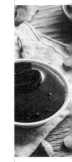

肛门瘙痒症：瘙痒一般局限于肛门及周围皮肤，也可扩展累及会阴、阴囊或女阴。因反复搔抓，可致肛部黏膜及皮肤肥厚浸润，有辐射状皲裂、浸渍和湿疹等继发性改变。

阴囊瘙痒症：经常搔抓可致局部水肿、糜烂、渗液、抓痕、结痂、肥厚、色素改变或苔藓样变等。

女阴瘙痒症：主要发生于大阴唇外侧，亦可累及小阴唇、阴阜及阴蒂周围。瘙痒为阵发性，夜间为甚，因长期搔抓，常见局部肥厚、浸润及苔藓样变。

（3）妊娠瘙痒症

妊娠瘙痒症为一种发生于孕妇的仅有皮肤瘙痒而无原发性皮损的皮肤病。首次妊娠者发病率为 0.06% ~ 0.43%，患者再次妊娠时发病率达 47%；85% 的患者是因雌激素增多引起的肝内胆汁瘀积所致。瘙痒多为弥漫性，大多数于妊娠末期发生。部分患者在发生瘙痒 2 ~ 3 周后出现黄疸，产后黄疸很快消失。

3. 辨证膏方

本病属于中医学"痒风""风瘙痒"范畴。一般认为，多由风邪郁于皮肤腠理或湿热郁于肌肤不得疏泄透达；或肝肾津亏，气血不足，肌肤失养所致，多发生于秋冬季节，遇冷加重，夜间加剧。中医学认为，其病机为血虚生风，风燥不能濡养肌肤所致。

（1）血虚风燥症

【症候】　皮肤瘙痒且干燥，搔之有皮屑，伴头晕眼花、神疲乏力。舌淡，苔薄，脉细。

膏方

【来源】　此方是由《重订严氏济生方》卷六当归饮子方加减而成。

【组成】　白蒺藜 200g、当归 100g、蝉蜕 100g、生地黄 150g、白芍 150g、熟地黄 150g、桑椹 150g、玉竹 150g、防风

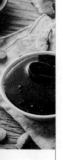

150g、荆芥 150g、地肤子 150g、海桐皮 150g、生黄芪 150g、川芎 60g、蛇蜕 60g、陈皮 60g、甘草 60g、鸡血藤 300g、夜交藤 300g、阿胶 250g、黄酒 300mL。

【图解】

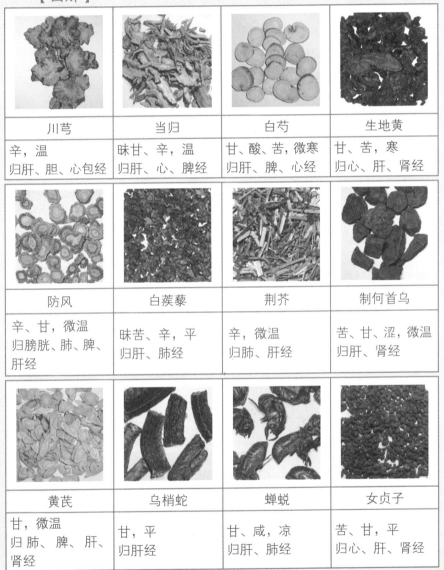

川芎	当归	白芍	生地黄
辛，温 归肝、胆、心包经	味甘、辛，温 归肝、心、脾经	甘、酸、苦，微寒 归肝、脾、心经	甘、苦，寒 归心、肝、肾经
防风	白蒺藜	荆芥	制何首乌
辛、甘，微温 归膀胱、肺、脾、肝经	昧苦、辛，平 归肝、肺经	辛，微温 归肺、肝经	苦、甘、涩，微温 归肝、肾经
黄芪	乌梢蛇	蝉蜕	女贞子
甘，微温 归肺、脾、肝、肾经	甘，平 归肝经	甘、咸，凉 归肝、肺经	苦、甘，平 归心、肝、肾经

【治法】　养血润燥，祛风止痒。

【制法】　膏剂。如上药除龟板胶、黄酒外，其余药加水煎煮3次，滤汁去渣，加热浓缩为膏，再将阿胶加适量黄酒浸泡后隔水炖烊，冲入清膏和匀，最后加蜂蜜300g收膏即成。

如搔抓后局部色红有渗出者，加牡丹皮100g，苦参90g；皮肤肥厚者，加丹参150g，桃仁、红花各100g。如睡眠不安者，加五味子、炙远志各100g，酸枣仁150g。如大便干结、口干者，加肉苁蓉150g，桑葚、决明子各200g。

【功效】　滋阴养血，祛风止痒。

【用法】　每次15～20g，每日2次，在两餐之间，用温开水冲服。

（2）肝肾阴虚症

【症候】　皮肤瘙痒，消瘦面黄，精神疲惫，腰膝酸软，头晕耳鸣，咽干唇燥，手足心热，苔薄，舌质红、舌体瘦，脉细弦数。

膏方：知柏地黄丸加减

【来源】　本方来源于《医方考》知柏地黄丸加减。

【组成】　生地黄240g、淮山药120g、山茱萸120g、茯苓90g、牡丹皮90g、泽泻90g、知母90g、黄柏90g、玄参150g、麦冬150g、黄精150g、炒杜仲120g、菟丝子120g、黄芪200g、炒白术150g、陈皮150g、白芍200g、地骨皮150g、龟甲胶90g、鳖甲胶90g。

【图解】

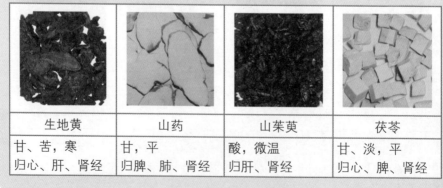

生地黄	山药	山茱萸	茯苓
甘、苦，寒 归心、肝、肾经	甘，平 归脾、肺、肾经	酸，微温 归肝、肾经	甘、淡，平 归心、脾、肾经

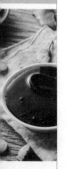

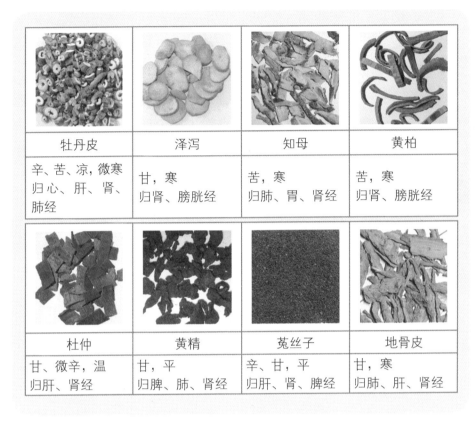

牡丹皮	泽泻	知母	黄柏
辛、苦、凉，微寒 归心、肝、肾、肺经	甘，寒 归肾、膀胱经	苦，寒 归肺、胃、肾经	苦，寒 归肾、膀胱经
杜仲	黄精	菟丝子	地骨皮
甘、微辛，温 归肝、肾经	甘，平 归脾、肺、肾经	辛、甘，平 归肝、肾、脾经	甘，寒 归肺、肝、肾经

【治法】 滋阴降火，清心解毒。

【方解】 原、本方重用生地黄，味甘纯阴，主入肾经，长于滋阴补肾，填精益髓，为君药。山茱萸酸温，主入肝经，滋补肝肾，秘涩精气；山药甘平，主入脾经，"健脾补虚，涩精固肾"，补后天以充先天，同为臣药。君臣相协，不仅滋阴益肾之力相得益彰，而且兼具养肝补脾之效。肾为水脏，肾元虚绥每致水浊内停，故又以泽泻利湿泄浊，阴虚阳无所制，故以丹皮清泄相火，茯苓淡渗利湿，山药健运以充后天之本，三补三泄，补泄兼施。玄参、麦冬、黄精、白芍助生地黄滋阴，炒杜仲，菟丝子补益肝肾，龟甲胶，鳖甲胶补肾填髓，知母，黄柏，地骨皮清泄虚火。

【制法】 膏剂。如上药除龟胶、鳖甲胶外共煎，其余药加水煎煮3次，滤汁去渣，加热浓缩为膏，再将龟甲胶、鳖甲胶炖烊，冲入清膏和匀，最后加蜂蜜300g收膏即成。

【功效】 养阴清热，润肤止痒。

【用法】 每次 10 ~ 15g，每日 2 次，用温开水冲服。

（3）瘀血阻滞症

【症候】 瘙痒多发于腰围、足背、手腕和腰骶部等区域，抓痕累累，部分抓破则有瘀血外溢，或紫色条痕明显，伴面色晦暗，口唇色紫，舌质暗或有瘀斑瘀点，苔少，脉细涩。

膏方

【来源】 石学敏膏方临证精讲。

【组成】 桃仁 100g、红花 100g、当归 100g、川芎 200g、生地黄 200g、白芍 200g、益母草 300g、赤芍 150g、牡丹皮 150g、丹参 150g、荆芥穗 100g、蝉蜕 60g、白蒺藜 150g、炙甘草 100g。

【图解】

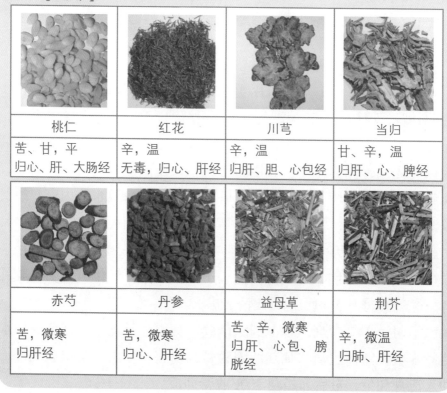

桃仁	红花	川芎	当归
苦、甘，平 归心、肝、大肠经	辛，温 无毒，归心、肝经	辛，温 归肝、胆、心包经	甘、辛，温 归肝、心、脾经

赤芍	丹参	益母草	荆芥
苦，微寒 归肝经	苦，微寒 归心、肝经	苦、辛，微寒 归肝、心包、膀胱经	辛，微温 归肺、肝经

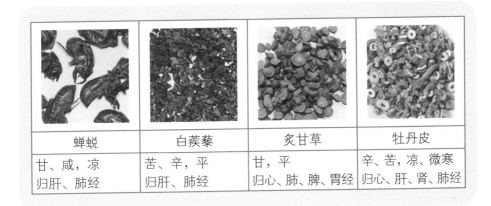

蝉蜕	白蒺藜	炙甘草	牡丹皮
甘、咸，凉 归肝、肺经	苦、辛，平 归肝、肺经	甘，平 归心、肺、脾、胃经	辛、苦，凉、微寒 归心、肝、肾、肺经

【治法】　凉血活血，祛风止痒。

【制法】　膏剂。上药加水煎煮 3 次，滤汁去渣，加热浓缩为清膏，最后加蜂蜜 300g 收膏即成。

【功效】　活血化瘀，消风止痒。

【用法】　每次 10 ~ 15g，每日 2 次，用温开水冲服。

（4）顽湿结聚症

【症候】　瘙痒周身可见，抓痕累累，部分抓破则有瘀血外溢，或紫色条痕明显，或出现紫褐色丘疹结节，伴面色晦暗，口唇色紫，舌质暗或有瘀斑瘀点，苔少，脉细涩。

膏方

【来源】　全虫方　名老中医朱仁康经验方。

【组成】　乌梢蛇 90g、全蝎 60g、槐花 150g、苦参 150g、炒枳壳 150g、白鲜皮 150g、刺蒺藜 150g、皂角刺 120g、猪牙皂 60g、威灵仙 150g、黄柏 150g、王不留行 200g、鸡血藤 200g、桃仁 150g、丹参 200g、陈皮 150g、生白术 150g。

【图解】

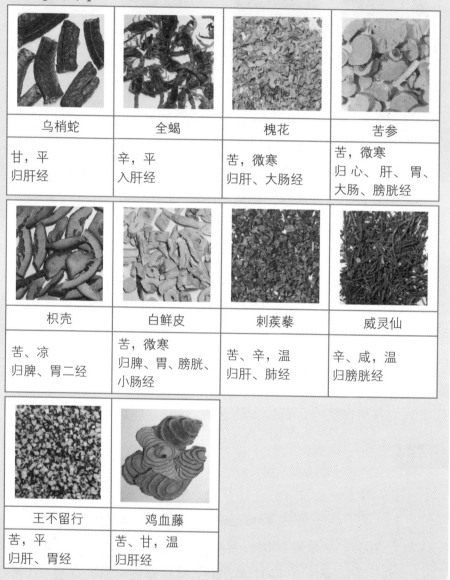

乌梢蛇	全蝎	槐花	苦参
甘，平 归肝经	辛，平 入肝经	苦，微寒 归肝、大肠经	苦，微寒 归心、肝、胃、大肠、膀胱经

枳壳	白鲜皮	刺蒺藜	威灵仙
苦、凉 归脾、胃二经	苦，微寒 归脾、胃、膀胱、小肠经	苦、辛，温 归肝、肺经	辛、咸，温 归膀胱经

王不留行	鸡血藤
苦，平 归肝、胃经	苦、甘，温 归肝经

【治法】 搜风除湿，清热活血。

【制法】 膏剂。如上药加水煎煮 3 次，滤汁去渣，加热浓缩为膏，最后加蜂蜜 300g 收膏即成。

【功效】 搜风止痒，清热除湿。

【用法】 每次 15～20g，每日 2 次，在两餐之间，用温开水冲服。

4. 注意事项

（1）少饮酒，不吸烟，不吃辛辣油腻食物。

（2）注意皮肤卫生，洗澡适当，不宜过勤，一般每周 1～3 次即可，且不要用碱性大的香皂和洗浴液。内衣以纯棉织物为佳，不宜过紧。

（3）瘙痒时不要用热水烫洗皮肤，以免加重病情，不要乱抓，往往越抓越痒，越痒越抓，导致恶性循环。

（4）保持良好心态，适量运动。

（5）保持室温恒定，过高或过低均可诱发皮肤瘙痒。

二十二、红皮病

红皮病又称"剥脱性皮炎"，泛指一种以全身皮肤弥漫潮红、肿胀、脱屑为特征的炎症性皮肤病。

1. 西医病因病理

本病不是一种独立的皮肤病，多为以下几种因素引起的全身性皮肤炎症病变。

（1）药物过敏，是引起本病的一个重要原因。

（2）有些皮肤病由于治疗不当或治疗不及时，演变成红皮病，其中以银屑病最多见，此外还包括脂溢性皮炎、慢性湿疹、毛发红糠疹等。

（3）恶性肿瘤，如蕈样肉芽肿、霍奇金病、恶性淋巴瘤等可以发生红皮病，而且多数患者的红皮病先发于肿瘤数月、数年或更久。

（4）少数红皮病患者无明确发病原因，常为自身免疫性疾病所致。

2. 临床表现

根据发病情况和程度，本病分急性红皮病和慢性红皮病。

（1）急性红皮病

发病急，伴有高热、头痛、乏力及肝、脾、淋巴结肿大。皮肤

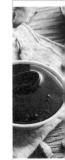

损害开始为泛发的、细小而密集的斑丘疹、斑片，如猩红热样或麻疹样，迅速发展、融合，致全身皮肤弥漫性潮红、肿胀。数日后，肿胀减轻，有大量大片状或细糠状鳞屑，手足鳞屑可像手套样或袜套样。口腔、外阴、皱褶部位可发生糜烂、渗出、溃疡，还可以伴发唇炎、角膜炎、结膜炎等。病程约 1～2 个月，伴有剧烈瘙痒。

（2）慢性红皮病

为慢性全身皮肤弥漫性、浸润性潮红、肿胀。潮红色暗，肿胀渗出较轻，鳞屑为糠状，无大片鳞屑。全身症状较轻，但瘙痒剧烈，可迁延数月至数年。

由于发病原因不同，可出现不同的相应表现，重症可并发心血管病变、支气管肺炎、肝肾功能及造血系统障碍、内分泌失调、败血症等，甚至危及生命。

3. 组织病理

以非特异性急性或亚急性炎症改变为主；继发于其他疾病者，可保留原有疾病的组织病理特征。

4. 辨证膏方

本病中医病因多为药物或其他特殊之毒，进入禀赋不耐之体；或素有某些皮肤病，失治误治；或素有湿热之体，感受火热毒邪。湿热火毒炽盛，入于营血，燔灼气血，耗伤阴液；气血两燔，内伤脏腑，外泛肌肤。病机日久，正气亏虚，邪毒未尽，形成正虚邪实。

本病适宜膏方多属于气阴两虚证。

【症候】　见于慢性红皮病；皮色暗红，肿胀减轻，糜烂渗出亦少，鳞屑较多，瘙痒较重；全身无热或微热，不耐寒热，神疲乏力，纳食减少，口鼻干燥；舌胖嫩苔白，或舌红少苔，脉沉细无力。

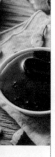

膏方一：解毒养阴膏

【来源】　本方为名老中医赵柄南经验方。

【组成】　北沙参300g、丹参300g、玄参150g、生麦冬

150g、生地黄 300g、莲子心 90g、槐花 300g、生扁豆 150g、生芡实 150g、蒲公英 300g、金银花 200g、天花粉 150g、南沙参 300g、连翘 150g、紫草 150g、炒白术 150g、玉竹 150g、西洋参 1500g、黄芪 300g、甘草 150g、陈皮 150g。

【图解】

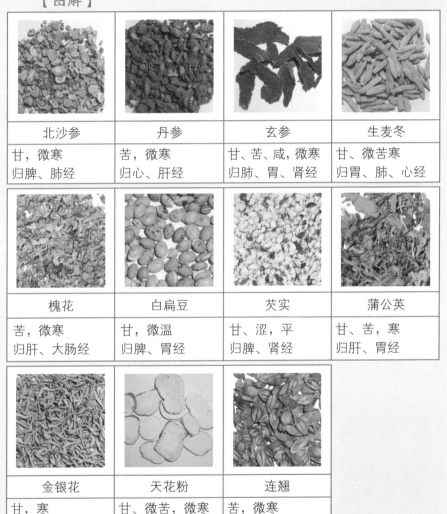

北沙参	丹参	玄参	生麦冬
甘，微寒 归脾、肺经	苦，微寒 归心、肝经	甘、苦、咸，微寒 归肺、胃、肾经	甘、微苦寒 归胃、肺、心经
槐花	白扁豆	芡实	蒲公英
苦，微寒 归肝、大肠经	甘，微温 归脾、胃经	甘、涩、平 归脾、肾经	甘、苦，寒 归肝、胃经
金银花	天花粉	连翘	
甘，寒 归肺、胃经	甘、微苦，微寒 归肺、胃经	苦，微寒 归肺、心、胆经	

【治法】　益气养阴，凉血解毒。

【制法】　膏剂。如上药除西洋参外，其余药加水煎煮 3 次，滤汁去渣，西洋参另煎，合并滤液，加热浓缩为膏，最后加蜂蜜300g收膏即成。

【功效】 养阴生津，滋阴除湿，凉血解毒。

【用法】 每次15～20g，每日2次，在两餐之间，用温开水冲服。

膏方二：滋阴润燥膏

【来源】 此方是由《重订严氏济生方》卷六当归饮子方加减而成。

【组成】 川芎150g、当归200g、生白芍300g、生地黄300g、防风150g、白蒺藜150g、荆芥150g、制何首乌150g、黄芪200g、乌梢蛇150g、蝉蜕100g、女贞子100g、旱莲草100g、炒白术150g、西洋参50g、炙甘草150g、龟板胶200g、生姜150g。

【图解】

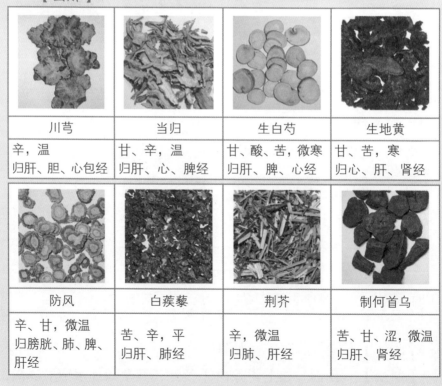

川芎	当归	生白芍	生地黄
辛，温 归肝、胆、心包经	甘、辛，温 归肝、心、脾经	甘、酸、苦，微寒 归肝、脾、心经	甘、苦，寒 归心、肝、肾经
防风	白蒺藜	荆芥	制何首乌
辛、甘，微温 归膀胱、肺、脾、肝经	苦、辛，平 归肝、肺经	辛，微温 归肺、肝经	苦、甘、涩，微温 归肝、肾经

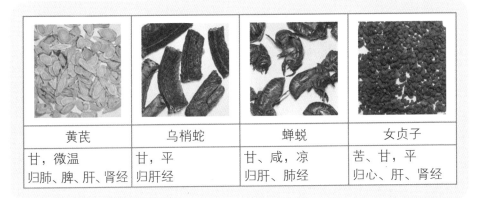

黄芪	乌梢蛇	蝉蜕	女贞子
甘，微温 归肺、脾、肝、肾经	甘，平 归肝经	甘、咸，凉 归肝、肺经	苦、甘，平 归心、肝、肾经

【治法】　养血活血，祛风止痒。

【方解】　本方川芎、当归、生地黄、白芍滋阴养血，辅以西洋参、黄芪、炙甘草益气行血，气行则血行，荆芥、防风、蝉蜕、白蒺藜开发腠理，透解郁滞肌肤的风毒之邪，佐以乌梢蛇，血肉有情之品，活血祛风，龟板胶、女贞子、墨旱莲活血养阴，加以炒白术健脾燥湿，全方共奏养血活血，祛风除湿之效。

【制法】　膏剂。如上药除西洋参、龟板胶外，其余药加水煎煮3次，滤汁去渣，西洋参另煎，合并滤液，加热浓缩为膏，再将龟板胶炖烊，冲入清膏和匀，最后加蜂蜜300g收膏即成。

【功效】　滋阴养血、益气固表、祛风止痒。

【用法】　每次15～20g，每日2次，在两餐之间，用温开水冲服。

膏方三：当归六黄膏

【来源】　此方是由《兰室秘藏》当归六黄汤方加减而成。

【组成】　当归150g、熟地黄200g、生地黄200g、白芍250g、生晒参150g、党参200g、黄芪300g、炒白术150g、茯苓150g、陈皮150g、甘草150g、黄芩150g、黄连60g、黄柏150g、知母200g、龟胶150g。

【图解】

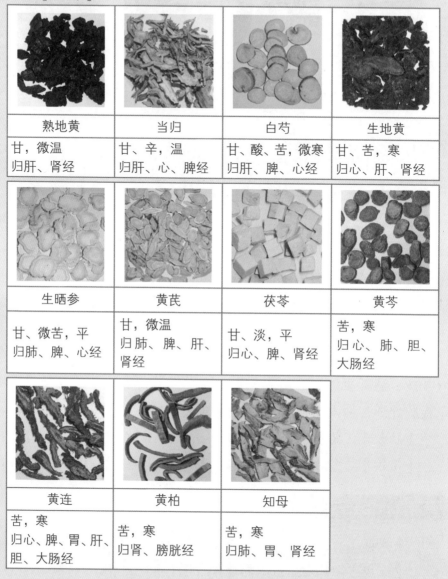

熟地黄	当归	白芍	生地黄
甘、微温 归肝、肾经	甘、辛，温 归肝、心、脾经	甘、酸、苦，微寒 归肝、脾、心经	甘、苦，寒 归心、肝、肾经
生晒参	黄芪	茯苓	黄芩
甘、微苦，平 归肺、脾、心经	甘，微温 归肺、脾、肝、肾经	甘、淡，平 归心、脾、肾经	苦，寒 归心、肺、胆、大肠经
黄连	黄柏	知母	
苦，寒 归心、脾、胃、肝、胆、大肠经	苦，寒 归肾、膀胱经	苦，寒 归肺、胃、肾经	

【治法】 滋阴泻火，固表止汗。

【方解】 本方当归、生地黄、熟地黄、白芍同用，入肝肾以滋阴养血，育阴制火，为君药。黄芩、黄连、黄柏合用以泻火除烦，坚阴止汗，同时黄柏配知母，龟胶滋阴清热，为臣药。君臣相伍，育阴清热。火与元气不相立，壮火食气，且汗多可致气津两伤，表气不固，固用生晒参补益元气，佐以党参、黄芪、炒白术、茯苓、甘草健脾益气，诸药合用，气充固表，诸症可愈。

【制法】 膏剂。如上药除参类、龟胶外，其余药加水煎煮3次，滤汁去渣，参类另煎，合并滤液，加热浓缩为膏，再将龟胶炖烊，冲入清膏和匀，最后加蜂蜜300g收膏即成。

【功效】 健脾益气，滋阴养血。

【用法】 每次15～20g，每日2次，在两餐之间，用温开水冲服。

膏方四：参苓白术膏

【来源】 此方是由《太平惠民和剂局方》参苓白术散加减而成。

【组成】 生晒参200g、炒白术200g、茯苓200g、甘草200g、淮山药200g、砂仁200g、薏苡仁200g、桔梗200g、白扁豆200g、莲子肉250g、大枣150g、生地黄200g、玄参200g、麦冬150g。

【图解】

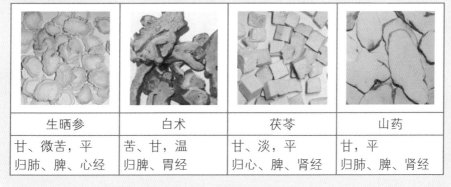

生晒参	白术	茯苓	山药
甘、微苦，平 归肺、脾、心经	苦、甘，温 归脾、胃经	甘、淡，平 归心、脾、肾经	甘，平 归肺、脾、肾经

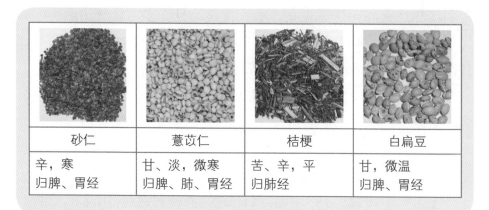

砂仁	薏苡仁	桔梗	白扁豆
辛，寒 归脾、胃经	甘、淡，微寒 归脾、肺、胃经	苦、辛，平 归肺经	甘，微温 归脾、胃经

【治法】 健脾益气，渗湿止泻。

【方解】 生晒参擅补脾胃之气；白术补气健脾燥湿；茯苓健脾利水渗湿。其中，参、术相合，益气健脾之功显著；苓、术为伍，除湿运脾之效彰；三药合用，脾气充则有化湿之力，湿浊去自有健脾之功，共同发挥益气健脾渗湿作用，共为君药。山药益气补脾，莲子肉补脾涩肠，又能健脾开胃，增进食欲，二药助人参、白术以健脾益气，厚肠止泻；扁豆健脾化湿，薏苡仁健脾利湿，二药助白术、茯苓以健脾助运，渗湿止泻，四药同为臣药。砂仁化湿醒脾，行气和胃，既能助术、苓、扁、薏除湿之力，又可畅达湿遏之气机；桔梗宣开肺气，通利水道，并载药上行而成培土生金之功，与砂仁俱为佐药。炙甘草益气和中，调和诸药，用为佐使。大枣煎汤调药，亦助补益脾胃之功。诸药配伍。补中焦之虚，助脾气之运，渗停聚之湿，行气机之滞。恢复脾胃受纳与健运之职，则诸症自除。

【制法】 膏剂。如上药除生晒参外，其余药加水煎煮3次，滤汁去渣，生晒参另煎，合并滤液，加热浓缩为膏，最后加蜂蜜300g收膏即成。

【功效】 益气健脾，和胃渗湿。

【用法】 每次15~20g，每日2次，在两餐之间，用温开水冲服。

膏方五：首归养阴膏

【来源】 湖北省中医院皮先明教授经验方，经多年临床经验证实有效。

【组成】 生地黄 200g、赤芍 250g、制何首乌 150g、当归 150g、黄芪 300g、防风 150g、炒白术 150g、五味子 150g、丹参 300g、麦冬 150g、桃仁 150g、玄参 150g、玉竹 150g、蝉蜕 100g、红花 150g、酸枣仁 200g、柏子仁 200g、党参 200g、龟胶 150g。

【图解】

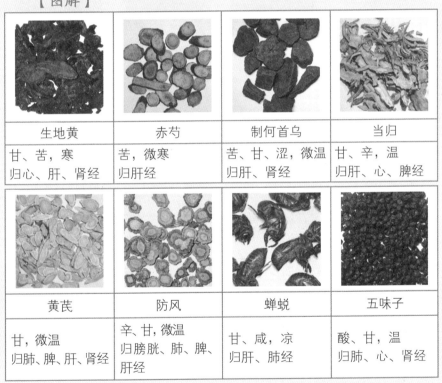

生地黄	赤芍	制何首乌	当归
甘、苦，寒 归心、肝、肾经	苦，微寒 归肝经	苦、甘、涩，微温 归肝、肾经	甘、辛，温 归肝、心、脾经
黄芪	防风	蝉蜕	五味子
甘，微温 归肺、脾、肝、肾经	辛、甘，微温 归膀胱、肺、脾、肝经	甘、咸，凉 归肝、肺经	酸、甘，温 归肺、心、肾经

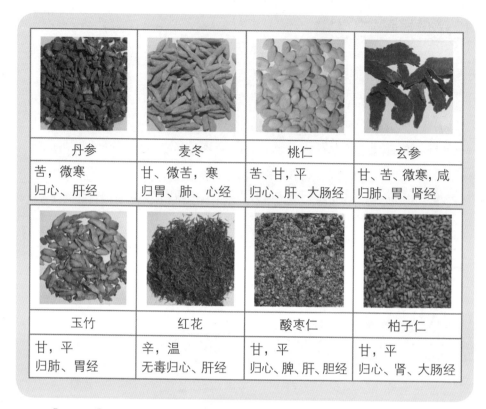

丹参	麦冬	桃仁	玄参
苦，微寒 归心、肝经	甘、微苦，寒 归胃、肺、心经	苦、甘，平 归心、肝、大肠经	甘、苦、微寒，咸 归肺、胃、肾经
玉竹	红花	酸枣仁	柏子仁
甘，平 归肺、胃经	辛，温 无毒归心、肝经	甘，平 归心、脾、肝、胆经	甘，平 归心、肾、大肠经

【治法】　健脾益气，养血祛风。

【制法】　膏剂。如上药除龟胶外，其余药加水煎煮3次，滤汁去渣，加热浓缩为膏，再将龟胶炖烊，冲入清膏和匀，最后加蜂蜜300g收膏即成。

【功效】　滋阴养血，安神止痒。

【用法】　每次15~20g，每日2次，在两餐之间，用温开水冲服。

【注意事项】　服药期间注意休息，多吃蔬菜水果，忌食辛辣、刺激性食物，忌饮酒及使用温燥药物。

二十三、皲裂疮

皲裂疮相当于西医学的手足皲裂，是指手足部皮肤因各种原因所致的干燥与裂口性皮肤病，主要发生于秋冬季，好发于工人、农民、渔民等。表现为手掌、足跖皮肤增厚、干燥、粗糙、皲裂。可以是一种独立疾病，也可是某些皮肤病的伴随症状。

1. 西医病因病理

手足皮肤尤其是掌跖角质层较厚，无皮脂腺，冬季汗液分泌少，角质层内含水量减少，因而皮肤容易干燥；再加上各种机械性摩擦和物理性刺激，酸、碱、有机溶媒的脱脂作用等使角质层增厚。当局部活动或牵拉力较大时，可引起皮肤皲裂，老年人、鱼鳞病、掌跖角化症、角化型足癣及慢性湿疹等患者亦可发生手足皲裂。

2. 临床表现

皮损特点表现为皮肤干燥粗糙，角化肥厚，见长短、深浅不一、纵横交错的裂隙，活动时牵拉常导致裂隙增大或渗血，深者常有疼痛。继发感染时伴有淋巴管炎或附近淋巴结肿痛。好发于手掌、指腹尖、足跟、足趾外侧等部位。病程慢性，多在春末自愈，到冬季手足皮肤干燥、粗糙、肥厚，易发生皲裂。

3. 辨证膏方

本病多肌肤骤受风寒燥冷侵袭，导致血脉阻滞，肌肤失于濡养而生燥所致；或素体血虚，气血生化无源，肌肤失养，不耐受燥寒；或肌肤受水湿浸渍，或摩擦日久；化学、生物等外邪刺激，致使肌肤不能耐受燥寒而枯槁变脆。治宜养阴润燥，活血润肤。

【症候】　皮肤干燥，掌跖角化过度，增厚，皲裂疼痛出血；舌质淡红，苔薄白，脉细缓涩。

膏方一：滋阴润燥膏

【来源】　此方是由《重订严氏济生方》卷六当归饮子方加减而成。

【组成】　川芎150g、当归200g、生白芍300g、生地黄300g、防风150g、白蒺藜150g、荆芥150g、制何首乌150g、黄芪200g、乌梢蛇150g、蝉蜕100g、女贞子100g、墨旱莲100g、炒白术150g、西洋参50g、炙甘草150g、龟板胶200g、生姜三两。

【图解】

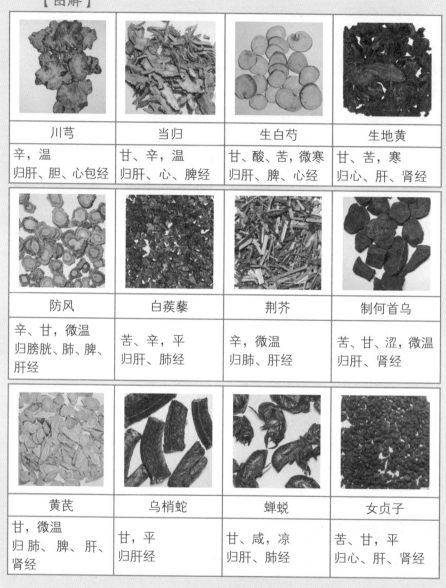

川芎	当归	生白芍	生地黄
辛，温 归肝、胆、心包经	甘、辛，温 归肝、心、脾经	甘、酸、苦，微寒 归肝、脾、心经	甘、苦，寒 归心、肝、肾经
防风	白蒺藜	荆芥	制何首乌
辛、甘，微温 归膀胱、肺、脾、肝经	苦、辛，平 归肝、肺经	辛，微温 归肺、肝经	苦、甘、涩，微温 归肝、肾经
黄芪	乌梢蛇	蝉蜕	女贞子
甘，微温 归肺、脾、肝、肾经	甘，平 归肝经	甘、咸，凉 归肝、肺经	苦、甘，平 归心、肝、肾经

【治法】 养血活血，祛风止痒。

【方解】 本方川芎、当归、生地黄、白芍滋阴养血，辅以西洋参、黄芪、炙甘草益气行血，气行则血行，荆芥、防风、蝉蜕、白蒺藜开发腠理，透解郁滞肌肤的风毒之邪，佐以乌梢蛇，血肉有情之品，活血祛风，龟板胶、女贞子、墨旱莲活血养阴，加以炒白术健脾燥湿，全方共奏养血活血，祛风除湿之效。

【制法】　膏剂。如上药除西洋参、龟胶外，其余药加水煎煮3次，滤汁去渣，西洋参另煎，合并滤液，加热浓缩为膏，再将龟胶炖烊，冲入清膏和匀，最后加蜂蜜300g收膏即成。

【功效】　滋阴养血，益气固表，祛风止痒。

【用法】　每次15～20g，每日2次，在两餐之间，用温开水冲服。

膏方二：当归六黄膏

【来源】　此方是由《兰室秘藏》当归六黄汤方加减而成。

【组成】　当归150g、熟地黄200g、生地黄200g、白芍250g、生晒参150g、党参200g、黄芪300g、炒白术150g、茯苓150g、陈皮150g、甘草150g、黄芩150g、黄连60g、黄柏150g、知母200g、龟板胶150g。

【图解】

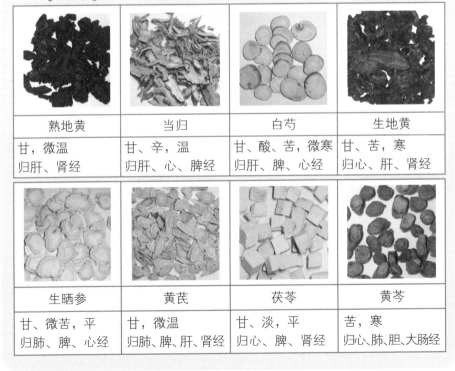

熟地黄	当归	白芍	生地黄
甘，微温 归肝、肾经	甘、辛，温 归肝、心、脾经	甘、酸、苦，微寒 归肝、脾、心经	甘、苦，寒 归心、肝、肾经
生晒参	黄芪	茯苓	黄芩
甘、微苦，平 归肺、脾、心经	甘，微温 归肺、脾、肝、肾经	甘、淡，平 归心、脾、肾经	苦，寒 归心、肺、胆、大肠经

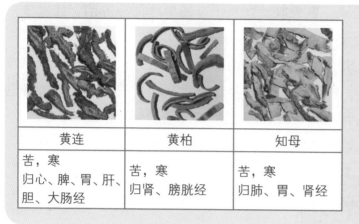

黄连	黄柏	知母
苦，寒 归心、脾、胃、肝、胆、大肠经	苦，寒 归肾、膀胱经	苦，寒 归肺、胃、肾经

【治法】　滋阴泻火，固表止汗。

【方解】　本方当归、生地黄、熟地黄、白芍同用，入肝肾以滋阴养血，育阴制火，为君药。黄芩、黄连、黄柏合用以泻火除烦，坚阴止汗，同时黄柏配知母，龟板胶滋阴清热，为臣药。君臣相伍，育阴清热。火与元气不相立，壮火食气，且汗多可致气津两伤，表气不固，固用生晒参补益元气，佐以党参、黄芪、炒白术、茯苓、甘草健脾益气，诸药合用，气充固表，诸症可愈。

【制法】　膏剂。如上药除参类、龟胶外，其余药加水煎煮3次，滤汁去渣，参类另煎，合并滤液，加热浓缩为膏，再将龟板胶炖烊，冲入清膏和匀，最后加蜂蜜300g收膏即成。

【功效】　健脾益气，滋阴养血。

【用法】　每次15～20g，每日2次，在两餐之间，用温开水冲服。

膏方三：参苓白术膏

【来源】　此方是由《太平惠民和剂局方》参苓白术散加减而成。

【组成】　生晒参200g、炒白术200g、茯苓200g、甘草200g、淮山药200g、砂仁200g、薏苡仁200g、桔梗200g、白扁豆200g、莲子肉250g、大枣150g、生地黄200g、玄参200g、麦冬150g。

【图解】

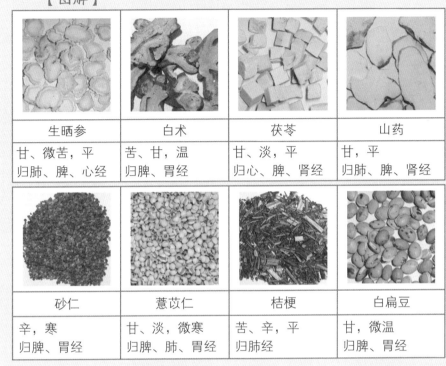

生晒参	白术	茯苓	山药
甘、微苦，平 归肺、脾、心经	苦、甘，温 归脾、胃经	甘、淡，平 归心、脾、肾经	甘，平 归肺、脾、肾经
砂仁	薏苡仁	桔梗	白扁豆
辛，寒 归脾、胃经	甘、淡，微寒 归脾、肺、胃经	苦、辛，平 归肺经	甘，微温 归脾、胃经

【治法】 健脾益气，渗湿止泻。

【方解】 生晒参擅补脾胃之气；白术补气健脾燥湿；茯苓健脾利水渗湿。其中，参、术相合，益气健脾之功显著；苓，术为伍，除湿运脾之效彰；三药合用，脾气充则有化湿之力，湿浊去自有健脾之功，共同发挥益气健脾渗湿作用，共为君药。山药益气补脾，莲子肉补脾涩肠，又能健脾开胃，增进食欲，二药助人参、白术以健脾益气，厚肠止泻；扁豆健脾化湿，薏苡仁健脾利湿，二药助白术、茯苓以健脾助运，渗湿止泻，四药同为臣药。砂仁化湿醒脾，行气和胃，既能助术、苓、扁、薏除湿之力，又可畅达湿遏之气机；桔梗宣开肺气，通利水道，并载药上行而成培土生金之功，与砂仁俱为佐药。炙甘草益气和中，调和诸药，用为佐使。大枣煎汤调药，亦助补益脾胃之功。诸药配伍。补中焦之虚，助脾气之运，渗停聚之湿，行气机之滞。恢复脾胃受纳与健运之职，则诸症自除。

【制法】　膏剂。如上药除生晒参外，其余药加水煎煮3次，滤汁去渣，生晒参另煎，合并滤液，加热浓缩为膏，最后加蜂蜜300g收膏即成。

【功效】　益气健脾，和胃渗湿。

【用法】　每次15～20g，每日2次，在两餐之间，用温开水冲服。

膏方四：首归养阴膏

【来源】　湖北省中医院皮先明教授经验方。

【组成】　生地黄200g、赤芍250g、制何首乌150g、当归150g、黄芪300g、防风150g、炒白术150g、五味子150g、丹参300g、麦冬150g、桃仁150g、玄参150g、玉竹150g、蝉蜕100g、红花150g、酸枣仁200g、柏子仁200g、党参200g、龟胶150g。

【图解】

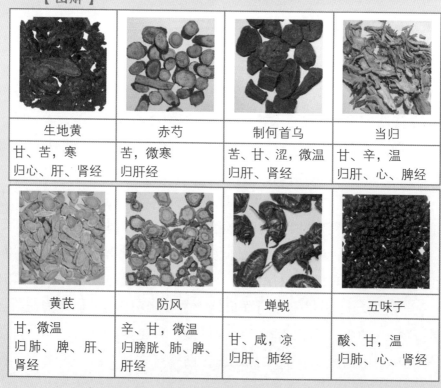

生地黄	赤芍	制何首乌	当归
甘、苦，寒 归心、肝、肾经	苦，微寒 归肝经	苦、甘、涩，微温 归肝、肾经	甘、辛，温 归肝、心、脾经
黄芪	防风	蝉蜕	五味子
甘，微温 归肺、脾、肝、肾经	辛、甘，微温 归膀胱、肺、脾、肝经	甘、咸，凉 归肝、肺经	酸、甘，温 归肺、心、肾经

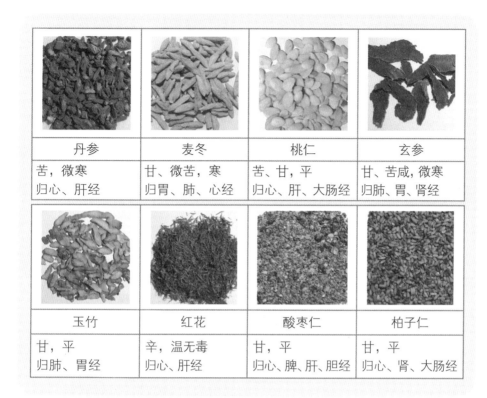

丹参	麦冬	桃仁	玄参
苦，微寒 归心、肝经	甘、微苦，寒 归胃、肺、心经	苦、甘、平 归心、肝、大肠经	甘、苦咸，微寒 归肺、胃、肾经
玉竹	红花	酸枣仁	柏子仁
甘，平 归肺、胃经	辛，温无毒 归心、肝经	甘，平 归心、脾、肝、胆经	甘，平 归心、肾、大肠经

【治法】 气血双补，安神止痒。

【制法】 膏剂。如上药除龟胶外，其余药加水煎煮 3 次，滤汁去渣，加热浓缩为膏，再将龟胶炖烊，冲入清膏和匀，最后加蜂蜜 300g 收膏即成。

【功效】 滋阴养血，安神止痒。

【用法】 每次 15 ~ 20g，每日 2 次，在两餐之间，用温开水冲服。

膏方五：人参养荣膏

【来源】 此方是由《三因极一病症方论》人参养荣汤方加减而成。

【组成】 生晒参 150g、炒白术 200g、茯苓 200g、甘草 150g、陈皮 150g、黄芪 300g、当归 150g、白芍 200g、熟地黄 200g、五味子 150g、桂枝 150g、川芎 150g、乳香 150g、没药

150g、甘草 150g、生姜 200g、大枣 150、阿胶 250g。

【图解】

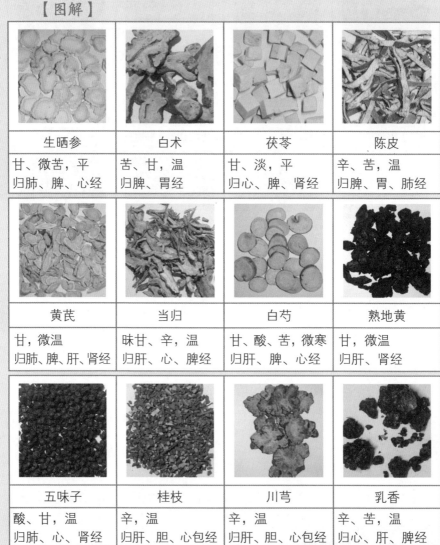

生晒参	白术	茯苓	陈皮
甘、微苦，平 归肺、脾、心经	苦、甘，温 归脾、胃经	甘、淡，平 归心、脾、肾经	辛、苦，温 归脾、胃、肺经
黄芪	当归	白芍	熟地黄
甘，微温 归肺、脾、肝、肾经	味甘、辛，温 归肝、心、脾经	甘、酸、苦，微寒 归肝、脾、心经	甘，微温 归肝、肾经
五味子	桂枝	川芎	乳香
酸、甘，温 归肺、心、肾经	辛，温 归肝、胆、心包经	辛，温 归肝、胆、心包经	辛、苦，温 归心、肝、脾经

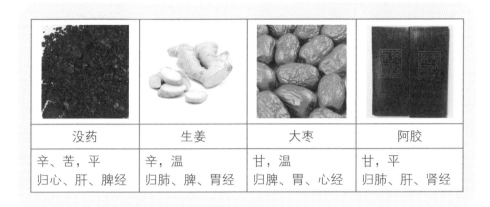

没药	生姜	大枣	阿胶
辛、苦，平 归心、肝、脾经	辛，温 归肺、脾、胃经	甘，温 归脾、胃、心经	甘，平 归肺、肝、肾经

【治法】　益气补血，养心安神。

【方解】　本方重用生晒参、熟地黄、阿胶，甘温益气补血，共为君药。黄芪、白术、五味子协生晒生益气健脾，当归助熟地补益阴血，同为臣药。白芍养血敛阴，川芎活血行气，使补而不滞；茯苓健脾渗湿；甘草、大枣助参、术健脾益气，乳香、没药活血化瘀，通络止痛，佐以桂枝温通经络，同时加以陈皮，行气和胃。

【制法】　膏剂。如上药除生晒参、阿胶外，其余药加水煎煮3 次，滤汁去渣，生晒参另煎，合并滤液，再加阿胶炖烊，加热浓缩为膏，最后加蜂蜜 300g 收膏即成。

【功效】　养血活血，健脾益气。

【用法】　每次 15 ~ 20g，每日 2 次，在两餐之间，用温开水冲服。

4. 注意事项

（1）本病应以预防为主，积极治疗原发病如手足癣、湿疹等。

（2）保持手足清洁。冬季用温热水浸泡手足，随后外涂滋润性油脂类护肤品。

（3）勿用碱性强的肥皂，以中性皂为好，避免接触脱脂性有机溶剂，一旦接触应立即清洗并涂润肤霜。

（4）因职业因素而引起的皲裂应加强防护措施，避免手足受到有害的物理性、化学性刺激。

二十四、马疥

马疥相当于西医学的结节性痒疹，是一种伴有巨痒、结节性损害的慢性炎症性皮肤病。皮损主要见于四肢伸侧和腰背部，尤以小腿伸侧为多。本病好发于中年人。

1. 西医病因病理

尚未明确。患者多为过敏性体质。昆虫叮咬常可促使本病发生。精神因素、胃肠功能障碍、内分泌失调亦与本病的发生相关。有人将本病视为局限性神经性皮炎的一种类型。

2. 临床表现

皮疹好发于四肢，尤以小腿伸部最为多见，严重时面、额、胸、背、腰、腹等处亦可发生。初为淡红色丘疹，迅速变为半球形结节，黄豆至蚕豆大小，顶端角化明显，成疣状外观，表面粗糙，红褐色或灰褐色，散在孤立，触之有坚实感。数目不定，数个至数十个不等，一般不相融合，孤立散在，有时呈条状排列。可由于剧烈搔抓发生表皮剥脱、出血及血痂。结节周围的皮肤有色素沉着或增厚，呈苔藓样改变。病程慢性，常迁延多年。

3. 组织病理

角化过度，棘层肥厚，表皮突向下，呈不规则向下，形成假性上皮瘤状，真皮血管扩张、水肿，血管周围有淋巴细胞、组织细胞、浆细胞等炎性浸润。表皮与真皮间存在粗大结缔组织形成等硬化现象。结节的中央或边缘存在明显的神经组织增生。

4. 辨证膏方

本病大多为感受风湿热毒，顽湿结聚，脉络瘀阻，营血不足，肌肤失养所致。

（1）风毒血瘀型

【症候】 皮疹日久不愈，呈坚实结节丘疹，色紫红或紫褐，皮肤肥厚，干燥粗糙；瘙痒阵作，大便干结，口干失眠；舌红，少苔，或舌紫暗，苔薄黄，脉细数或弦涩。

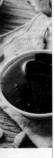

中医皮肤病证调养膏方

膏方：乌蛇桃红汤

【来源】 本方是朱仁康老中医经验方。

【组成】 乌梢蛇 90g、三棱 90g、莪术 90g、荆芥 90g、防风 90g、生地黄 120g、紫草 90g、红重楼 90g、蝉蜕 90g、甘草 60g、蜂房 90g、当归 150g、桃仁 150g、王不留行 100g、苍术 10g、炒白术 15g、陈皮 15g、枳壳 15g。

【图解】

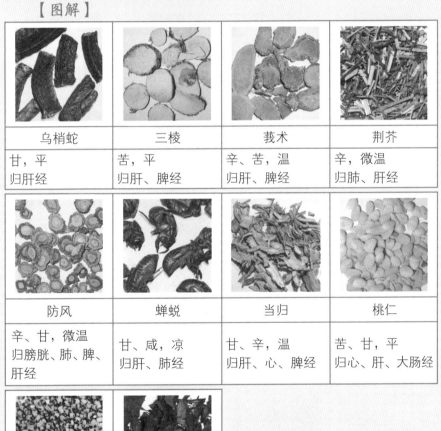

乌梢蛇	三棱	莪术	荆芥
甘，平 归肝经	苦，平 归肝、脾经	辛、苦，温 归肝、脾经	辛，微温 归肺、肝经
防风	蝉蜕	当归	桃仁
辛、甘，微温 归膀胱、肺、脾、肝经	甘、咸，凉 归肝、肺经	甘、辛，温 归肝、心、脾经	苦、甘，平 归心、肝、大肠经

王不留行	紫草
苦，平 归肝、胃经	甘，寒 归心、肝经

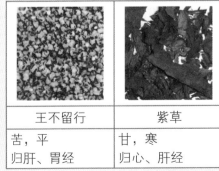

【治法】 搜风除湿、活血散结。

【制法】 膏剂。上药加水煎煮3次，虑汁去渣，加热浓缩为膏，最后加蜂蜜300g收膏即成。

【功效】 搜风除湿、活血散结。

【用法】 每次15～20g，每日2次，在两餐之间，用温开水冲服。

（2）湿热毒瘀型

【症候】 皮疹呈半球形隆起，色淡红或暗红，散在孤立，触之坚实，较多抓痕或血痂；大便稀溏；舌质红，苔黄，脉滑。

膏方一：本方是名中医吴立文教授治疗痒疹经验方

【组成】 当归150g、赤芍150g、生地黄200g、制何首乌300g、防风150g、白蒺藜150g、苍耳子150g、辛夷花150g、金银花150g、连翘200g、紫花地丁150g、银柴胡100g、乌梅100g、五味子100g、甘草100g、威灵仙150g。

【图解】

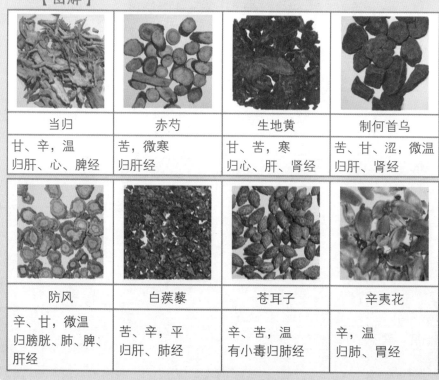

当归	赤芍	生地黄	制何首乌
甘、辛，温 归肝、心、脾经	苦，微寒 归肝经	甘、苦，寒 归心、肝、肾经	苦、甘、涩，微温 归肝、肾经
防风	白蒺藜	苍耳子	辛夷花
辛、甘，微温 归膀胱、肺、脾、肝经	苦、辛，平 归肝、肺经	辛、苦，温 有小毒归肺经	辛，温 归肺、胃经

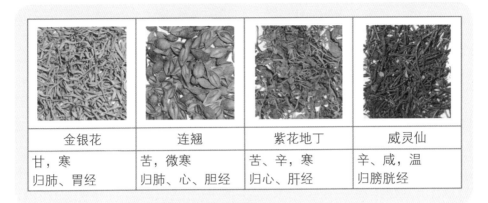

金银花	连翘	紫花地丁	威灵仙
甘，寒 归肺、胃经	苦，微寒 归肺、心、胆经	苦、辛，寒 归心、肝经	辛、咸，温 归膀胱经

【治法】　清热解毒，祛风除湿。

【制法】　膏剂。如上药加水煎煮 3 次，滤汁去渣，加热浓缩为膏，最后加蜂蜜 300g 收膏即成。

【功效】　清热燥湿，祛风止痒。

【用法】　每次 15 ~ 20g，每日 2 次，在两餐之间，用温开水冲服。

膏方二：乌蛇祛风汤

【来源】　本方是朱仁康老中医经验方。

【组成】　乌梢蛇 90g、羌活 90g、白芷 60g、荆芥 90g、防风 90g、马尾连 90g、黄芩 90g、金银花 90g、连翘 90g、甘草 60g、苦参 90g、红花 90g、桃仁 150g、鹿角胶 150g。

【图解】

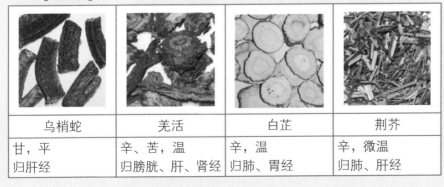

乌梢蛇	羌活	白芷	荆芥
甘，平 归肝经	辛、苦，温 归膀胱、肝、肾经	辛，温 归肺、胃经	辛，微温 归肺、肝经

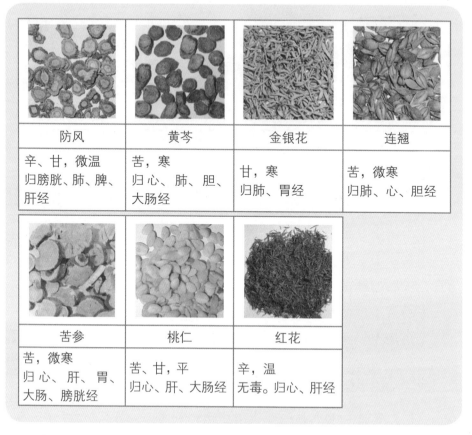

防风	黄芩	金银花	连翘
辛、甘，微温 归膀胱、肺、脾、肝经	苦，寒 归心、肺、胆、大肠经	甘，寒 归肺、胃经	苦，微寒 归肺、心、胆经

苦参	桃仁	红花	
苦，微寒 归心、肝、胃、大肠、膀胱经	苦、甘，平 归心、肝、大肠经	辛，温 无毒。归心、肝经	

【治法】 搜风除湿，活血散结。

【制法】 膏剂。如上药加水煎煮3次，滤汁去渣，加热浓缩为膏，鹿角胶烊化，冲入清膏和匀，最后加蜂蜜300g收膏即成。

【功效】 搜风除湿，活血散结。

【用法】 每次15～20g，每日2次，在两餐之间，用温开水冲服。

膏方三：青蒿方

【来源】 湖北省中医名师皮先明教授经验方。

【组成】 赤芍150g、牡丹皮200g、大青叶150g、紫草200g、黄芩150g、白鲜皮150g、土茯苓300g、苦参150g、蝉蜕60g、白僵蚕100g、全蝎60g、蜈蚣15条、黄连100g、黄柏150g、栀子150g、川芎150g、当归150g、生地黄200g、路路通100g、枳壳150g、威灵仙150g、生甘草150g。

【图解】

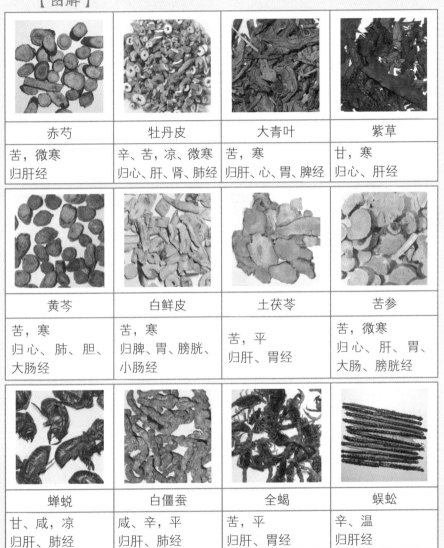

赤芍	牡丹皮	大青叶	紫草
苦，微寒 归肝经	辛、苦，凉、微寒 归心、肝、肾、肺经	苦，寒 归肝、心、胃、脾经	甘，寒 归心、肝经
黄芩	白鲜皮	土茯苓	苦参
苦，寒 归心、肺、胆、大肠经	苦，寒 归脾、胃、膀胱、小肠经	苦，平 归肝、胃经	苦，微寒 归心、肝、胃、大肠、膀胱经
蝉蜕	白僵蚕	全蝎	蜈蚣
甘、咸，凉 归肝、肺经	咸、辛，平 归肝、肺经	苦，平 归肝、胃经	辛、温 归肝经

【治法】　凉血解毒，搜风除湿。

【制法】　膏剂。如上药蝉蜕、白僵蚕、全蝎、蜈蚣先煎半小时，与其他药物加水煎煮3次，滤汁去渣，加热浓缩为膏，最后加蜂蜜300g收膏即成。

【功效】　清热凉血，搜风止痒。

【用法】　每次 15 ~ 20g，每日 2 次，在两餐之间，用温开水冲服。

膏方四：全虫方

【来源】　名老中医朱仁康经验方。

【组成】　乌梢蛇 90g、全蝎 60g、槐花 150g、苦参 150g、炒枳壳 150g、白鲜皮 150g、刺蒺藜 150g、皂角刺 120g、猪牙皂 60g、威灵仙 150g、黄柏 150g、赤芍 150g、牡丹皮 200g、陈皮 150g、生白术 150g、生甘草 150g。

【图解】

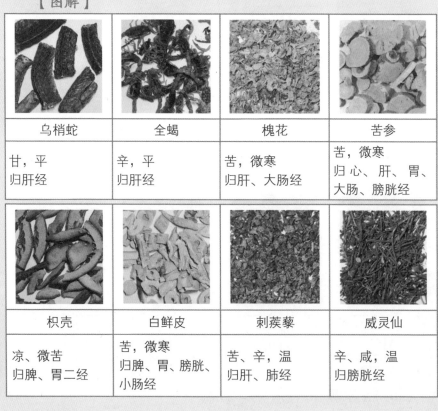

乌梢蛇	全蝎	槐花	苦参
甘，平 归肝经	辛，平 归肝经	苦，微寒 归肝、大肠经	苦，微寒 归心、肝、胃、大肠、膀胱经

枳壳	白鲜皮	刺蒺藜	威灵仙
凉、微苦 归脾、胃二经	苦，微寒 归脾、胃、膀胱、小肠经	苦、辛，温 归肝、肺经	辛、咸，温 归膀胱经

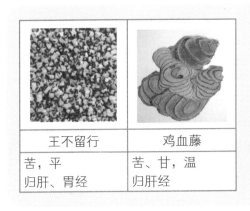

王不留行	鸡血藤
苦，平 归肝、胃经	苦、甘、温 归肝经

【治法】　搜风除湿，清热活血。

【制法】　膏剂。如上药加水煎煮 3 次，滤汁去渣，加热浓缩为膏，最后加蜂蜜 300g 收膏即成。

【功效】　搜风止痒，清热除湿。

【用法】　每次 15～20g，每日 2 次，在两餐之间，用温开水冲服。

5. 注意事项

服药期间，忌海鲜、辛辣。

（1）生活要有规律，注意劳逸结合。讲究卫生，勤剪指甲，衣着应宽大、柔软、透气，内衣要勤换洗。尽量做到少抓或不抓，防止因抓破皮损继发感染，搔抓会使皮损变硬变厚，影响治疗。避免强烈冷热刺激。防止昆虫叮咬和一切不良的外界刺激。

（2）多食富含维生素的食物，禁食辛辣刺激性食物，忌饮酒，不食鱼虾。

（3）病人要有耐心，树立战胜疾病的信心。生活规律，心胸开朗。

二十五、猫眼疮

猫眼疮相当于西医学的多形红斑，是一种以靶形或虹膜状红斑为典型损害的自限性急性炎症性皮肤病。

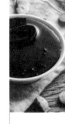

1. 西医病因病理

病因不明，目前认为是抗原—抗体变态反应，可能有感染、药物等变应原。

2. 临床表现

好发于夏秋季节，女性多于男性，10~30岁者为高发病率人群。前驱症状有头痛、低热、四肢倦怠、食欲不振、关节肌肉疼痛和咽喉疼痛。皮疹多形性，有红斑、丘疹、水疱、大疱、紫癜、风团等。按皮疹特点临床可分为斑疹—丘疹型、水疱—大疱型和重症型。

（1）斑疹—丘疹型

此型最常见，也最轻。皮损常对称分布，好发于四肢远端的手足背、前臂和踝部等处。皮疹以红斑及丘疹为主，亦可见水疱、大疱、紫癜或风团等。初起为0.5~1cm大小水肿性圆形红斑或淡红色扁平丘疹，有时周围可见苍白晕。皮疹呈离心性扩大，1~2天内直径可达1~2cm。特征性损害为红斑中央略凹陷，其色较边缘略深，呈暗红色或紫红色，有时中央为一水疱或紫癜，形成虹膜样损害，称靶形红斑或虹膜状红斑。伴有轻度瘙痒。黏膜损害较轻或无，无显著全身症状。本病损害可分批出现，皮损消退后可有暂时性色素沉着。整个病程2~4周。本型易复发。

（2）水疱—大疱型

以集簇或散在性水疱或大疱为主要皮疹。可由斑疹—丘疹型发展而来，亦可直接在红斑基础上发生水疱和大疱。疱壁较厚，有张力，不易破溃，有时为血疱。皮损分布较为广泛，除发生在四肢远端外，躯干部皮肤、口腔及生殖器等处黏膜也常受累，出现潮红、丘疹、糜烂和浅溃疡。眼可发生卡他性结膜炎，少数侵犯角膜和巩膜。全身症状有关节痛、发热、蛋白尿和血沉增快等。

（3）重症型

即重症大疱性红斑，前驱症状明显，可有头痛、高热、乏力、口腔与扁桃体肿痛。起病急骤。全身情况严重，患者可在短期内进

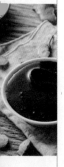

入衰竭状态。皮损常广泛分布于全身各处，有水肿性红斑、水疱、大疱、血疱和瘀斑等。黏膜损害发生早且严重，口腔、鼻、咽、眼、尿道、肛门和呼吸道黏膜广泛累及，发生大片糜烂和坏死，出现严重毒血症状，患者可伴发支气管肺炎、消化道出血、关节炎、心肌炎、心包炎、脑水肿和肝、肾损害而死亡。

本型的眼损害是最严重的，发生率高，约91%。包括角膜炎、角膜溃疡、虹膜炎、虹膜粘连、脓肿性结膜炎，并可导致视力下降或失眠。本型常见于儿童，男性多于女性，病程 3～6 周，病死率为 5%～15%。

3. 组织病理

（1）真皮型

真皮乳头水肿，形成表皮下水疱，真皮上部有显著血管炎改变。血管周围有淋巴细胞浸润。

（2）表皮型

表皮角质形成细胞出现程度不同的坏死，严重者基底细胞液化变性。

（3）表皮真皮混合型

此型最常见。沿表皮的真皮边缘部分，毛细血管周围淋巴细胞浸润，基底细胞液化变性形成表皮下水疱，部分角质形成细胞变性坏死，细胞内水肿及海绵形成。

4. 辨证膏方

中医认为本病多因外感风寒之邪，营卫失和，气血凝滞，日久郁而化热，火毒炽盛，蕴结于肌肤；或因素体脾胃湿热内蕴，复感风热之邪而发；病机日久，正气亏虚，血虚毒恋，形成虚实夹杂之证。

（1）寒湿阻络症

【症候】 皮损暗红，痒痛交加，遇冷加重，好发于四肢末端，皮温偏低；可伴有恶风，形寒肢冷，腹痛便溏；苔薄白，脉濡缓。

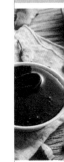

膏方：当归四逆汤

【来源】　此方是由《伤寒论》当归四逆汤加减而成。

【组成】　当归200g、白芍200g、桂枝100g、细辛30g、炙甘草100g、通草150g、黄芪200g、白芥子150g、生姜150g、川芎150g、炒白术150g、陈皮150g、桃仁150g、红花150g、鹿角胶200g、荆芥150g、防风150g。

【图解】

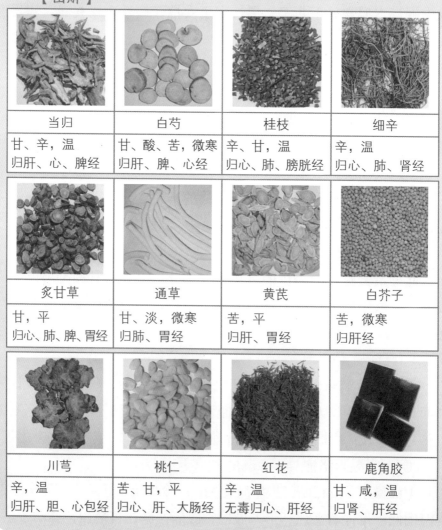

当归	白芍	桂枝	细辛
甘、辛，温 归肝、心、脾经	甘、酸、苦，微寒 归肝、脾、心经	辛、甘，温 归心、肺、膀胱经	辛，温 归心、肺、肾经
炙甘草	通草	黄芪	白芥子
甘，平 归心、肺、脾、胃经	甘、淡，微寒 归肺、胃经	苦，平 归肝、胃经	苦，微寒 归肝经
川芎	桃仁	红花	鹿角胶
辛，温 归肝、胆、心包经	苦、甘，平 归心、肝、大肠经	辛，温 无毒归心、肝经	甘、咸，温 归肾、肝经

【治法】　温经散寒，活血化瘀。

【方解】　本方重用当归温通血脉，为君药；白芍益阴敛营，与当归合用，养血补血，以充血脉；桃仁、红花，活血祛瘀，行血脉之郁滞，川芎性温，善走窜，助当归行血活血；桂枝、细辛、白芥子温经散寒，活血通脉，黄芪、炒白术、陈皮益气健脾，以资化源，助归、芍补营血，加以通草通利关节。诸药相合，使营血气充，血脉温通，寒湿自除。

【制法】　膏剂。如上药除鹿角胶外，其余药加水煎煮3次，滤汁去渣，加热浓缩为膏，再将鹿角胶炖烊，冲入清膏和匀，最后加蜂蜜300g收膏即成。

【功效】　温阳散寒，除湿止痛。

【用法】　每次15～20g，每日2次，在两餐之间，用温开水冲服。

（2）阴虚内热症

【症候】　皮损暗红，瘙痒，夜间加重；可伴口干咽干，五心烦热；苔薄白，脉缓。

膏方：知柏地黄丸

【来源】　本方来源于《医方考》知柏地黄丸加减。

【组成】　熟地黄240g、淮山药120g、山茱萸120g、茯苓90g、牡丹皮90g、泽泻90g、知母90g、黄柏90g、皂角刺150g、淡竹叶150g、车前子150g、金银花150g、连翘150g、白芷150g、地骨皮150g、银柴胡150g。

【图解】

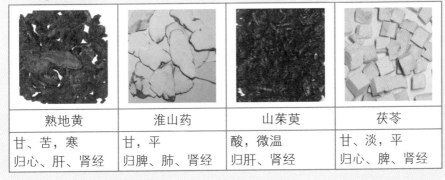

熟地黄	淮山药	山茱萸	茯苓
甘，苦，寒	甘，平	酸，微温	甘，淡，平
归心、肝、肾经	归脾、肺、肾经	归肝、肾经	归心、脾、肾经

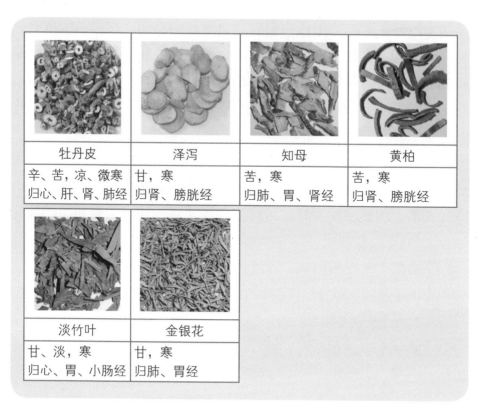

牡丹皮	泽泻	知母	黄柏
辛、苦，凉、微寒 归心、肝、肾、肺经	甘，寒 归肾、膀胱经	苦，寒 归肺、胃、肾经	苦，寒 归肾、膀胱经

淡竹叶	金银花
甘、淡，寒 归心、胃、小肠经	甘，寒 归肺、胃经

【治法】 滋阴降火，清心解毒。

【方解】 原方重用熟地黄，味甘纯阴，主入肾经，长于滋阴补肾，填精益髓，为君药。山茱萸酸温，主入肝经，滋补肝肾，秘涩精气；山药甘平，主入脾经，"健脾补虚，涩精固肾"，补后天以充先天，同为臣药。君臣相协，不仅滋阴益肾之力相得益彰，而且兼具养肝补脾之效。肾为水脏，肾元虚缓每致水浊内停，故又以泽泻利湿泄浊，阴虚阳无所制，故以牡丹皮清泄相火，茯苓淡渗利湿，山药健运以充后天之本，三补三泄，补泄兼施。本方加以知母、黄柏、地骨皮、银柴胡，加强清泄虚热之力，皂角刺、金银花、连翘、白芷清热解毒，清除伏火，车前子、淡竹叶清心利尿，使湿浊之邪从小便而利。

【制法】 膏剂。如上药加水煎煮 3 次，滤汁去渣，加热浓缩为膏，最后加蜂蜜 300g 收膏即成。

【功效】　滋阴降火，清心解毒。

【用法】　每次 15 ~ 20g，每日 2 次，在两餐之间，用温开水冲服。

5. 注意事项

（1）停用可疑药物。

（2）因风寒引起者要注意防寒，避免病情加重。

（3）重症者全身肌肤大疱糜烂、渗液，创面暴露，应注意防止皮损感染。

（4）忌食鱼虾海鲜及姜、蒜、韭、辣椒等发物。

二十六、摄领疮

摄领疮相当于西医学的神经性皮炎，又名慢性单纯性苔藓，是一种由神经功能障碍引起的阵发性剧烈瘙痒和皮肤苔藓样变的常见慢性皮肤病。好发于颈项、眼睑、四肢伸侧、外阴、骶尾等部位。

1. 西医病因病理

具体的病因及发病机理还不十分清楚。神经系统功能障碍，患者多伴有精神紧张、焦虑、抑郁等神经官能症状，因此一般认为本病的发病与大脑皮质的抑制和兴奋功能失调有关。硬领机械性摩擦、日光照射、长期消化不良或便秘、内分泌紊乱、酒精中毒、感染性病灶致敏等因素可促发本病。

2. 临床表现

本病以 20 ~ 40 岁青、壮年多发，老年及儿童少见。根据皮肤受累范围大小，可将本病分为两型。如皮损局限于某一部位时，称"局限性神经性皮炎"；若皮损分布广泛，则称为"泛发性神经性皮炎"或"播撒性神经性皮炎"。

（1）局限性神经性皮炎

好发于颈后、颈侧、腕、踝、小腿、尾骶部、会阴、阴囊、上眼睑、耳后或外耳孔等部位。初起表现为局限皮肤阵发性瘙痒，无皮疹发生。经常摩擦或搔抓后，出现成群粟粒至米粒大小，正常皮肤色、淡褐色或淡红色，圆形或多角形扁皮丘疹，质坚实，表面覆少许糠状鳞屑。久之，丘疹渐融合，形成边界清楚、皮纹加深和皮嵴隆起的苔藓样变，表面可见有抓痕或血痂及轻度色素沉着。自觉阵发性瘙痒。

（2）播散性神经性皮炎或泛发性神经性皮炎

好发于成人及老年，皮疹分布广泛，皮损与局限性神经性皮炎相似。自觉奇痒难忍，搔抓后可出现表皮剥脱及血痂，不同程度地影响工作和睡眠。

3. 组织病理

可见角化过度，棘层肥厚，表皮突延长，细胞内及细胞间水肿，基层较多色素颗粒。真皮浅层高度水肿，血管及淋巴管水肿、扩张，血管周围有淋巴细胞、白细胞、浆细胞及肥大细胞，少见胶原纤维和张力纤维肿胀。

4. 辨证膏方

本病多因湿热之邪阻滞肌肤，以致气血运行失调，肌肤失去濡养而成；或因肝火郁滞，情志不遂，郁闷不舒，心火上炎所致；或因脾湿蕴热，日久耗伤阴血，血虚化燥生风。

（1）湿毒蕴肤症

【症候】 皮损成片，粗糙肥厚，阵发剧痒，伴有部分皮损潮红、糜烂、湿润和血痂；舌红，苔薄黄或黄腻，脉濡缓。

膏方一：乌蛇桃红汤

【来源】 本方是朱仁康老中医经验方。

【组成】 乌梢蛇90g、三棱90g、莪术90g、荆芥90g、防风90g、生地黄120g、紫草90g、红重楼90g、蝉蜕90g、甘草60g、蜂房90g、当归150g、桃仁150g、王不留行100g、苍术10g、炒白术15g、陈皮15g、枳壳15g。

【图解】

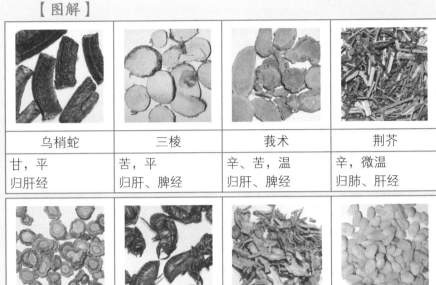

乌梢蛇	三棱	莪术	荆芥
甘，平 归肝经	苦，平 归肝、脾经	辛、苦，温 归肝、脾经	辛，微温 归肺、肝经

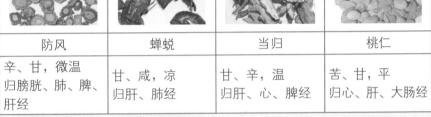

防风	蝉蜕	当归	桃仁
辛、甘，微温 归膀胱、肺、脾、肝经	甘、咸，凉 归肝、肺经	甘、辛，温 归肝、心、脾经	苦、甘，平 归心、肝、大肠经

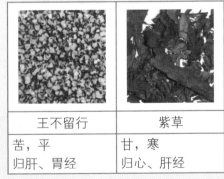

王不留行	紫草
苦，平 归肝、胃经	甘，寒 归心、肝经

【治法】　搜风除湿，活血散结。

【制法】　膏剂。上药加水煎煮3次，滤汁去渣，加热浓缩为膏，最后加蜂蜜300g收膏即成。

【功效】　搜风除湿，活血散结。

【用法】　每次15～20g，每日2次，在两餐之间，用温开水冲服。

膏方二：全虫方

【来源】 本方是朱仁康老中医经验方。

【组成】 乌梢蛇 90g、全蝎 60g、槐花 150g、苦参 150g、炒枳壳 150g、白鲜皮 150g、刺蒺藜 150g、皂角刺 120g、猪牙皂 60g、威灵仙 150g、黄柏 150g、炒白术 15g、陈皮 15g、枳壳 15g。

【图解】

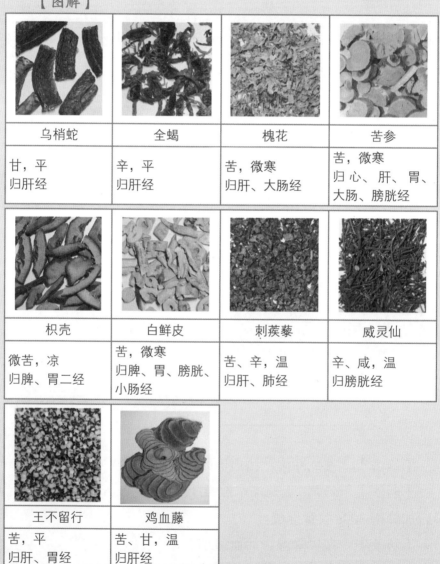

乌梢蛇	全蝎	槐花	苦参
甘，平 归肝经	辛，平 归肝经	苦，微寒 归肝、大肠经	苦，微寒 归心、肝、胃、大肠、膀胱经

枳壳	白鲜皮	刺蒺藜	威灵仙
微苦，凉 归脾、胃二经	苦，微寒 归脾、胃、膀胱、小肠经	苦、辛，温 归肝、肺经	辛、咸，温 归膀胱经

王不留行	鸡血藤
苦，平 归肝、胃经	苦、甘，温 归肝经

【治法】　搜风除湿，清热燥湿。

【制法】　膏剂。如上药加水煎煮 3 次，滤汁去渣，加热浓缩为膏，最后加蜂蜜 300g 收膏即成。

【功效】　搜风止痒，清热除湿。

【用法】　每次 15 ~ 20g，每日 2 次，在两餐之间，用温开水冲服。

（2）血虚风燥症

【症候】　皮损粗糙肥厚，伴有脱屑，阵发剧痒，夜间加重，病程较长，伴有头晕，心悸怔忡，气短乏力，妇女月经过多等；舌红，苔薄白，脉细。

膏方一：当归饮子方

【来源】　此方是由《重订严氏济生方》卷六当归饮子方加减而成。

【组成】　川芎 150g、当归 200g、白芍 300g、生地黄 300g、桃仁 150g、红花 150g、防风 150g、白蒺藜 150g、荆芥 150g、制何首乌 150g、黄芪 200g、乌梢蛇 150g、蝉蜕 100g、炒白术 150g、党参 200g、陈皮 150g、甘草 150g、龟板胶 200g。

【图解】

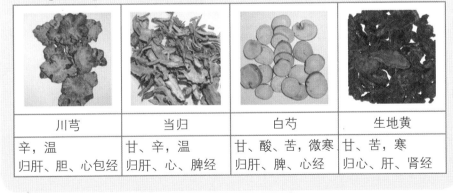

川芎	当归	白芍	生地黄
辛，温 归肝、胆、心包经	甘、辛，温 归肝、心、脾经	甘、酸、苦，微寒 归肝、脾、心经	甘、苦，寒 归心、肝、肾经

193

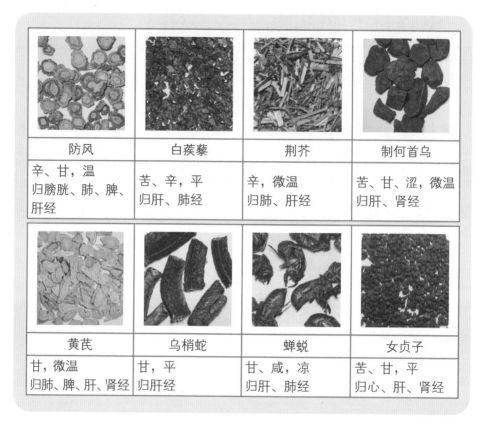

防风	白蒺藜	荆芥	制何首乌
辛、甘，温 归膀胱、肺、脾、肝经	苦、辛，平 归肝、肺经	辛，微温 归肺、肝经	苦、甘、涩，微温 归肝、肾经

黄芪	乌梢蛇	蝉蜕	女贞子
甘，微温 归肺、脾、肝、肾经	甘，平 归肝经	甘、咸，凉 归肝、肺经	苦、甘，平 归心、肝、肾经

【治法】 养血润燥，祛风止痒。

【方解】 本方川芎、当归、生地黄、白芍滋阴养血，辅以西洋参、黄芪、炙甘草益气行血，气行则血行，荆芥、防风、蝉蜕、白蒺藜开发腠理，透解郁滞肌肤的风毒之邪，佐以乌梢蛇，活血祛风，龟胶养阴清虚热，党参、黄芪、白术健脾益气，陈皮和胃化湿，甘草调和诸药，全方共奏养血活血，祛风除湿之效。

【制法】 膏剂。如上药除龟胶外，其余药加水煎煮3次，滤汁去渣，加热浓缩为膏，再将龟胶炖烊，冲入清膏和匀，最后加蜂蜜300g收膏即成。

【功效】 滋阴养血，益气固表，祛风止痒。

【用法】 每次15～20g，每日2次，在两餐之间，用温开水冲服。

膏方二：四物消风饮

【来源】 《医宗金鉴》四物消风饮加减。

【组成】 生地黄 200g、当归 100g、荆芥 150g、防风 150g、赤芍 150g、牡丹皮 200g、川芎 100g、白鲜皮 150g、蝉蜕 100g、牛蒡子 150g、独活 150g、皂角刺 150g、生黄芪 200g、白术 150g、陈皮 60g、甘草 60g、丹参 300g、桃仁 150g、白蒺藜 200g、龟胶 250g。

【图解】

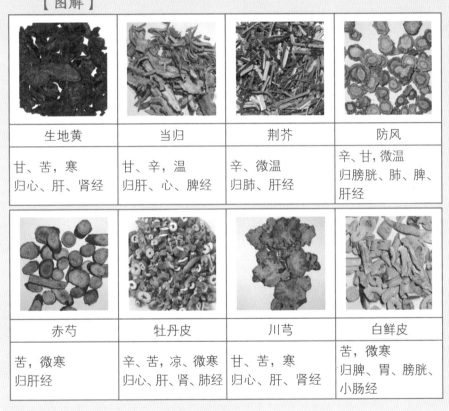

生地黄	当归	荆芥	防风
甘、苦，寒 归心、肝、肾经	甘、辛，温 归肝、心、脾经	辛、微温 归肺、肝经	辛、甘，微温 归膀胱、肺、脾、肝经

赤芍	牡丹皮	川芎	白鲜皮
苦，微寒 归肝经	辛、苦，凉、微寒 归心、肝、肾、肺经	甘、苦，寒 归心、肝、肾经	苦，微寒 归脾、胃、膀胱、小肠经

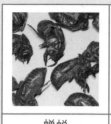	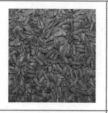	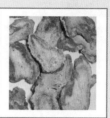
蝉蜕	牛蒡子	独活
甘、咸，凉 归肝、肺经	辛、苦，寒 归肺、胃经	辛、苦，微温 归肾、膀胱经

【治法】　养血祛风，清热除湿。

【方解】　方中荆芥、防风、牛蒡子、蝉蜕、白蒺藜开发腠理，透解郁滞肌肤的风毒之邪而止痒，共为君药，乃"痒自风来，止痒必先疏风"之意。川芎、当归、生地黄滋阴养血，治风先治血，血行风自灭，赤芍、丹皮清热凉血，桃仁、丹参、皂角刺活血化瘀，共奏凉血活血之效，黄芪、白术、陈皮、甘草健脾益气，助川芎、当归、生地滋阴养血，单用独活以为，散寒燥湿，清除郁滞之湿邪。

【制法】　膏剂。如上药除龟胶外，其余药加水煎煮 3 次，滤汁去渣，加热浓缩为膏，再将龟胶隔水炖烊，冲入清膏和匀，最后加蜂蜜 300g 收膏即成。

【功效】　养血活血，祛风止痒。

【用法】　每次 15 ~ 20g，每日 2 次，在两餐之间，用温开水冲服。

5. 注意事项

（1）注意生活规律，保证充足的睡眠与休息，保持精神和情绪的稳定。

（2）避免各种机械性、物理性刺激。

（3）忌食各种辛辣刺激性食物。

二十七、松皮癣

松皮癣相当于西医学的银屑病，是一种常见的慢性复发性炎症

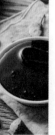

性皮肤病。基本皮损为红斑、丘疹，或斑块上覆有多层银白色鳞屑。

1. 西医病因病理

至今尚未完全明确。目前认为是一种可由多种因素引起的免疫介导性疾病。

（1）遗传因素

本病有家族史者，国内调查约20%，国外报告10%～80%不等；父母均患病的患者，发病率高于单亲患病或父母健康的患者；单卵双生儿发病情况类似，双卵双生儿无此倾向；患者有种族差异；银屑病患者组织相容性抗原（HLA）中的某些抗原频率明显增高。以上证据说明该病与遗传有关。

（2）免疫因素

患者血清中的免疫球蛋白IgA、IgE、IgG、IgM增高或降低，皮损内有许多T细胞，角质形成细胞上的黏附分子表达为免疫依赖性等。

（3）感染因素

约6%的病例有上呼吸道感染或扁桃体炎的病史，应用抗菌药物常有较好效果。也有患者在扁桃体摘除后皮疹消退。

（4）其他

精神因素、外伤、妊娠、手术、气候变化、潮湿、理化因素、药物、内分泌变化、刺激性食物等对银屑病的发生有一定的影响。

2. 临床表现

银屑病一般分为四型：寻常型、脓疱型、关节型和红皮病型。

（1）寻常型银屑病

是临床最常见的一型。皮损好发于头皮和四肢伸侧，对称分布。初起为边界清楚的粟粒至绿豆大小的斑丘疹，皮疹逐渐增多、扩大或融合成斑片，周围有炎性红晕表面覆有较厚的银白色鳞屑。鳞屑容易刮除，刮除后可见淡红色发亮的半透明膜，称为"薄膜现象"。刮除薄膜则见露珠样小出血点，称"点状出血现象"，即Auspitz征。银白色鳞屑、薄膜现象、点状出血现象的本病的特征性表现，具有诊断价值。皮损形态多样，如点滴状、钱币状、地图状、回状、疣状等。发于头部者，发呈束状；发于指（趾）的，甲板常有"顶针样"凹陷、增厚、失去光泽，甚至脱落；黏膜损害常见于龟头、包皮内侧，为边界清楚的淡红色或白色浸润斑，刮之见银白色鳞屑及点状出血。病程长，可持续数年至数十年，病情可反复发生。

按病程分为三期。

进行期（进展期）。新皮疹不断出现，原有皮损不断扩大，鳞屑增厚，炎症明显，周围有红晕，外伤、针刺、摩擦或注射可在受刺激部位诱发新的皮疹，即 Koebner 现象（同形反应）。

静止期（稳定期）。基本无新皮疹出现，旧皮疹也无明显变化，病情稳定。

消退期（退行期）。皮疹炎症渐消退，颜色变浅，鳞屑变薄，皮疹逐渐缩小，愈后留有色素沉着斑或色素减退斑。一般上肢、躯干皮疹消退较快，下肢、头皮较慢。

（2）脓疱型银屑病

泛发性脓疱型银屑病。急性发病，伴高热、全身不适、乏力及关节肿胀。全身各处均可发疹，但以四肢及皱襞部多见。在寻常型银屑病的基本损害上，出现密集的针尖至粟粒大小的黄白色无菌小脓疱，表面覆有鳞屑，部分增大融合成"脓湖"。口腔黏膜可见集簇或多数散在小脓疱，指（趾）甲可出现萎缩、碎裂或溶解，常伴有沟状舌。病程可达数月或更久，不多数呈周期性发作。

掌跖脓疱型银屑病。皮疹局限于手掌及足跖部，对称分布，掌部首先出现于大小鱼际，足跖部好发于跖中部及内侧。在对称性红斑上很快出现粟粒大小的脓疱，疱壁厚，不易破裂。1~2周后脓疱干涸、结痂、脱屑，鳞屑下反复出现成群的新脓疱。自觉痒痛。反复发作，时轻时重，经久不愈。指（趾）甲受累可出现点状凹陷、横沟、纵嵴、混沌、肥厚，严重者甲下积脓。身体其他部位常可见银屑病皮疹。

（3）关节型银屑病

多继发于寻常型银屑病或其多次反复恶化后，或与脓疱型、红皮病型银屑病并发。除银屑病皮疹外，同时出现关节症状。主要为非对称性外周多关节炎，手、腕、足等小关节，特别是指（趾）末端关节多见，也可累及脊柱等大关节。受累关节可出现红肿疼痛、晨僵、活动受限及畸形，甚至强直。病程慢性，呈进行性发展。伴有发热、贫血、肝脾淋巴结肿大等全身症状。

（4）红皮病型银屑病

是较少见的一种银屑病。常因治疗不当引起，如寻常型银屑病进行期患者外用刺激性较强或不适当的药物，长期大量应用糖皮质激素后减量过快或骤然停药；或见于泛发性脓疱型银屑病脓疱消退的过程中。表现为全身皮肤弥漫潮红、浸润、肿胀，表面覆有大量鳞屑，不断脱落。皮疹间可出现小片正常皮肤（称为"皮岛"），手足可见整片角质剥脱，指（趾）甲混浊、肥厚、变形，甚至脱落，口鼻黏膜充血，伴畏寒、发热、头痛等全身不适症状，浅表淋巴结肿大。病情顽固，常复发。

3. 组织病理

寻常型银屑病以表皮角化不全为主，伴有角化过度，颗粒层变薄或消失，棘层肥厚，表皮突延长，真皮乳头呈杵状向上延长，乳头上方表皮变薄，角质层内或其下方可见 Munro 微脓肿。脓疱型和红皮病型银屑病的病理与寻常型基本相同。脓疱型角化不全及表皮突延长较轻，在棘层上部出现海绵状脓疱，即 Kogoj 海绵状微脓疱，疱内为中性粒细胞，真皮内主要为淋巴细胞、组织细胞和少数中性粒细胞浸润。红皮病型炎症显著，主要是真皮上部水肿、毛细血管扩张等变化。

4. 辨证膏方

本病总由营血亏虚，血热内蕴，生风化燥，肌肤失养而成。初起多由血分有热，或湿热蕴积，复感外邪，致营卫失和，气血失调，郁于肌表而成；病久或因邪郁化火，耗伤阴血，气血失和，化燥生风，肌肤失养；或脉络阻滞，气血凝结；此外，饮食不节、肝肾亏虚或冲任失调可导致营血亏虚；治疗不当，兼感毒邪，或邪郁日久，燥热成毒，热毒入营血，内侵脏腑，而成气血两燔。

（1）血虚风燥症

【症候】 多见于寻常型银屑病静止期。病情稳定，皮损不再扩大，基本无新皮疹出现，旧皮疹也不见消退，皮疹色淡红，皮肤干燥、瘙痒；可伴有头晕眼花，面色无华；舌质淡红，苔薄白，脉沉细。

膏方一：滋阴润燥膏

【来源】 此方是由《重订严氏济生方》卷六当归饮子方加减而成。

【组成】 川芎 150g、当归 200g、生白芍 300g、生地黄 300g、防风 150g、白蒺藜 150g、荆芥 150g、制何首乌 150g、黄芪 200g、乌梢蛇 150g、蝉蜕 100g、女贞子 100g、旱莲草 100g、炒白术 150g、西洋参 50g、炙甘草 150g、龟胶 200g、生姜三两。

【图解】

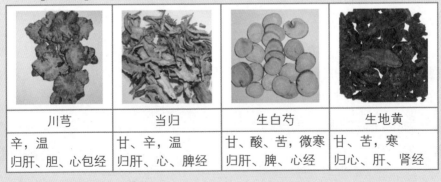

川芎	当归	生白芍	生地黄
辛，温 归肝、胆、心包经	甘、辛，温 归肝、心、脾经	甘、酸、苦，微寒 归肝、脾、心经	甘、苦，寒 归心、肝、肾经

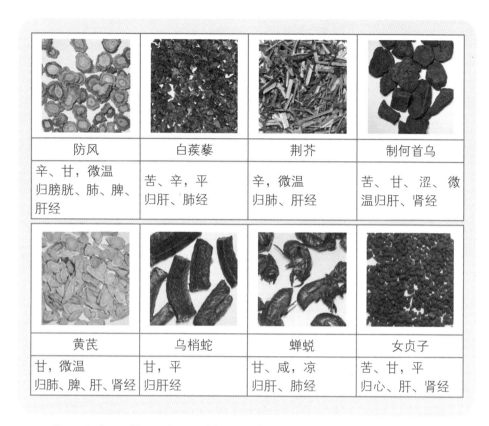

防风	白蒺藜	荆芥	制何首乌
辛、甘，微温 归膀胱、肺、脾、肝经	苦、辛，平 归肝、肺经	辛，微温 归肺、肝经	苦、甘、涩、微温归肝、肾经
黄芪	乌梢蛇	蝉蜕	女贞子
甘，微温 归肺、脾、肝、肾经	甘，平 归肝经	甘、咸，凉 归肝、肺经	苦、甘，平 归心、肝、肾经

【治法】 养血活血，祛风止痒。

【方解】 本方川芎、当归、生地黄、白芍滋阴养血，辅以西洋参、黄芪、炙甘草益气行血，气行则血行，荆芥、防风、蝉蜕、白蒺藜开发腠理，透解郁滞肌肤的风毒之邪，佐以乌梢蛇，血肉有情之品，活血祛风，龟胶、女贞子、墨旱莲活血养阴，加以炒白术健脾燥湿，全方共奏养血活血，祛风除湿之效。

【制法】 膏剂。如上药除西洋参、龟胶外，其余药加水煎煮3次，滤汁去渣，西洋参另煎，合并滤液，加热浓缩为膏，再将龟胶炖烊，冲入清膏和匀，最后加蜂蜜300g收膏即成。

【功效】 滋阴养血，益气固表，祛风止痒。

【用法】 每次15～20g，每日2次，在两餐之间，用温开水冲服。

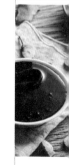

膏方二：当归地黄膏

【来源】　此方是由《兰室秘藏》当归六黄汤方加减而成。

【组成】　当归150g、熟地黄200g、生地黄200g、白芍250g、生晒参150g、党参200g、黄芪300g、炒白术150g、茯苓150g、陈皮150g、甘草150g、黄芩150g、黄连60g、黄柏150g、知母200g、龟胶150g。

【图解】

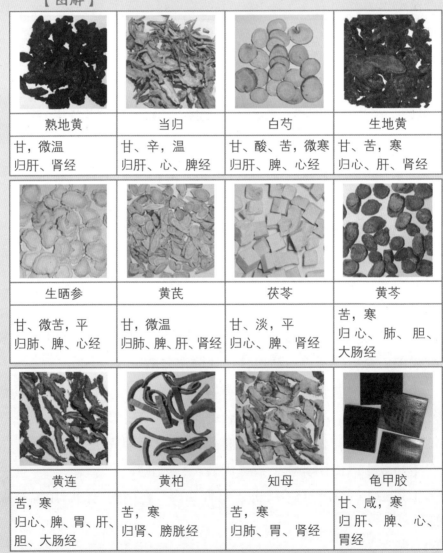

熟地黄	当归	白芍	生地黄
甘，微温 归肝、肾经	甘、辛，温 归肝、心、脾经	甘、酸、苦，微寒 归肝、脾、心经	甘、苦，寒 归心、肝、肾经
生晒参	黄芪	茯苓	黄芩
甘、微苦，平 归肺、脾、心经	甘，微温 归肺、脾、肝、肾经	甘、淡，平 归心、脾、肾经	苦，寒 归心、肺、胆、大肠经
黄连	黄柏	知母	龟甲胶
苦，寒 归心、脾、胃、肝、胆、大肠经	苦，寒 归肾、膀胱经	苦，寒 归肺、胃、肾经	甘、咸，寒 归肝、脾、心、胃经

【治法】 滋阴泻火，固表止汗。

【方解】 本方当归、生地黄、熟地黄、白芍同用，入肝肾以滋阴养血，育阴制火，为君药。黄芩、黄连、黄柏合用以泻火除烦，坚阴止汗，同时黄柏配知母，龟胶滋阴清热，为臣药。君臣相伍，育阴清热。火与元气不相立，壮火食气，且汗多可致气津两伤，表气不固，固用生晒参补益元气，佐以党参、黄芪、炒白术、茯苓、甘草健脾益气，诸药合用，气充固表，诸症可愈。

【制法】 膏剂。如上药除西洋参、龟胶外，其余药加水煎煮3次，滤汁去渣，西洋参另煎，合并滤液，加热浓缩为膏，再将龟胶炖烊，冲入清膏和匀，最后加蜂蜜300g收膏即成。

【功效】 健脾益气、滋阴养血。

【用法】 每次15～20g，每日2次，在两餐之间，用温开水冲服。

（2）瘀滞肌肤症

【症候】 多见于寻常型银屑病静止期或退行期。皮疹浸润肥厚，色暗红，或见色素沉着，肌肤甲错，时有瘙痒，病程长，反复发作多年，经久不愈；舌质紫暗，或有瘀斑，脉涩或细缓。

膏方一：桃红四物汤

【来源】 来源于《医宗金鉴》桃红四物汤方加减，经多年临床实践证明是有效的。

【组成】 桃仁150g、红花150g、川芎150g、当归200g、赤芍及白芍各200g、生地黄300g、防风150g、皂角刺150g、制何首乌150g、黄芪200g、乌梢蛇150g、蝉蜕100g、五味子150g、炒白术150g、甘草150g、陈皮150g、土茯苓400g、丹参300g。

【图解】

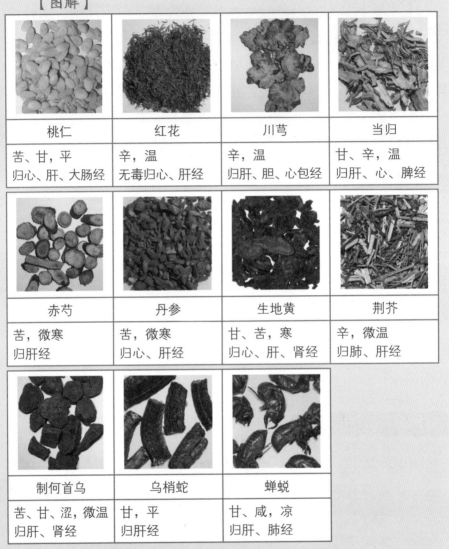

桃仁	红花	川芎	当归
苦、甘，平 归心、肝、大肠经	辛，温 无毒归心、肝经	辛，温 归肝、胆、心包经	甘、辛，温 归肝、心、脾经
赤芍	丹参	生地黄	荆芥
苦，微寒 归肝经	苦，微寒 归心、肝经	甘、苦，寒 归心、肝、肾经	辛，微温 归肺、肝经
制何首乌	乌梢蛇	蝉蜕	
苦、甘、涩，微温 归肝、肾经	甘，平 归肝经	甘、咸，凉 归肝、肺经	

【治法】　养血润燥，祛风止痒。

【方解】　桃红四物汤以祛瘀为核心，辅以养血、行气。方中以强劲的破血之品桃仁、红花为主，力主活血化瘀，为君药；以甘温之熟地、当归滋阴补肝、养血调经；白芍养血和营，以增补血之力；川芎活血行气、调畅气血，以助桃仁红花活血之功；皂角刺活血散结，赤芍、丹参活血凉血，力助桃仁红花活血祛瘀；乌梢蛇、蝉蜕、防风驱风止痒；黄芪、五味子补气健脾，炒白术、甘草、陈皮健脾行气，重用土茯苓燥湿，全方配伍得当，使瘀血得去、新血得生、气机调畅。

【制法】　膏剂。如上药除西洋参外，其余药加水煎煮3次，滤汁去渣，西洋参另煎，合并滤液，加热浓缩为膏，最后加蜂蜜300g收膏即成。

【功效】　滋阴养血，润燥止痒。

【用法】　每次15～20g，每日2次，在两餐之间，用温开水冲服。

膏方二：红花鸡血藤方

【来源】　湖北中医名师皮先明教授经验方。

【组成】　红花200g、鸡血藤300g、赤芍150g、甘草150g、三棱150g、莪术150g、白鲜皮150g、蜈蚣30条、威灵仙150g、蝉蜕100g、黄芪300g、生地黄300g、炒槐花150g、紫草150g、蛇舌草150g、水牛角粉150g。

【图解】

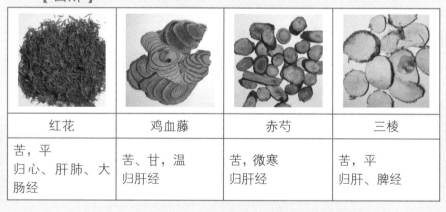

红花	鸡血藤	赤芍	三棱
苦，平 归心、肝肺、大肠经	苦、甘，温 归肝经	苦，微寒 归肝经	苦，平 归肝、脾经

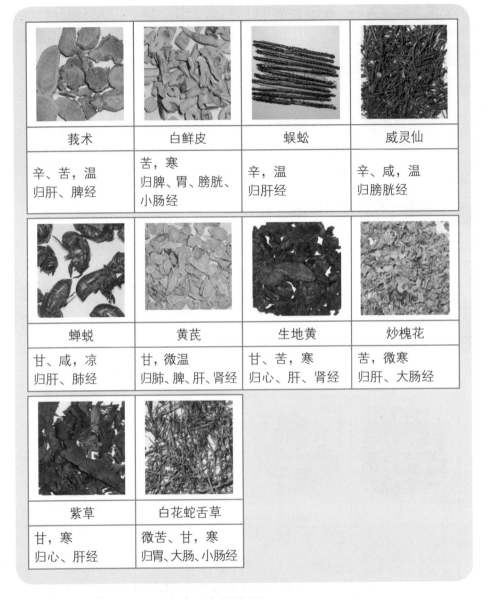

莪术	白鲜皮	蜈蚣	威灵仙
辛、苦，温 归肝、脾经	苦，寒 归脾、胃、膀胱、小肠经	辛，温 归肝经	辛、咸，温 归膀胱经
蝉蜕	黄芪	生地黄	炒槐花
甘、咸，凉 归肝、肺经	甘，微温 归肺、脾、肝、肾经	甘、苦，寒 归心、肝、肾经	苦，微寒 归肝、大肠经
紫草	白花蛇舌草		
甘，寒 归心、肝经	微苦、甘，寒 归胃、大肠、小肠经		

【治法】 活血凉血，祛风除湿。

【制法】 膏剂。如上药除西洋参外，其余药加水煎煮 3 次，滤汁去渣，西洋参另煎，合并滤液，加热浓缩为膏，最后加蜂蜜 300g 收膏即成。

【功效】 滋阴养血，润燥止痒。

【用法】 每次 15 ~ 20g，每日 2 次，在两餐之间，用温开水冲服。

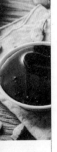

（3）血热内蕴症

【症候】　皮疹不断增多，疹色鲜红，鳞屑较多，瘙痒明显；伴有怕热，心烦，口渴，小便黄赤，大便干燥；舌质红，苔薄黄或腻，脉弦或滑数。

膏方：麻仁方和二花藤方

【来源】　名老中医朱仁康经验方。

【组成】　忍冬藤150g、板蓝根150g、山豆根150g、甘草150g、重楼150g、威灵仙150g、白鲜皮150g、土茯苓300g、乌梢蛇150g、麻仁150g、玄参150g、大青叶150g、连翘150g、生地黄200g、炒槐花150g、紫草150g、蛇舌草150g、金刚藤150g、生白术150g。

【图解】

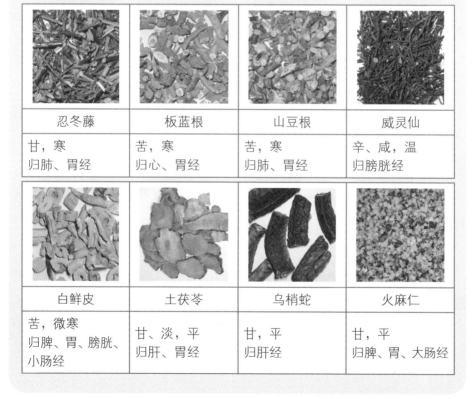

忍冬藤	板蓝根	山豆根	威灵仙
甘，寒 归肺、胃经	苦，寒 归心、胃经	苦，寒 归肺、胃经	辛、咸，温 归膀胱经

白鲜皮	土茯苓	乌梢蛇	火麻仁
苦，微寒 归脾、胃、膀胱、小肠经	甘、淡，平 归肝、胃经	甘，平 归肝经	甘，平 归脾、胃、大肠经

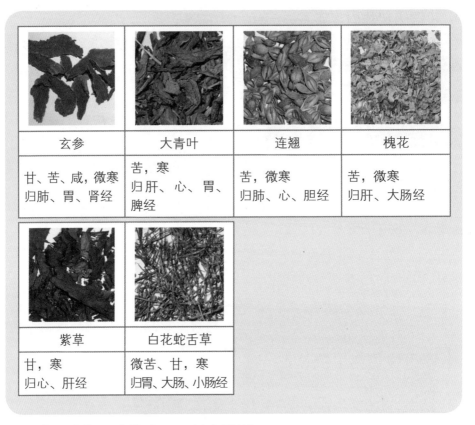

玄参	大青叶	连翘	槐花
甘、苦、咸，微寒 归肺、胃、肾经	苦，寒 归肝、心、胃、脾经	苦，微寒 归肺、心、胆经	苦，微寒 归肝、大肠经

紫草	白花蛇舌草
甘，寒 归心、肝经	微苦、甘，寒 归胃、大肠、小肠经

【治法】　清热凉血，解毒除湿。

【制法】　膏剂。如上药加水煎煮 3 次，滤汁去渣，加热浓缩为膏，最后加蜂蜜 300g 收膏即成。

【功效】　清热凉血，解毒除湿。

【用法】　每次 15 ~ 20g，每日 2 次，在两餐之间，用温开水冲服。

（4）脾虚湿蕴症

【症候】　多见于脓疱型银屑病。好发于皱襞部位（腋窝、腹股沟），浸渍糜烂流滋，或掌趾部位有脓疱，阴雨季节加重；伴有胸闷纳呆，神疲乏力，肢沉，或带下增多、色黄；舌苔薄黄腻，脉濡滑。

膏方：萆薢渗湿汤和参苓白术散加减

【来源】 参苓白术散源于宋代《太平惠民和剂局方》，后经汪昂《医方集解》收载时，加上一味陈皮，本方治脾胃者，补其虚，除其湿，行其滞，调其气。人参、白术、茯苓、甘草、山药、扁豆、薏苡仁、莲子肉，皆补脾之药也，然茯苓、山药、薏苡仁理脾而兼能渗湿；砂仁、陈皮调气行滞之品也。然合参、术、苓、草，暖胃而又能补中；桔梗苦甘入肺，能载诸药上浮。又能通天气于地道，使气得升降而益和，且以保肺，防燥药之上僭也。为"培土生金"的常用方剂之一。

【组成】 萆薢150g、通草150g、滑石150g、茯苓200g、牡丹皮200g、泽泻200g、黄柏150g、薏苡仁200g、生晒参200g、炒白术200g、甘草200g、淮山药200g、砂仁200g、桔梗200g、白扁豆200g、莲子肉250g、大枣150g、金银花200g、连翘150g、陈皮150g。

【图解】

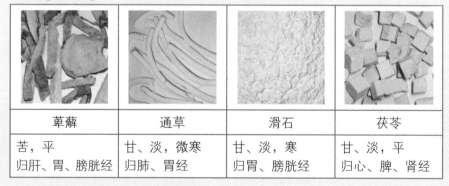

萆薢	通草	滑石	茯苓
苦，平 归肝、胃、膀胱经	甘、淡，微寒 归肺、胃经	甘、淡，寒 归胃、膀胱经	甘、淡，平 归心、脾、肾经

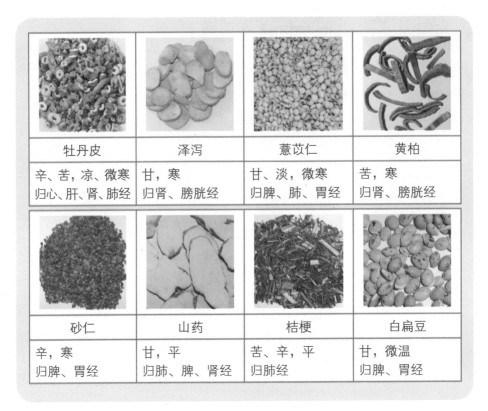

牡丹皮	泽泻	薏苡仁	黄柏
辛、苦，凉、微寒 归心、肝、肾、肺经	甘，寒 归肾、膀胱经	甘、淡，微寒 归脾、肺、胃经	苦，寒 归肾、膀胱经
砂仁	山药	桔梗	白扁豆
辛，寒 归脾、胃经	甘，平 归肺、脾、肾经	苦、辛，平 归肺经	甘，微温 归脾、胃经

【治法】 健脾益气，和胃化湿。

【制法】 膏剂。如上药除生晒参外，其余药加水煎煮 3 次，滤汁去渣，生晒参另煎，合并滤液，加热浓缩为膏，最后加蜂蜜 300g 收膏即成。

【功效】 益气健脾，和胃渗湿。

【用法】 每次 15～20g，每日 2 次，在两餐之间，用温开水冲服。

（5）风寒湿痹症

【症候】 多见于关节型银屑病。皮损红斑不鲜，鳞屑色白而厚，抓之易脱；伴关节肿痛、活动受限，甚至僵硬畸形；舌淡，舌苔白腻，脉濡滑。

膏方：独活寄生汤加减

【来源】　独活寄生汤源于唐代孙思邈《备急千金要方》.始用于治疗风湿痹症，《素问·痹论》：痹在骨则重，在于脉则血凝而不流，在于筋则屈伸不利，在于肉则不仁。方中独活辛散苦燥，善祛深伏骨节之风寒湿邪，并有止腰膝痹痛之长；桑寄生能补肝肾，壮筋骨，祛风湿，亦有止腰腿疼痛之功，共为君药。细辛、肉桂心辛散寒湿，温通经脉而止痛；防风疏风胜湿，透邪外出；秦艽善搜筋肉之风湿，通经止痛；杜仲、牛膝补肝肾，强筋骨，止痹痛，共为臣药。其中细辛、肉桂心、防风、秦艽助独活祛风散寒去湿，止痹痛。杜仲、牛膝助桑寄生补益肝肾，强筋骨。地黄、当归、川芎、芍药补血调血；人参、茯苓益气健脾，则气血两补，扶正祛邪。此五味为佐药甘草益气和药，亦为佐使。全方合用，使风湿得除，气血得充，肝肾得补，诸症自愈。

【组成】　独活150g、桑寄生150g、炒杜仲150g、川牛膝150g、川芎150g、当归150g、生地黄200g、赤芍150g、生晒参150g、桂枝150g、甘草200g、茯苓150g、秦艽150g、细辛30g、防风150g。

【图解】

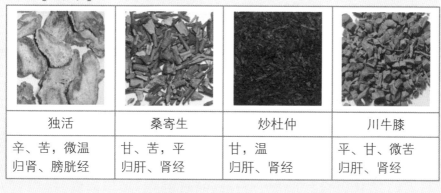

独活	桑寄生	炒杜仲	川牛膝
辛、苦，微温 归肾、膀胱经	甘、苦，平 归肝、肾经	甘，温 归肝、肾经	平、甘、微苦 归肝、肾经

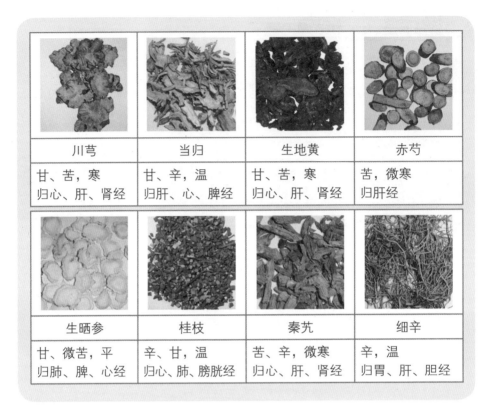

川芎	当归	生地黄	赤芍
甘、苦，寒 归心、肝、肾经	甘、辛，温 归肝、心、脾经	甘、苦，寒 归心、肝、肾经	苦，微寒 归肝经
生晒参	桂枝	秦艽	细辛
甘、微苦，平 归肺、脾、心经	辛、甘，温 归心、肺、膀胱经	苦、辛，微寒 归心、肝、肾经	辛，温 归胃、肝、胆经

【治法】 祛风除湿，补益肝肾。

【制法】 膏剂。如上药除生晒参外，其余药加水煎煮3次，滤汁去渣，生晒参另煎，合并滤液，加热浓缩为膏，最后加蜂蜜300g收膏即成。

【功效】 补益肝肾，祛风湿，止痹痛。

【用法】 每次15～20g，每日2次，在两餐之间，用温开水冲服。

【注意事项】 湿热痹症者，本方忌用。

5. 注意事项

（1）预防上呼吸道感染。

（2）避免物理、化学和药物性刺激，防止外伤和滥用药物。

（3）应用影响血液或肝肾功能的药物时，要定期检查血常规及肝肾功能。

（4）忌食辛辣炙煿，戒烟酒，少食脂肪肉类，多食新鲜蔬菜水

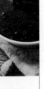

果及豆制品。

（5）解除思想负担，保持乐观情绪，树立战胜疾病的信心。

二十八、紫癜风

紫癜风相当于西医学的扁平苔藓，又叫"扁平红苔藓"，是一种皮肤和黏膜的慢性或亚急性炎症。典型皮损为紫红色多角形扁皮丘疹，常伴有黏膜损害，病程慢性，多见于成年人。

1. 西医病因病理

尚未明确，可能与免疫、遗传、药物，以及精神障碍、感染、内分泌紊乱和某些系统性疾病、吸烟等因素有关。

2. 临床表现

本病可单发于皮肤或黏膜，也可以同时发生于皮肤和黏膜。

（1）皮肤损害

典型的皮疹为境界清楚、针头至高粱米大小的多角形扁平丘疹，表面干燥发亮，有蜡样光泽。仔细看，一些皮疹中央有一腺管开口或毛囊口且略微凹陷，或中央有微小角质栓而呈棘状。用液体石蜡涂拭表面后，再用放大镜观察，可见灰白色、有光泽小点或浅细的网状条纹，称为 Wickham 纹，为本病特征性损害。丘疹可独立或融合成片，可呈苔藓样斑块或排列成带状、环状，但各皮疹仍然保持上述特点，在成片损害附近，可找到典型皮疹。初发的皮疹较红，多为紫红色，日久可转为青紫色、淡褐色或接近正常皮色。好发于四肢，如腕部屈侧、前臂、小腿伸侧、大腿内侧，此外，躯干、颈部、肛门附近也可发生。皮疹常局限于某一部位，往往对称，亦可以单发于一侧，很少泛发全身。急性期搔抓后有同形现象，即扎破部位有线状、串珠状排列的扁平苔藓损害。皮损有程度不等的瘙痒，全身症状不重。可累及指（趾）甲，使少数或全部甲板不平或出现纵峙沟纹，严重者可导致甲板破坏、脱落及不可恢复的特征损害—甲翼状胬肉改变。

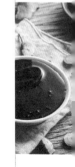

（2）黏膜损害

本病有黏膜损害者约占半数，其中有些患者只有黏膜损害而无皮疹。本病的黏膜损害多发生在口腔的颊黏膜、舌、唇、牙龈等处，为树枝状或网状白色细纹或白色斑点、丘疹、斑块，可伴有水疱、糜烂、溃疡、疼痛等。发于龟头者，常为 0.3 ～ 0.5cm 大小的紫红色环状损害。亦可发于大小阴唇内侧、阴道、子宫颈，偶见于鼻咽黏膜、眼结膜等处。长期刺激，可激发癌症。

本病多为慢性经过，经数月或数年可自行消退，其中约 2/3 的患者在 1 ～ 2 年内消退，消退后多遗留有淡褐色斑疹。

特色类型：急性播散性扁平苔藓、肥大性扁平苔藓、线状扁平苔藓、大疱性扁平苔藓、毛囊性扁平苔藓、萎缩性扁平苔藓。

3. 组织病理

本病的病理检查有诊断价值，主要表现为：①表皮角化过度；②颗粒层增厚；③棘层肥厚，表皮突不规则延长呈锯齿状；④基底层细胞液化变性；⑤真皮上部有大量淋巴细胞、一些组织细胞，肥大细胞呈带状浸润，可侵入表皮，浸润下边有整齐清楚的界限；真皮上部可见到嗜酸性胶样小体及嗜黑素细胞。黏膜部位的病理组织不含颗粒层，此外与皮肤病理组织变化大致相同。

4. 辨证膏方

本病外因多为感受风湿热邪。内因多由情志失和，肝郁气滞，脾失健运，湿热火毒内生，循经熏蒸于黏膜而发。或肝肾阴虚，阴血不足，形成局部气血瘀阻；日久瘀阻不去，气血阴液耗伤，虚实夹杂，形成血虚风燥或血瘀风燥，阴虚血瘀等。

（1）血虚风燥症

【症候】 病程较长，皮疹干燥呈片状、线状、环状排列或疣状肥厚，瘙痒剧烈；舌质淡，苔白，脉沉细。

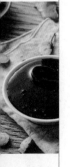

中医
皮肤病证
调养膏方

膏方一：当归饮子方加减

【来源】 《外科正宗》当归饮子方加减。

【组成】 白蒺藜200g、当归100g、蝉蜕100g、生地黄200g、白芍200g、熟地黄150g、皂角刺150g、玉竹150g、防风150g、荆芥150g、地肤子150g、海桐皮150g、生黄芪150g、川芎100g、陈皮60g、甘草60g、丹参300g、鸡血藤300g、桃仁150g、龟胶250g。

【图解】

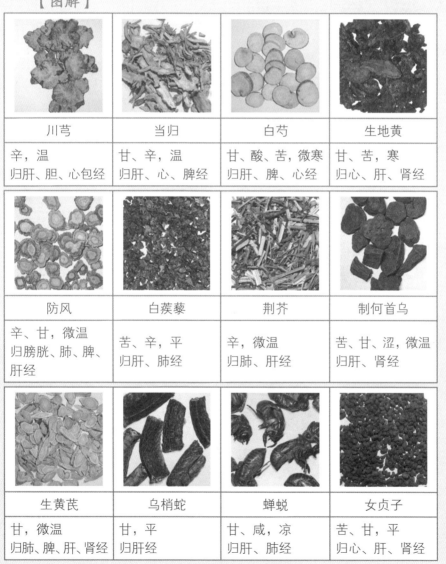

川芎	当归	白芍	生地黄
辛，温 归肝、胆、心包经	甘、辛，温 归肝、心、脾经	甘、酸、苦，微寒 归肝、脾、心经	甘、苦，寒 归心、肝、肾经
防风	白蒺藜	荆芥	制何首乌
辛、甘，微温 归膀胱、肺、脾、肝经	苦、辛，平 归肝、肺经	辛，微温 归肺、肝经	苦、甘、涩，微温 归肝、肾经
生黄芪	乌梢蛇	蝉蜕	女贞子
甘，微温 归肺、脾、肝、肾经	甘，平 归肝经	甘、咸，凉 归肝、肺经	苦、甘，平 归心、肝、肾经

【治法】　养血润燥，祛风止痒。

【制法】　膏剂。如上药除龟胶外，其余药加水煎煮3次，滤汁去渣，加热浓缩为膏，再将龟胶隔水炖烊，冲入清膏和匀，最后加蜂蜜300g收膏即成。

【功效】　养血润燥，祛风止痒。

【用法】　每次15～20g，每日2次，在两餐之间，用温开水冲服。

膏方二：四物消风饮加减

【来源】　于《医宗金鉴》四物消风饮加减。

【组成】　生地黄200g、当归100g、荆芥150g、防风150g、赤芍150g、牡丹皮200g、川芎100g、白鲜皮150g、蝉蜕100g、薄荷150g、独活150g、柴胡100g、皂角刺150g、生黄芪200g、陈皮60g、甘草60g、丹参300g、桃仁150g、白蒺藜200g、龟胶250g。

【图解】

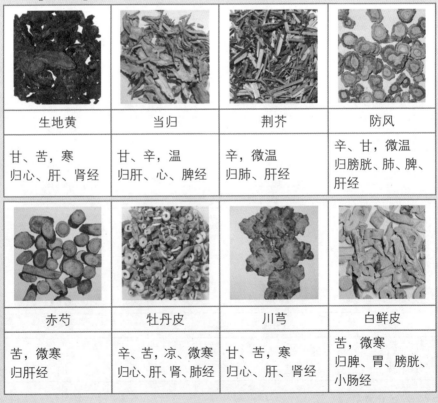

生地黄	当归	荆芥	防风
甘、苦，寒 归心、肝、肾经	甘、辛，温 归肝、心、脾经	辛，微温 归肺、肝经	辛、甘，微温 归膀胱、肺、脾、肝经
赤芍	牡丹皮	川芎	白鲜皮
苦，微寒 归肝经	辛、苦，凉、微寒 归心、肝、肾、肺经	甘、苦，寒 归心、肝、肾经	苦，微寒 归脾、胃、膀胱、小肠经

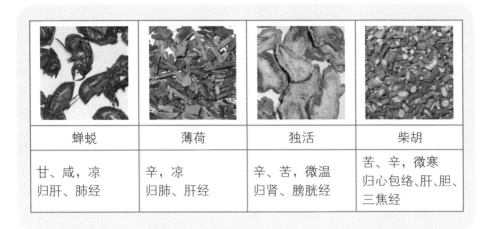

蝉蜕	薄荷	独活	柴胡
甘、咸，凉 归肝、肺经	辛，凉 归肺、肝经	辛、苦，微温 归肾、膀胱经	苦、辛，微寒 归心包络、肝、胆、三焦经

【治法】　养血祛风，活血消瘀。

【制法】　膏剂。如上药除龟胶外，其余药加水煎煮 3 次，滤汁去渣，加热浓缩为膏，再将龟胶隔水炖烊，冲入清膏和匀，最后加蜂蜜 300g 收膏即成。

【功效】　养血活血，祛风止痒。

【用法】　每次 15 ~ 20g，每日 2 次，在两餐之间，用温开水冲服。

（2）血瘀风燥症

【症候】　病程较长，皮疹干燥、色紫红或疣状肥厚，瘙痒剧烈；舌质紫暗伴有瘀点瘀斑，苔白，脉沉细。

膏方：血府逐瘀汤加减

【来源】　《医林改错》血府逐瘀汤加减。

【组成】　当归 150g、生地黄 200g、川芎 100g、桃仁 150g、红花 150g、赤芍 150g、柴胡 150g、枳壳 150g、桔梗 150g、川牛膝 150g、玉竹 150g、防风 150g、荆芥 150g、生黄芪 150g、陈皮 60g、甘草 60g、丹参 300g、炒白术 150g、龟胶 250g。

【图解】

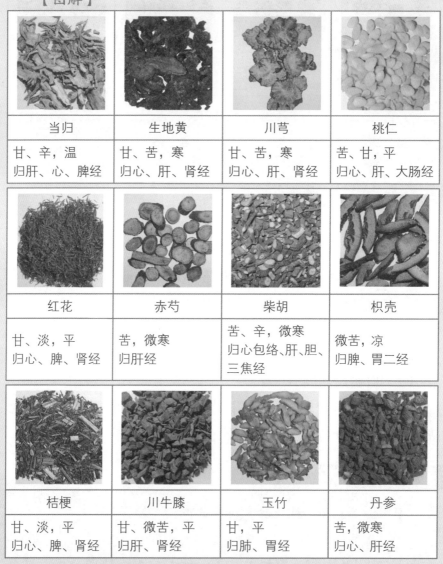

当归	生地黄	川芎	桃仁
甘、辛，温 归肝、心、脾经	甘、苦，寒 归心、肝、肾经	甘、苦，寒 归心、肝、肾经	苦、甘，平 归心、肝、大肠经
红花	赤芍	柴胡	枳壳
甘、淡，平 归心、脾、肾经	苦，微寒 归肝经	苦、辛，微寒 归心包络、肝、胆、三焦经	微苦，凉 归脾、胃二经
桔梗	川牛膝	玉竹	丹参
甘、淡，平 归心、脾、肾经	甘、微苦，平 归肝、肾经	甘，平 归肺、胃经	苦，微寒 归心、肝经

【治法】　活血化瘀，滋阴养血。

【制法】　膏剂。如上药除龟胶外，其余药加水煎煮 3 次，滤汁去渣，加热浓缩为膏，再将龟胶隔水炖烊，冲入清膏和匀，最后加蜂蜜 300g 收膏即成。

【功效】　活血化瘀，养血祛风。

【用法】 每次 15 ~ 20g，每日 2 次，在两餐之间，用温开水冲服。

（3）肝郁气滞症

【症候】 除皮肤、黏膜损害外，有性急易怒、胁痛、经前乳胀等，发病前多有郁怒史；舌质红，苔白，脉弦。

膏方：丹栀逍遥散方加减

【来源】 《外科正宗》丹栀逍遥散方加减。

【组成】 炒白术 150g、薄荷 150g、当归 150g、柴胡 100g、茯苓 150g、炙甘草 200g、生地黄 200g、白芍 250g、牡丹皮 200g、栀子 150g、皂角刺 150g、香附 150g、川芎 100g、陈皮 60g、甘草 60g、丹参 300g、桃仁 150g、龟胶 250g。

【图解】

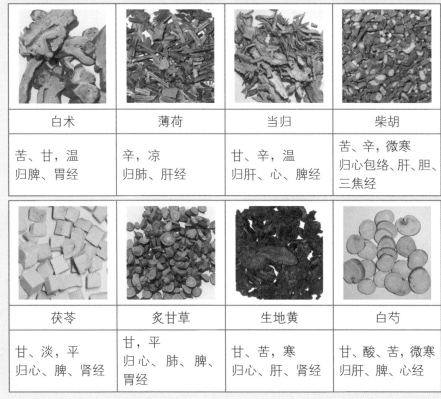

白术	薄荷	当归	柴胡
苦、甘，温 归脾、胃经	辛，凉 归肺、肝经	甘、辛，温 归肝、心、脾经	苦、辛，微寒 归心包络、肝、胆、三焦经

茯苓	炙甘草	生地黄	白芍
甘、淡，平 归心、脾、肾经	甘，平 归心、肺、脾、胃经	甘、苦，寒 归心、肝、肾经	甘、酸、苦，微寒 归肝、脾、心经

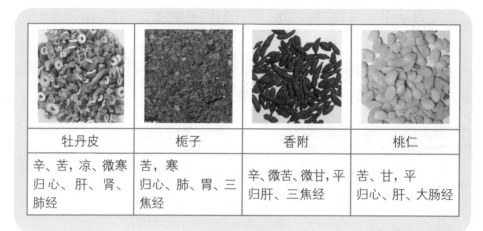

牡丹皮	栀子	香附	桃仁
辛、苦，凉、微寒 归心、肝、肾、肺经	苦，寒 归心、肺、胃、三焦经	辛、微苦、微甘，平 归肝、三焦经	苦、甘，平 归心、肝、大肠经

【治法】 疏肝理气，活血化瘀。

【制法】 膏剂。如上药除龟胶外，其余药加水煎煮3次，滤汁去渣，加热浓缩为膏，再将龟胶隔水炖烊，冲入清膏和匀，最后加蜂蜜300g收膏即成。

【功效】 养血润燥，祛风止痒。

【用法】 每次15～20g，每日2次，在两餐之间，用温开水冲服。

（4）阴虚内热症

【症候】 多见于口腔黏膜扁平苔藓，伴有头晕耳鸣，五心潮热，腰膝酸软等；舌质红，苔白，脉细数。

膏方：知柏地黄丸加减

【来源】 《病因脉治》知柏地黄丸加减。

【组成】 熟地黄240g、淮山药120g、山茱萸120g、茯苓90g、牡丹皮90g、泽泻90g、知母90g、黄柏90g、皂角刺150g、淡竹叶150g、车前子150g、金银花150g、连翘150g、白芷150g、地骨皮150g、银柴胡150g。

【图解】

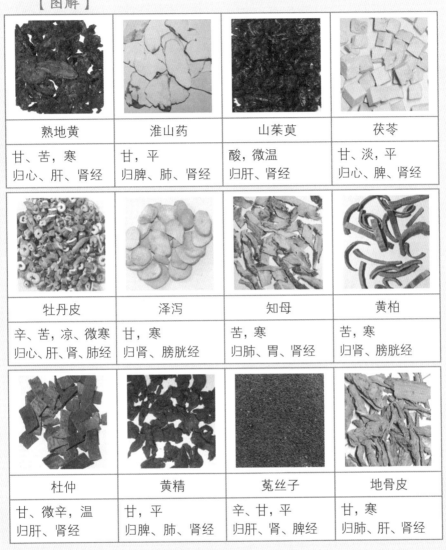

熟地黄	淮山药	山茱萸	茯苓
甘、苦，寒 归心、肝、肾经	甘，平 归脾、肺、肾经	酸，微温 归肝、肾经	甘、淡，平 归心、脾、肾经
牡丹皮	泽泻	知母	黄柏
辛、苦，凉、微寒 归心、肝、肾、肺经	甘，寒 归肾、膀胱经	苦，寒 归肺、胃、肾经	苦，寒 归肾、膀胱经
杜仲	黄精	菟丝子	地骨皮
甘、微辛，温 归肝、肾经	甘，平 归脾、肺、肾经	辛、甘，平 归肝、肾、脾经	甘，寒 归肺、肝、肾经

【治法】 滋阴清热，泻火解毒。

【制法】 膏剂。如上药加水煎煮 3 次，滤汁去渣，加热浓缩为膏，最后加蜂蜜 300g 收膏即成。

【功效】 滋阴降火，清心解毒。

【用法】 每次 15 ~ 20g，每日 2 次，在两餐之间，用温开水冲服。

（5）湿热瘀阻症

【症候】 皮损颜色鲜红或紫红色，瘙痒剧烈，伴有口干口苦，周身困重；舌质红，苔黄腻，脉弦数。

膏方：乌蛇祛风汤

【来源】 本方是朱仁康老中医经验方。

【组成】 乌梢蛇90g、羌活90g、白芷60g、荆芥90g、防风90g、马尾连90g、黄芩90g、金银花90g、连翘90g、甘草60g、苦参90g、桃仁90g、红花90g、皂角刺150g。

【图解】

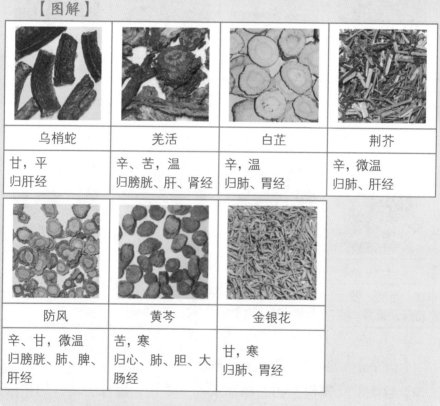

乌梢蛇	羌活	白芷	荆芥
甘，平 归肝经	辛、苦，温 归膀胱、肝、肾经	辛，温 归肺、胃经	辛，微温 归肺、肝经

防风	黄芩	金银花
辛、甘，微温 归膀胱、肺、脾、肝经	苦，寒 归心、肺、胆、大肠经	甘，寒 归肺、胃经

中医
皮肤病证
调养膏方

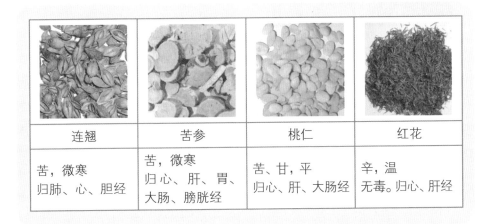

连翘	苦参	桃仁	红花
苦，微寒 归肺、心、胆经	苦，微寒 归心、肝、胃、大肠、膀胱经	苦、甘，平 归心、肝、大肠经	辛，温 无毒。归心、肝经

【治法】　搜风除湿，清热活血。

【制法】　膏剂。上药加水煎煮 3 次，滤汁去渣，加热浓缩为膏，最后加蜂蜜 300g 收膏即成。

【功效】　搜风除湿，清热活血。

【用法】　每次 15 ~ 20g，每日 2 次，在两餐之间，用温开水冲服。

【注意事项】　服药期间，忌海鲜辛辣刺激性饮食。

5. 口腔扁平苔藓日常护理

（1）加强口腔卫生，定期洁牙。去除口腔局部刺激物，选用柔软毛刷刷牙。

（2）不饮酒，不吸烟，不食辛辣刺激性食物。

（3）积极向患者宣传，此病的癌变率很低，消除紧张，放松心身，乐观向上。

6. 皮肤扁平苔藓日常护理

（1）加强体育锻炼，增强机体抵抗力；保持皮肤清洁，勤洗澡，勤换衣；尽量不搔抓，以免加重皮损或继发感染。

（2）戒烟酒，忌辛辣刺激性食物，多吃富含维生素和蛋白质的食物，提高机体免疫力。

（3）精神要愉快，心胸要开朗，避免过度紧张、焦虑，有神经衰弱者，要积极治疗。

过敏性紫癜（anaphylactoid purpura）是一种过敏性毛细血管和细小血管炎，其特征为非血小板减少性紫癜，可伴有关节痛、腹痛和肾脏的改变。其发病机制为各种抗原抗体结合后形成的循环免疫复合物沉积于血管壁，激活补体，导致毛细血管壁、细小血管壁及周围产生炎症，使血管通透性增高，而产生各种临床表现。

1. 临床表现

初起皮疹为分散的瘀点、瘀斑，压之不褪色，双侧对称，成批出现。紫癜可融合成片，亦可形成血疱、溃疡或坏死。多见于下肢且以小腿伸侧为主，亦可累及上肢及躯干。容易复发。仅有皮肤损害者称"单纯性紫癜"，伴有腹痛、腹泻、便血，甚至胃肠道出血者称为"胃肠型紫癜"；伴有关节肿胀、疼痛、甚至关节积液者称为"关节型紫癜"；伴血尿、蛋白尿，肾损害者称为"肾型紫癜"。

2. 理化检查

（1）实验室检查

白细胞有轻度至中度增高，血沉加快，尿常规可检出红细胞、蛋白及肾型；毛性血管脆性试验阳性；血小板计数、出凝血时间、凝血因子等均在正常范围。

（2）组织病理

真皮浅层的毛性血管和细小血管的内皮细胞肿胀，管腔闭塞，管壁纤维蛋白样变性、坏死，血管壁及血管周围有中性粒细胞浸润和核尘，并有水肿及红细胞外渗，主要累及皮肤、肾脏、浆膜、滑膜等。肾脏可呈弥漫性或局灶性肾小球肾炎改变。

3. 辨证膏方

患病初期以实证、热证多，虚证较少，随着病情的逐渐发展，渐见虚象。对于反复发作或日久不愈之紫癜，主因素禀脾虚，中气下陷，气虚不摄，血溢脉外而发；或先天肾气未充，加之后天失调，闭阻肾络，致使肾的封藏失职，开合失司，精微漏泄，出现血尿、蛋白尿；或邪热炽盛，久则耗伤阴津，虚热内生。故常用滋阴清热、益气健脾等法。

（1）脾肾两虚症

【症候】 蛋白尿、血尿持续，日久不愈，下肢斑点色泽浅淡，时发时隐。面色萎黄，倦怠乏力，气短懒言，腰背酸痛，纳少便溏，畏寒肢冷。舌淡胖或有齿印，苔薄白，脉细无力。

【治法】 补益脾肾，益气活血，固摄下焦。

膏方一：消癜膏

【来源】 湖北省中医院皮先明教授。方选参苓白术散(《太平惠民和剂局方》)和二至丸(《证治准绳》)加减组成消癜方。

【组成】 太子参150g、白术150g、茯苓150g、山药150g、芡实90g、女贞子60g、旱莲草60g、当归90g、川芎60g、仙鹤草90g、白茅根90g、莲子75g、薏苡仁75g、丹皮60g、紫草60g、赤芍90g、甘草150g、生地黄100g、黄芪200g。

【图解】

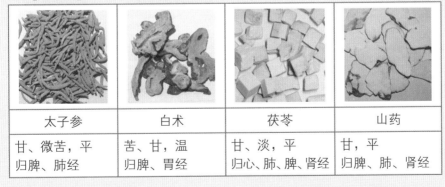

太子参	白术	茯苓	山药
甘、微苦，平 归脾、肺经	苦、甘，温 归脾、胃经	甘、淡，平 归心、肺、脾、肾经	甘、平 归脾、肺、肾经

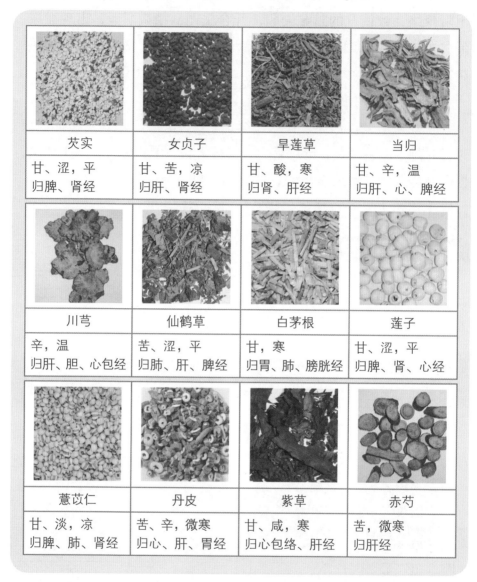

芡实	女贞子	旱莲草	当归
甘、涩，平 归脾、肾经	甘、苦，凉 归肝、肾经	甘、酸，寒 归肾、肝经	甘、辛，温 归肝、心、脾经
川芎	仙鹤草	白茅根	莲子
辛，温 归肝、胆、心包经	苦、涩，平 归肺、肝、脾经	甘，寒 归胃、肺、膀胱经	甘、涩，平 归脾、肾、心经
薏苡仁	丹皮	紫草	赤芍
甘、淡，凉 归脾、肺、肾经	苦、辛，微寒 归心、肝、胃经	甘、咸，寒 归心包络、肝经	苦，微寒 归肝经

【制法】 上药加水连熬 3 次，取汁，慢火煎成浓膏，加蜂蜜约 250 克，调制成膏。

【功效】 健脾益肾，凉血化瘀止血。

【用法】 每次 15～20g，每日 2 次，在两餐之间，开水冲服。

【注意事项】 忌生冷饮食，禁辛辣厚味。方中川芎、丹皮有活血祛瘀之效，故孕妇忌用。

膏方二：益肾消瘾方

【来源】　黄世林名老中医经验方。

【组成】　党参200g、茯苓200g、生地黄200g、补骨脂100g、金樱子150g、芡实100g、藿香90g、紫苏90g、姜半夏60g、金银花90g、连翘90g、黄芩100g、白茅根150g、板蓝根100g、白鲜皮90g、牡丹皮90g、丹参150g、赤芍150g。

【图解】

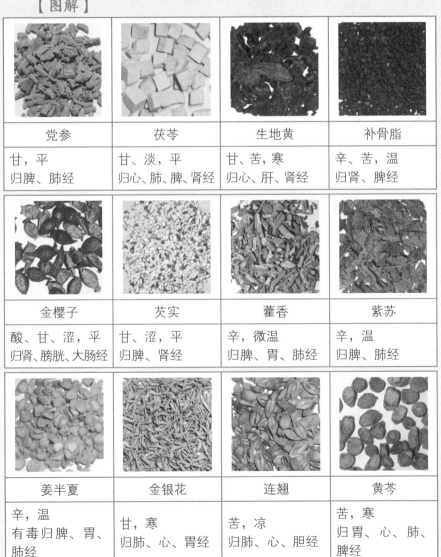

党参	茯苓	生地黄	补骨脂
甘，平 归脾、肺经	甘、淡，平 归心、肺、脾、肾经	甘、苦，寒 归心、肝、肾经	辛、苦，温 归肾、脾经

金樱子	芡实	藿香	紫苏
酸、甘、涩，平 归肾、膀胱、大肠经	甘、涩，平 归脾、肾经	辛，微温 归脾、胃、肺经	辛，温 归脾、肺经

姜半夏	金银花	连翘	黄芩
辛，温 有毒归脾、胃、肺经	甘，寒 归肺、心、胃经	苦，凉 归肺、心、胆经	苦，寒 归胃、心、肺、脾经

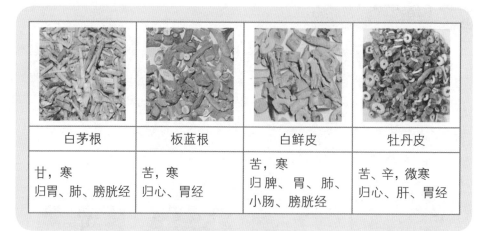

白茅根	板蓝根	白鲜皮	牡丹皮
甘，寒 归胃、肺、膀胱经	苦，寒 归心、胃经	苦，寒 归脾、胃、肺、小肠、膀胱经	苦、辛，微寒 归心、肝、胃经

【制法】　藿香、金银花、连翘、紫苏另煎 5～10 分钟，取汁在煎煮浓缩时加入；其余诸药先用旺火煮沸后，改文火煎煮 2 小时，倒出药液，药渣内加入清水，再如法煎煮 2 小时，滤出药汁，将 2 次药汁混合（必要时煎 3 次），以文火继续煎煮，浓缩成膏，兑入等量蜂蜜混匀即得。

【功效】　培补脾肾，祛湿热浊瘀。

【用法】　每次 15～20g，每日 2 次，在两餐之间，用温开水送服。

【注意事项】　糖尿病者慎用；忌生冷饮食，忌食发物。孕妇忌用。

膏方三：参芪地黄膏加减

【来源】　清代医家沈金鳌编撰的《沈氏尊生书》。

【组成】　黄芪 300g、党参 100g、薏苡仁 100g、山药 100g、柴胡 100g、黄芩 70g、山茱萸 100g、丹参 200g、小蓟 150g、白茅根 300g、升麻 100g、葛根 100g、蒲黄炭 150g、仙鹤草 250g、茯苓 150g、牡丹皮 100g、桃仁 70g、甘草 100g。

【图解】

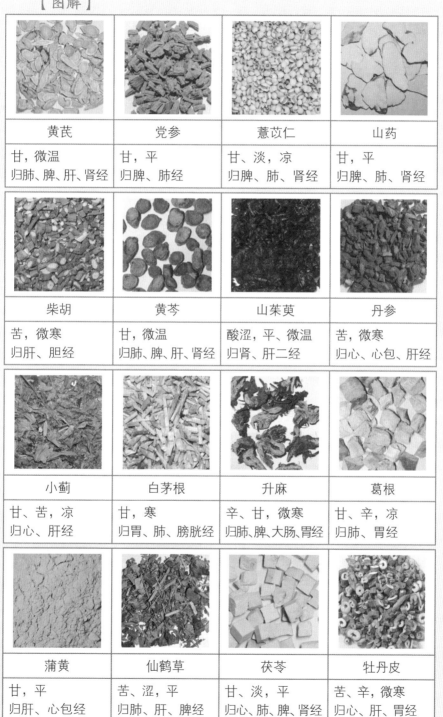

黄芪	党参	薏苡仁	山药
甘，微温 归肺、脾、肝、肾经	甘，平 归脾、肺经	甘、淡，凉 归脾、肺、肾经	甘，平 归脾、肺、肾经
柴胡	黄芩	山茱萸	丹参
苦，微寒 归肝、胆经	甘，微温 归肺、脾、肝、肾经	酸涩，平、微温 归肾、肝二经	苦，微寒 归心、心包、肝经
小蓟	白茅根	升麻	葛根
甘、苦，凉 归心、肝经	甘，寒 归胃、肺、膀胱经	辛、甘，微寒 归肺、脾、大肠、胃经	甘、辛，凉 归肺、胃经
蒲黄	仙鹤草	茯苓	牡丹皮
甘，平 归肝、心包经	苦、涩，平 归肺、肝、脾经	甘、淡，平 归心、肺、脾、肾经	苦、辛，微寒 归心、肝、胃经

【制法】　柴胡、黄芩、升麻、仙鹤草另煎约 10 分钟，取汁在煎煮浓缩时加入；余诸药加水煎煮 3 次，滤汁去渣，合并滤液，继续文火煎煮，加热浓缩为膏，最后加适量蜂蜜收膏即成。

【功效】　益气健脾，温肾固精，凉血止血。

【用法】　每次 10 ~ 15g，每日 2 次，开水冲服。

【注意事项】　糖尿病者慎用；忌寒凉生冷饮食，忌服辛辣饮食。孕妇忌用。

（2）气不摄血症

【症候】　紫斑散在色淡，病程较长，反复发作，迁延不愈，劳则加重，面色欠华，神疲乏力，心悸气短，头晕目眩，食欲不振，腹痛绵绵，舌质淡，苔白，脉细弱。

【治法】　健脾益气摄血。

膏方一：归脾丸加减

【来源】　首载于宋·严用和《济生方》，为补益心脾的代表方剂。

【组成】　生黄芪 240g、党参 240g、白术 480g、大枣（去核）120g、茯苓 480g、远志 480g、酸枣仁 240g、当归 480g、龙眼 480g、木香 120g、地榆 120g、乌梅 120g、白及 120g、甘草 120g。

【图解】

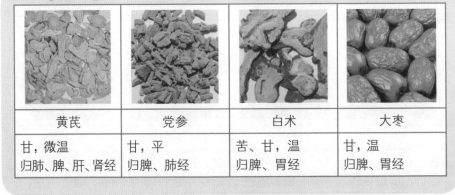

黄芪	党参	白术	大枣
甘，微温 归肺、脾、肝、肾经	甘，平 归脾、肺经	苦、甘，温 归脾、胃经	甘，温 归脾、胃经

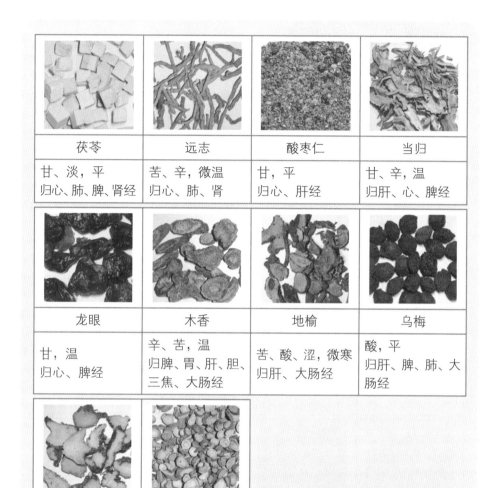

茯苓	远志	酸枣仁	当归
甘、淡，平 归心、肺、脾、肾经	苦、辛，微温 归心、肺、肾	甘，平 归心、肝经	甘、辛，温 归肝、心、脾经

龙眼	木香	地榆	乌梅
甘，温 归心、脾经	辛、苦，温 归脾、胃、肝、胆、 三焦、大肠经	苦、酸、涩，微寒 归肝、大肠经	酸，平 归肝、脾、肺、大 肠经

白及	甘草
苦、甘、涩，微寒 归肺、肝、胃经	甘，平 归心、肺、脾、胃经

【制法】 木香另煎 10 分钟，取汁在煎煮浓缩时加入；其余诸药（除白及）共煎煮，旺火煮沸后，改文火煎煮 4 ~ 6 小时，过滤浓缩成膏，兑入白及搅匀后，加入适量蜂蜜混匀，储存备用。

【功效】 益气健脾，收涩止血。

【用法】 开水冲服，一日 3 次，每次 10 ~ 15g，空腹服用。

【注意事项】 忌油腻、生冷及辛辣厚味食物。外感或湿热内盛者不宜；糖尿病、高血压患者及小儿忌用。孕妇慎用。

【来源】　湖北省中医院经验方。由四物汤合四君子汤（均出自《太平惠民和剂局方》）加减化裁，临床运用多年，疗效确切。

【组成】　党参150g、黄芪300g、茯苓100g、炒白术100g、当归150g、炒酸枣仁100g、川芎100g、赤芍100g、紫草100g、熟地黄150g、蝉蜕60g、白僵蚕100g、大枣50枚（去核），炙甘草60g。

【图解】

党参	黄芪	茯苓	白术
甘，平 归脾、肺经	甘，微温 归肺、脾、肝、肾经	甘、淡，平 归心、肺、脾、肾经	苦、甘，温 归脾、胃经
当归	酸枣仁	川芎	赤芍
甘、辛，温 归肝、心、脾经	甘，平 归心、肝经	辛，温 归肝、胆、心包经	苦，微寒 归肝经
熟地黄	紫草	蝉蜕	白僵蚕
甘，微温 归肝、肾经	甘、咸，寒 归心包络、肝经	甘、咸，寒 归肺、肝经	咸、辛，平 归肝、肺、胃经

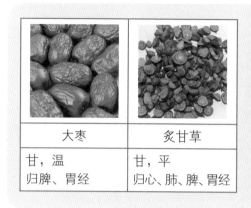

大枣	炙甘草
甘，温 归脾、胃经	甘，平 归心、肺、脾、胃经

【制法】　蝉蜕另煎，约5分钟后滤出药汁，待煎煮浓缩时加入；酸枣仁捣碎先煎1小时，后加入诸药，先用旺火煮沸后，改文火煎煮4～6小时，过滤浓缩成膏，兑入等量蜂蜜混匀，储存备用。

【功效】　健脾益气，养血活血。

【用法】　每次15～20g，每日2次，开水冲服，空腹服用。

【注意事项】　忌服寒凉、辛辣刺激性食物；阴虚发热者、糖尿病患者忌用；孕妇忌用。

膏方三：止血固脱膏

【来源】　湖北省中医院经验方。针对血尿持续，日久不愈，或伴便血、胃肠出血之紫癜患者，效果确切。

【组成】　黄芪300g、金樱子300g、芡实300g、血余炭300g、蒲黄炭300g、生地黄炭300g、升麻炭300g、焦三仙各150g、葛根150g、甘草90g、茯苓200g、赤芍150g、炙甘草100g。

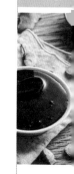

【图解】

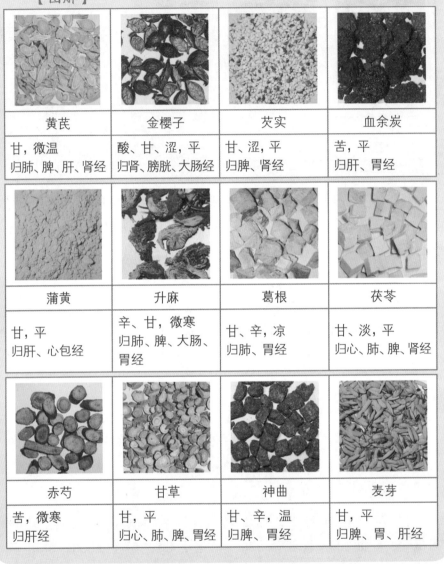

黄芪	金樱子	芡实	血余炭
甘，微温 归肺、脾、肝、肾经	酸、甘、涩，平 归肾、膀胱、大肠经	甘、涩，平 归脾、肾经	苦，平 归肝、胃经

蒲黄	升麻	葛根	茯苓
甘，平 归肝、心包经	辛、甘，微寒 归肺、脾、大肠、胃经	甘、辛，凉 归肺、胃经	甘、淡，平 归心、肺、脾、肾经

赤芍	甘草	神曲	麦芽
苦，微寒 归肝经	甘，平 归心、肺、脾、胃经	甘、辛，温 归脾、胃经	甘，平 归脾、胃、肝经

【制法】　上药（除焦三仙）加水连熬3次，取汁，慢火煎成浓膏，将焦三仙研粉混入调匀，加蜂蜜300g，调制成膏。

【功效】　补肾固精，收涩止血。

【用法】　每次10～15g，每日3次，温开水送服，空腹服用。

【注意事项】　忌油腻、生冷及辛辣厚味食物。糖尿病患者忌炼蜜制丸。

（3）肝肾阴虚症

【症候】 起病缓慢，皮肤瘀点、瘀斑，色红或紫红，反复发作，或紫癜已退，仍伴头晕耳鸣，五心烦热，潮热盗汗，腰膝酸软，小便黄赤，或伴鼻衄、齿衄，持续镜下血尿，或见管型、蛋白尿，舌质红，苔少，脉细数。

【治法】 滋肝补肾，宁络消斑。

膏方一：茜根散加减

【来源】 明代张介宾《景岳全书》。

【组成】 茜草根 300g、黄芩 150g、阿胶（蛤粉炒）150g、侧柏叶 150g、生地黄 200g、炙甘草 250g、黄柏 100g、知母 100g、熟地黄 200g、龟板 100g、白茅根 300g、川牛膝 100g。

【图解】

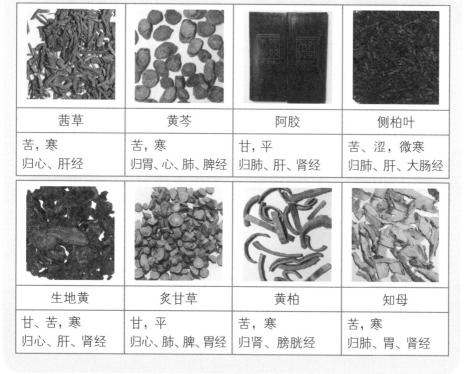

茜草	黄芩	阿胶	侧柏叶
苦，寒 归心、肝经	苦，寒 归胃、心、肺、脾经	甘，平 归肺、肝、肾经	苦、涩，微寒 归肺、肝、大肠经
生地黄	炙甘草	黄柏	知母
甘、苦，寒 归心、肝、肾经	甘，平 归心、肺、脾、胃经	苦，寒 归肾、膀胱经	苦，寒 归肺、胃、肾经

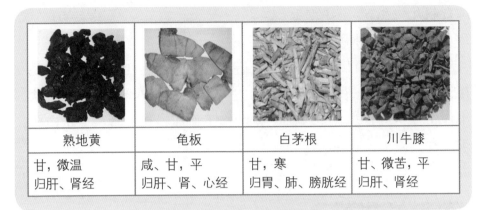

熟地黄	龟板	白茅根	川牛膝
甘，微温 归肝、肾经	咸、甘，平 归肝、肾、心经	甘，寒 归胃、肺、膀胱经	甘，微苦，平 归肝、肾经

【制法】 以上诸药共研细末，炼蜜为丸，梧桐子大。

【功效】 养阴清热，凉血止血。

【用法】 每次 6 ~ 9g，每日 2 次，温开水送服，空腹服用。

【注意事项】 忌辛辣、生冷、油腻食物；外感发热期间不宜服用；虚寒体质者忌用；糖尿病患者禁服。

膏方二：紫癜滋阴降火膏

【来源】 湖北省中医院经验方。由六味地黄丸（《小儿药证直诀》）合二至丸（《证治准绳》）加减化裁。

【组成】 知母 300g、黄柏 200g、山茱萸 200g、生、熟地黄各 300g、麦冬 300g、茜草 300g、紫草 200g、旱莲草 300g、牡丹皮 200g、赤芍 300、白茅根 300g、蝉蜕 120g、白僵蚕 200g、甘草 120g。

【图解】

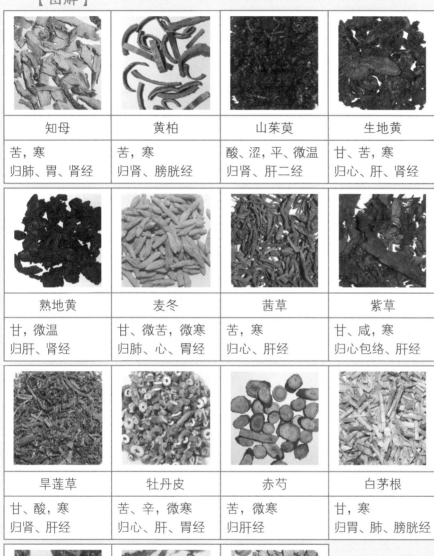

知母	黄柏	山茱萸	生地黄
苦，寒 归肺、胃、肾经	苦，寒 归肾、膀胱经	酸、涩，平、微温 归肾、肝二经	甘、苦，寒 归心、肝、肾经
熟地黄	麦冬	茜草	紫草
甘，微温 归肝、肾经	甘、微苦，微寒 归肺、心、胃经	苦，寒 归心、肝经	甘、咸，寒 归心包络、肝经
旱莲草	牡丹皮	赤芍	白茅根
甘、酸，寒 归肾、肝经	苦、辛，微寒 归心、肝、胃经	苦，微寒 归肝经	甘，寒 归胃、肺、膀胱经
蝉蜕	白僵蚕	甘草	
甘、咸，寒 归肺、肝经	咸、辛，平 归肝、肺、胃经	甘，平 归心、肺、脾、胃经	

【制法】　蝉蜕、知母、茜草另煎 5 ~ 10 分钟，取汁在煎煮浓缩时加入；其余药加水煎煮 3 次，滤汁去渣，合并滤液，继续文火煎煮，加热浓缩为膏，最后加蜂蜜 300g 收膏即成。

【功效】　滋阴降火，宁络消斑。

【用法】　每次 10 ~ 15g，每日 2 次，开水冲服，空腹服用。

【注意事项】　感冒发热期间不宜服用；虚寒体质者慎用；孕妇慎用。

（4）气阴两虚症

【症候】　症见皮肤紫癜，日久不愈。伴体倦乏力，食欲不振，手足心热，口干咽燥，大便秘结，小便黄少，眠差，盗汗。舌质淡嫩，舌尖红，苔薄黄，脉细。

【治法】　益气养阴，宁血消斑。

膏方：消癜止血膏

【来源】　湖北省中医院经验方。由生脉散（《医学启源》）加减化裁，益气养阴基础上，予以活血通络，凉血止血之品，对于持续尿血、尿蛋白者临床效果良好。

【组成】　太子参 300g、五味子 200g、麦冬 300g、生黄芪 400g、生地黄 300g、丹参 300g、芡实 200g、旱莲草 180g、金银花 180g、炒栀子 180g、小蓟 180g、当归 180g、白芍 180g、银柴胡 120g、乌梅 180g、地龙 120g、紫草 120g。

【图解】

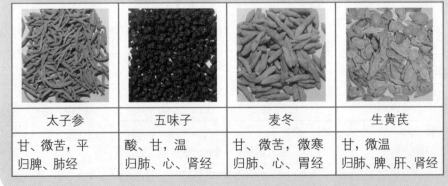

太子参	五味子	麦冬	生黄芪
甘、微苦，平 归脾、肺经	酸、甘，温 归肺、心、肾经	甘、微苦，微寒 归肺、心、胃经	甘，微温 归肺、脾、肝、肾经

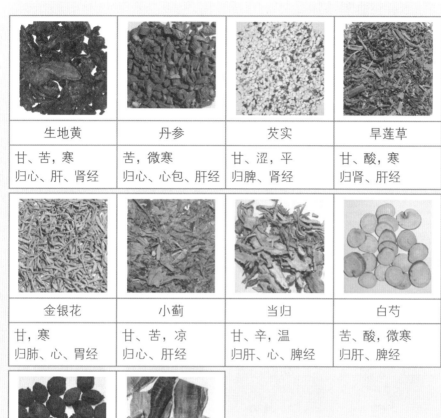

生地黄	丹参	芡实	旱莲草
甘、苦，寒 归心、肝、肾经	苦，微寒 归心、心包、肝经	甘、涩，平 归脾、肾经	甘、酸，寒 归肾、肝经

金银花	小蓟	当归	白芍
甘，寒 归肺、心、胃经	甘、苦，凉 归心、肝经	甘、辛，温 归肝、心、脾经	苦、酸，微寒 归肝、脾经

乌梅	地龙
酸，平 归肝、脾、肺、大肠经	咸，寒 归肝、脾、膀胱经

【制法】　金银花另煎 5 ~ 10 分钟，取汁在煎煮浓缩时加入；其余药加水煎煮 3 次，滤汁去渣，合并滤液，继续文火煎煮，加热浓缩为膏，最后加蜂蜜 300g 收膏即成。

【功效】　益气养阴，凉血活血。

【用法】　每次 10 ~ 15g，每日 2 次，开水冲服，空腹服用。

【注意事项】　孕妇忌用，忌食辛热之品，实热体质者不宜用。

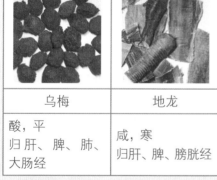

（5）瘀血阻络症

【症候】 病程较长，反复发作，紫斑色黯或紫红，常伴关节阵痛，活动不灵，或伴腹痛，甚或便血，颜面及下眼睑暗青，皮肤粗糙，或口干欲漱水而不欲咽，舌质黯红，苔薄白，脉涩。

【治法】 活血通络化瘀。

膏方一：大黄䗪虫丸

【来源】 《金匮要略》。

【组成】 大黄 75g、䗪虫 30g、甘草 90g、赤芍 120g、干漆 30g、生地黄 300g、黄芩 60g、桃仁 60g、杏仁 60g、虻虫 60g、水蛭 60g、蛴螬 60g。

【图解】

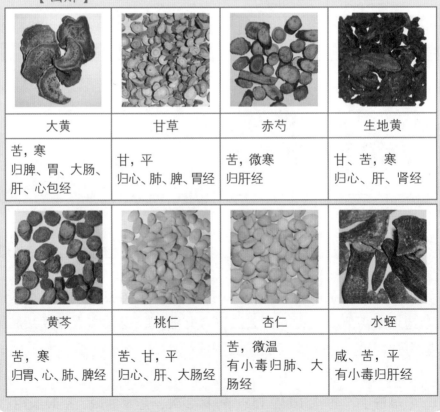

大黄	甘草	赤芍	生地黄
苦，寒 归脾、胃、大肠、肝、心包经	甘，平 归心、肺、脾、胃经	苦，微寒 归肝经	甘、苦，寒 归心、肝、肾经

黄芩	桃仁	杏仁	水蛭
苦，寒 归胃、心、肺、脾经	苦、甘，平 归心、肝、大肠经	苦，微温 有小毒归肺、大肠经	咸、苦，平 有小毒归肝经

【制法】 诸药共研细粉，炼蜜为丸，每丸 3g。现代制法：将蛴螬另串；桃仁、杏仁另研成泥。其余 9 味共研为细粉，过罗，与桃仁等混合均匀，共为细粉。炼蜜为丸，每粒 3g，蜡皮封固。

【功效】 破血通络，软坚化瘀。

【用法】 每日 2 次，每次 1 丸，开水服下。

【注意事项】 孕妇禁用；有出血倾向者忌用；初服时少数患者可能会出现轻度腹泻，一周左右即可消失；皮肤过敏者停服。方中破血祛瘀之品较多，在干血去后，还应施以补益之剂以收全功。

膏方二：凉血四物膏

【来源】 《医宗金鉴·外科心法》。

【组成】 当归 240g、生地黄 240g、川芎 120g、赤芍 120g、黄芩（酒炒）120g、赤茯苓 200g、陈皮 120g、红花（酒洗）120g、甘草（生）200g、五灵脂 120g。

【图解】

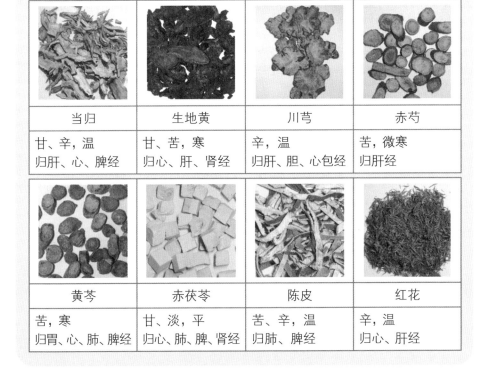

当归	生地黄	川芎	赤芍
甘、辛，温 归肝、心、脾经	甘、苦，寒 归心、肝、肾经	辛，温 归肝、胆、心包经	苦，微寒 归肝经

黄芩	赤茯苓	陈皮	红花
苦，寒 归胃、心、肺、脾经	甘、淡，平 归心、肺、脾、肾经	苦、辛，温 归肺、脾经	辛，温 归心、肝经

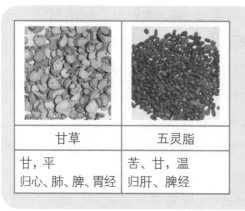

甘草	五灵脂
甘，平 归心、肺、脾、胃经	苦、甘，温 归肝、脾经

【制法】　红花、黄芩另煎 10 分钟，余药物加水煎煮 3 次，滤汁去渣，合并滤液，加热浓缩为清膏，再加蜂蜜适量，搅匀收膏即得。

【功效】　凉血消斑，散瘀化滞。

【用法】　开水冲服，每日 2 次，每次 10～15g。

【注意事项】　孕妇禁用；经期、有出血倾向者忌用；忌食辛辣刺激厚味之物。

三十、结节性红斑

结节性红斑（erythema nodosum，EN）是一种由真皮深层中小血管和脂膜炎症所引起的红斑结节性皮肤病。青年女性多见，病程有局限性，易于复发。本病属中医"瓜藤缠""湿毒流注"的范畴。

1. 临床表现

皮损一般多见于小腿伸侧，少数可见于小腿屈侧、大腿、上肢及臀部；为散在分布的皮下结节，略高出于皮面或凹陷于皮下，大小不等，紧张坚硬。皮损初起为紫红或鲜红，渐变为青紫色、黄色，有自发痛及压痛，不破溃，不留疤痕、不萎缩。一般经数周可消退，少数患者结节持久不消，炎症不退。

2. 理化检查

（1）血常规检查

白细胞计数一般正常或轻度升高，但在初期，伴有高热、扁桃体炎或咽炎时，白细胞计数及嗜中性粒细胞计数可明显增高。2/3 的患者血沉增快。类风湿因子亦可为阳性。有人测定患者血清 β2 微球蛋白增高。

（2）免疫学检查

在伴有结核时，结核菌素试验可阳性。

（3）X 线检查

原发病为肺结核时，常可发现肺门淋巴结肿大。文献报道发生在 16 ~ 30 岁的青年女性，有结节性红斑，X 线显示有双肺门淋巴结肿大者，称为 Buner 综合征，并认为该类患者肺门淋巴结肿大，实际上是全身性结节性红斑的一种表现。

（4）病理检查

主要病理改变发生于皮下脂肪小叶间隔。在早期急性炎症反应阶段，主要为中性粒细胞浸润，伴有少量淋巴细胞、嗜酸粒细胞和少量红细胞外渗。随着病情发展，中性粒细胞很快消失，而代之以淋巴细胞、浆细胞和组织细胞浸润。在脂肪小叶间隔中，可出现巨细胞和肉芽肿改变。血管和脂肪小叶损伤不明显。

3. 辨证膏方

本病初期多为实证，湿热郁阻，或寒湿阻滞，治以祛邪为主，日久多由实转虚，或虚实夹杂，日久伤阴，灼津为痰，痰瘀交阻。无论寒热虚实，其中瘀血阻滞贯穿始终，故治疗本病应多从血分来考虑用药。唐容川在《血证论》中曾提到"既已成瘀，不论初起已久，总宜散血，血散瘀去则寒、热、风、湿均无遗留之迹矣。"因此治宜通络祛瘀、行气活血为主。

（1）湿热瘀阻症

【症候】 发病急骤，皮下结节，略高出皮面，疹色鲜红，灼热疼痛，压痛明显；伴头痛，咽痛，关节肿痛，口渴，大便干，小便黄；舌质红，苔腻，脉滑微数。

【治法】 清热利湿，活血化瘀。

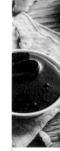

膏方一：通脉散结膏

【来源】 湖北省中医院皮先明主任医师。由萆薢渗湿汤（《疡科心得集》）加减化裁，临床运用多年，疗效显著。

【组成】 萆薢200g、通草90g、金银花200g、紫花地丁300g、土茯苓400g、川牛膝300g、黄芩300g、黄连200g、黄柏240g、地龙200g、丹参500g、王不留行300g、连翘300g。

【图解】

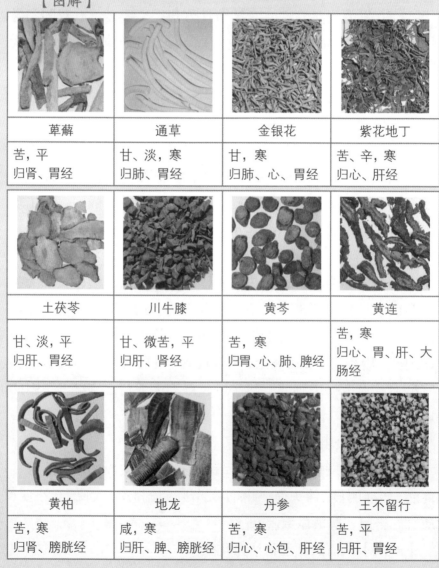

萆薢	通草	金银花	紫花地丁
苦，平 归肾、胃经	甘、淡，寒 归肺、胃经	甘，寒 归肺、心、胃经	苦、辛，寒 归心、肝经
土茯苓	川牛膝	黄芩	黄连
甘、淡，平 归肝、胃经	甘、微苦，平 归肝、肾经	苦，寒 归胃、心、肺、脾经	苦，寒 归心、胃、肝、大肠经
黄柏	地龙	丹参	王不留行
苦，寒 归肾、膀胱经	咸，寒 归肝、脾、膀胱经	苦，寒 归心、心包、肝经	苦，平 归肝、胃经

【制法】 金银花、黄芩、通草、连翘另煎 5 ~ 10 分钟，取汁在煎煮浓缩时加入；其余药加水煎煮 3 次，滤汁去渣，合并滤液，继续文火煎煮，加热浓缩为膏，最后加蜂蜜收膏即成。

【功效】 清利湿热，通络散结。

【用法】 每次 10 ~ 15g，每日 2 次，开水冲服。

【注意事项】 孕妇忌用，忌食辛辣厚味食物，脾胃虚弱、大便溏薄者慎用。

膏方二：活血散瘀膏

【来源】 《医宗金鉴·外科心法》。

【组成】 川芎、当归尾、赤芍、苏木、牡丹皮、枳壳、川牛膝、栝楼仁、桃仁各 180g、槟榔 40g、大黄 120g。

【图解】

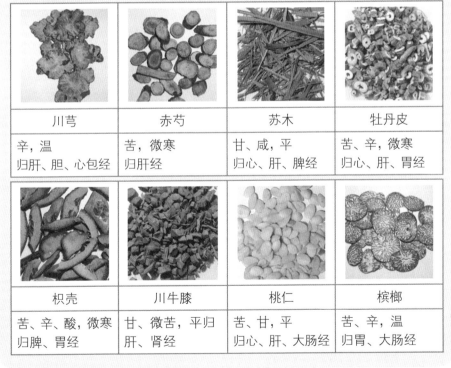

川芎	赤芍	苏木	牡丹皮
辛，温 归肝、胆、心包经	苦，微寒 归肝经	甘、咸，平 归心、肝、脾经	苦、辛，微寒 归心、肝、胃经
枳壳	川牛膝	桃仁	槟榔
苦、辛、酸，微寒 归脾、胃经	甘、微苦，平归肝、肾经	苦、甘，平 归心、肝、大肠经	苦、辛，温 归胃、大肠经

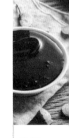

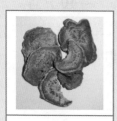

大黄
苦，寒
归脾、胃、大肠、肝、心包经

【制法】 大黄酒炒，栝楼仁去壳，桃仁去皮、尖；大黄、枳壳另煎 5 ~ 10 分钟，取汁在煎煮浓缩时加入；诸药加水煎煮 3 次，滤汁去渣，合并滤液，继续文火煎煮，加热浓缩为膏，加适量蜂蜜收膏即成。

【功效】 活血散瘀，利湿导滞。

【用法】 每日 2 次，每次 10g，空腹服用。

【注意事项】 孕妇禁用；糖尿病患者、出血倾向、血虚无瘀者、脾虚便溏者忌用；忌辛辣厚味之物。

膏方三：三妙膏

【来源】 《医学正传》卷五。

【组成】 黄柏 480g、苍术 720g、川牛膝 240g。

【图解】

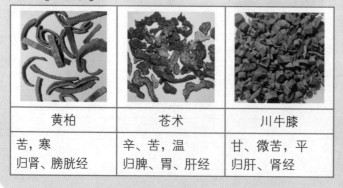

黄柏	苍术	川牛膝
苦，寒 归肾、膀胱经	辛、苦，温 归脾、胃、肝经	甘、微苦，平 归肝、肾经

【制法】　黄柏切片，酒拌略炒；苍术以米泔浸一二宿，焙干；川牛膝去芦；将以上三味加水煎煮 3 次，滤汁去渣，合并滤液，加热浓缩为清膏，再加冰糖适量搅匀收膏即得。

【功效】　清热化湿。

【用法】　每服 10～15g，每日 2 次，开水冲服。

【注意事项】　忌烟酒、辛辣、油腻及腥发食物。

膏方四：凉血四物膏

【来源】　《医宗金鉴·外科心法》。

【组成】　当归 240g、生地黄 240g、川芎 120g、赤芍 120g、黄芩（酒炒）120g、赤茯苓 200g、陈皮 120g、红花（酒洗）120g、甘草（生）200g、五灵脂 120g。

【图解】

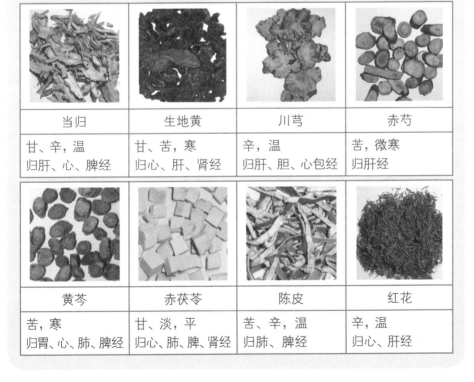

当归	生地黄	川芎	赤芍
甘、辛，温 归肝、心、脾经	甘、苦，寒 归心、肝、肾经	辛，温 归肝、胆、心包经	苦，微寒 归肝经

黄芩	赤茯苓	陈皮	红花
苦，寒 归胃、心、肺、脾经	甘、淡，平 归心、肺、脾、肾经	苦、辛，温 归肺、脾经	辛，温 归心、肝经

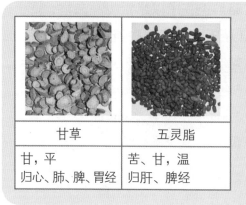

甘草	五灵脂
甘，平 归心、肺、脾、胃经	苦、甘，温 归肝、脾经

【制法】 红花、黄芩另煎10分钟，余药物加水煎煮3次，滤汁去渣，合并滤液，加热浓缩为清膏，再加蜂蜜适量，搅匀收膏即得。

【功效】 凉血消斑，散瘀化滞。

【用法】 开水冲服，每日2次，每次10～15g。

【注意事项】 孕妇禁用，经期、有出血倾向者忌用，忌食辛辣刺激厚味之物。

（2）寒湿阻络症

【症候】 皮损暗红，此起彼伏，缠绵不愈；伴有关节痛，遇寒加重，肢冷，口不渴，大便不干；舌淡，苔白或白腻，脉沉缓或迟。

【治法】 温经散寒，除湿通络。

膏方一：阳和膏

【来源】 原方出自清代《外科全生集》，我院在原方基础上，加入活血散结之品，使阳虚得补，营血痰滞得除，临床疗效确切。

【组成】 熟地黄500g、黄芪300g、肉桂90g、麻黄60g、鹿角胶180g、白芥子90g、炮姜60g、炮附子30g、炙甘草120g、桃仁120g、红花90g、姜半夏60g、川牛膝90g。

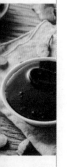

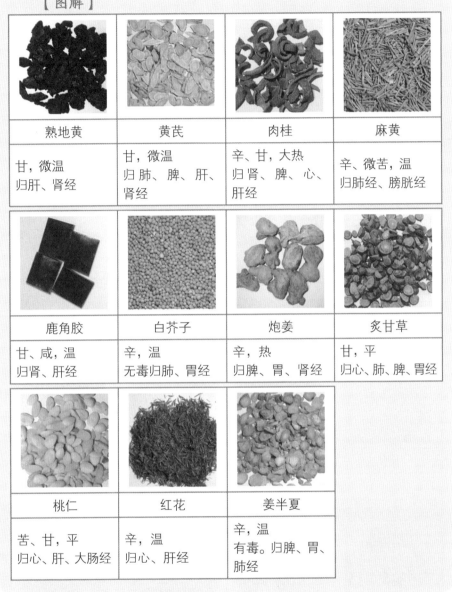

【图解】

熟地黄	黄芪	肉桂	麻黄
甘，微温 归肝、肾经	甘，微温 归肺、脾、肝、肾经	辛、甘，大热 归肾、脾、心、肝经	辛、微苦，温 归肺经、膀胱经
鹿角胶	白芥子	炮姜	炙甘草
甘、咸，温 归肾、肝经	辛，温 无毒归肺、胃经	辛，热 归脾、胃、肾经	甘，平 归心、肺、脾、胃经
桃仁	红花	姜半夏	
苦、甘，平 归心、肝、大肠经	辛，温 归心、肝经	辛，温 有毒。归脾、胃、肺经	

【制法】 麻黄另煎5分钟，取汁在煎煮浓缩时加入；肉桂去皮，与诸药（除麻黄）共煎煮，先用旺火煮沸后，改文火煎煮2小时，倒出药液，药渣内加入清水，再如法煎煮2小时，滤出药汁，将2次药汁混合（必要时煎3次），以文火继续煎煮，浓缩成膏，

兑入等量蜂蜜混匀，储存备用。

【功效】 温络回阳，活血通络，散寒燥湿。

【用法】 每日服2次，每次1汤匙，温水冲服。

【注意事项】 孕妇禁用；糖尿病，高血压者禁用；凡一切实热之证（红肿热痛者），或阳盛阴虚体质者不宜用此方。

膏方二：黄芪桂枝五物膏

【来源】 原方出自《金匮要略》，我院在原方基础上，加入温经通络，除湿舒筋之品，炼制成膏，之于寒湿阻络之结节，疗效显著。

【组成】 黄芪300g、桂枝150g、赤芍300g、红花100g、炒白术150g、秦艽150g、炙甘草100g、熟附片30g、肉桂60g、鸡血藤150g、生姜90g、大枣（去核）300g。

【图解】

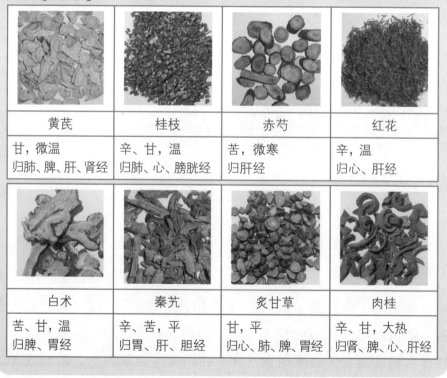

黄芪	桂枝	赤芍	红花
甘，微温 归肺、脾、肝、肾经	辛、甘，温 归肺、心、膀胱经	苦，微寒 归肝经	辛，温 归心、肝经
白术	秦艽	炙甘草	肉桂
苦、甘，温 归脾、胃经	辛、苦，平 归胃、肝、胆经	甘，平 归心、肺、脾、胃经	辛、甘，大热 归肾、脾、心、肝经

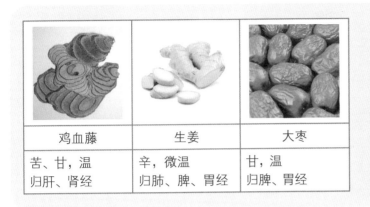

鸡血藤	生姜	大枣
苦、甘，温 归肝、肾经	辛，微温 归肺、脾、胃经	甘，温 归脾、胃经

【制法】 以上诸药同煎，先用旺火煮沸后，改文火煎煮 4 ~ 6 小时，过滤浓缩成膏，兑入等量蜂蜜混匀，储存备用。

【功效】 益气温经，和血通痹。

【用法】 每日服 2 次，每次 1 汤匙，温水冲服。

【注意事项】 孕妇禁用；糖尿病、高血压者禁用；凡一切实热之证（红肿热痛者），或阳盛阴虚体质者不宜。

膏方三：当归四逆丸

【来源】 《伤寒论》。

【组成】 当归 120g、桂枝 90g、白芍 90g、细辛 30g、通草 60g、大枣 80 枚，炙甘草 60g。

【图解】

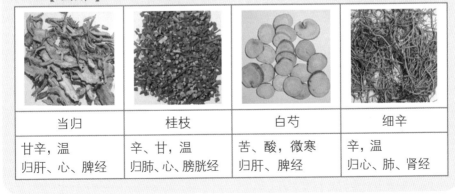

当归	桂枝	白芍	细辛
甘辛，温 归肝、心、脾经	辛、甘，温 归肺、心、膀胱经	苦、酸，微寒 归肝、脾经	辛，温 归心、肺、肾经

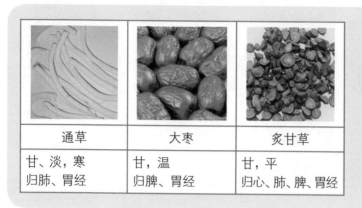

通草	大枣	炙甘草
甘、淡，寒 归肺、胃经	甘，温 归脾、胃经	甘，平 归心、肺、脾、胃经

【制法】　以上诸药共研细末，枣肉为丸，如梧桐子大。

【功效】　温经散寒，养血通脉。

【用法】　每次 6 ~ 9g，每日 2 次，温开水送服，空腹服用。

【注意事项】　孕妇忌用；糖尿病者、肾功能不全者不宜使用。

（3）痰瘀互结症

【症候】　结节色暗红或紫红，质地坚实，自觉疼痛，压痛明显；大便干，舌质暗红或紫黯，有瘀点，苔薄，脉弦滑或涩。

【治法】　和营活血，化瘀散结。

膏方一：通脉膏

【来源】　清代鲍相璈《验方新编》，本方为补阳还五汤(《医林改错》)加减而成，在原方基础上去黄芪，加入凉血行气活血之品，使活血而不动血，凉血而不留淤。

【组成】　紫丹参 300g、鸡血藤 300g、赤芍 240g、当归 240g、乳香 200g、没药 200g、桃仁 200g、红花 200g、川芎 120g、地龙 200g、金银花 400g、甘草 200g。

【图解】

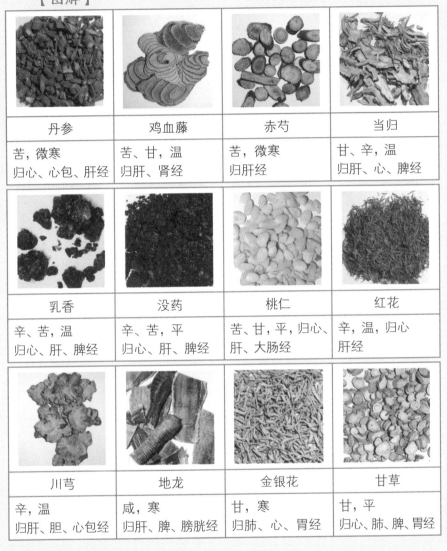

丹参	鸡血藤	赤芍	当归
苦，微寒 归心、心包、肝经	苦、甘，温 归肝、肾经	苦，微寒 归肝经	甘、辛，温 归肝、心、脾经
乳香	没药	桃仁	红花
辛、苦，温 归心、肝、脾经	辛、苦，平 归心、肝、脾经	苦、甘，平，归心、 肝、大肠经	辛，温，归心 肝经
川芎	地龙	金银花	甘草
辛，温 归肝、胆、心包经	咸，寒 归肝、脾、膀胱经	甘，寒 归肺、心、胃经	甘，平 归心、肺、脾、胃经

【制法】 金银花、红花另煎，约5～10分钟，取汁在煎煮浓缩时加入；其余药物同煎（乳香、没药包煎，以免糊锅），旺火煮沸后，改文火煎煮4～6小时，过滤浓缩成膏，最后兑入适量蜂蜜混匀。

【功效】 活血化瘀，通经止痛。

【用法】 每次10～15g，每日2次，开水冲服。

【注意事项】 孕妇禁用；有出血倾向者忌用；忌食辛辣刺激

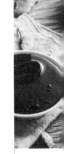

食物。本方久服方能显效，故取效后多需继服，以巩固疗效，防止复发。

膏方二：小金丹

【来源】 《外科全生集》卷四。

【组成】 枫香脂45g、制草乌30g、五灵脂45g、地龙45g、马钱子（制末）3g、没药22.5g、当归22.5g、乳香22.5g、香墨2g。

【图解】

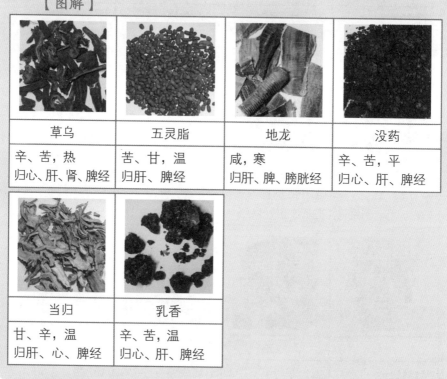

草乌	五灵脂	地龙	没药
辛、苦，热 归心、肝、肾、脾经	苦、甘，温 归肝、脾经	咸，寒 归肝、脾、膀胱经	辛、苦，平 归心、肝、脾经

当归	乳香
甘、辛，温 归肝、心、脾经	辛、苦，温 归心、肝、脾经

【制法】 白胶香煎膏备用，香墨应取陈年锭子墨，略烧存性；以上九味共研细粉过箩，每300g细粉兑麝香10g，和匀后用面粉100g打糊为丸，每丸重0.6g。

【功效】 活血理气，消肿止痛，软坚散结。

【用法】 每服2～3丸，每日1～2次，按病情酌情增减，黄酒或温开水送下即可，服用时用布包裹打碎。

【注意事项】 孕妇忌服，不可与参剂同服，忌生冷饮食。

膏方三：西黄膏

【来源】　《外科全生集》。

【组成】　牛黄 10g、没药（醋制）300g、乳香（醋制）300g、麝香 45g。

【图解】

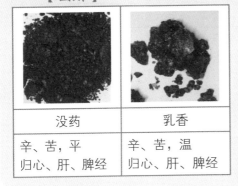

没药	乳香
辛、苦，平 归心、肝、脾经	辛、苦，温 归心、肝、脾经

【制法】　牛黄、麝香共研末至极细；将乳香、没药加水连熬 3 次，取汁，慢火煎成浓膏，混入牛黄、麝香粉末调匀，加蜂蜜 300g，调制成膏。

【功效】　解毒止痛，清热软坚，活血散瘀。

【用法】　每次 10g，每日服 2 次，开水冲服。

【注意事项】　孕妇禁服，有出血倾向者忌用。

膏方四：桂枝茯苓膏

【来源】　《金匮要略·妇人妊娠病脉证并治》。

【组成】　桂枝 150g、茯苓 150g、牡丹皮 150g、赤芍 150g、桃仁（去皮、尖）150g。

【图解】

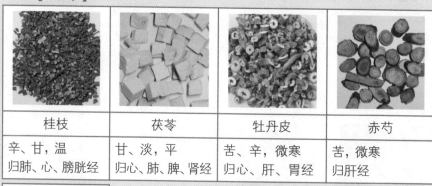

桂枝	茯苓	牡丹皮	赤芍
辛、甘，温 归肺、心、膀胱经	甘、淡，平 归心、肺、脾、肾经	苦、辛，微寒 归心、肝、胃经	苦，微寒 归肝经

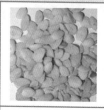

桃仁
苦、甘，平 归心、肝、大肠经

【制法】　将桂枝粉碎成细粉，过筛；其余药材酌予断碎，加水煎煮二次，第一次 3 小时，第二次 2 小时，合并煎液，滤过，滤液浓缩成膏，与上述细粉混匀，兑入适量蜂蜜搅匀。

【功效】　活血化瘀，消症散结。

【用法】　每次 10 ~ 15g，每日服 2 次，开水冲服。

【注意事项】　孕妇禁服；有出血倾向者忌用。

三十一、色素性紫癜性皮肤病

色素性紫癜性皮肤病（ pigmentary purpuric dermatosis ）是一组好发于小腿，以瘀点和色素沉着为特征的毛细血管炎性皮肤病，包括进行性色素性紫癜性皮病、毛细血管扩张性环状紫癜及色素性紫癜苔藓样皮炎。此三病关系密切，临床形态和组织病理均相类似。

本病属中医"紫癜""血疳"的范畴。

1. 临床表现

（1）进行性色素性紫癜性皮病

初起为群集的针尖大红色瘀点，后密集成片并逐渐向外扩展，中心部转变为棕褐色，但新瘀点不断发生，散在于陈旧皮损内或其边缘，呈现辣椒样斑点。皮损数目不等，好发于胫前区，呈现对称性色素沉着性斑片，常无自觉症状，有时可轻度瘙痒。本病以成年男性多见，病程慢性，持续数年可自行缓解。

（2）毛细血管扩张性环状紫癜（purpura annularis telangiec-todes）

初起为紫红色环状斑疹，直径1～3cm，边缘毛细血管扩张明显，出现点状、针头大红色瘀点。损害中央部逐渐消退，周边扩大呈现环状、半环状或同心圆样外观。皮损颜色可为棕褐、紫褐或黄褐色。好发于小腿伸侧，女性多见。可自然消退，但其边缘可再发新疹，反复迁延一至数年。

（3）色素性紫癜性苔藓样皮炎（pigmented purpuric lichenoid dermatitis）皮疹为细小铁锈色苔藓样丘疹，伴紫癜性损害，融合呈境界不清的斑片，或斑块，有红斑、鳞屑及不同程度瘙痒，最常发生于小腿，亦可累及在腿、躯干及上肢。多见于40～60岁，尤以男性为多。病程持续数月或数年。

2. 理化检查

组织病理各型紫癜性皮肤病的病理改变基本相似，可见真皮乳头毛细血管扩张，内皮细胞肿胀，红细胞外溢，散在淋巴细胞浸润，可见含铁血黄素沉积。表皮棘细胞可见轻度海绵形成或角化不全。

3. 辨证膏方

本病如《医宗金鉴外科心法要诀》血疳记载："此症由风热闭塞腠理，热伤血络，迫血妄行，溢于脉外，而见发斑。日久耗血伤阴，肌肤失养则皮肤粗糙作痒。"故一般多治以清热凉血，活血消斑；日久则佐以养阴活血。其活血通络原则贯穿治疗始终，因其血溢脉

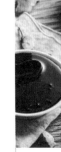

络，阻隔气血，辅以活血通络，可使气血归经，脉络得通，紫癜得以消退。

（1）血热生瘀症

【症候】　病程短，皮疹色红或紫红，灼热，散在或互相融合；舌质红，脉弦数。

【治法】　清热凉血，活血化瘀。

膏方一：凉血五根散加减

【来源】　《张志礼皮肤病医案选萃》。

【组成】　白茅根 300g、栝楼根 150g、茜草根 150g、紫草根 100g、板蓝根 200g、桃仁 150g、红花 100g、当归 150g、生地黄 150g、川芎 60g、赤芍 100g。

【图解】

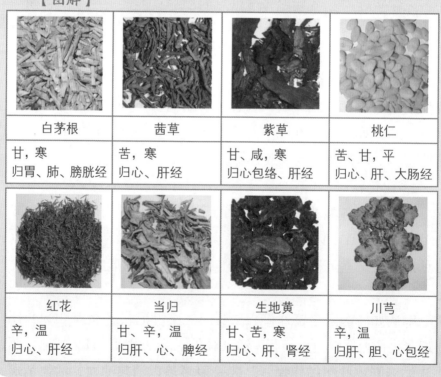

白茅根	茜草	紫草	桃仁
甘，寒 归胃、肺、膀胱经	苦，寒 归心、肝经	甘、咸，寒 归心包络、肝经	苦、甘，平 归心、肝、大肠经
红花	当归	生地黄	川芎
辛，温 归心、肝经	甘、辛，温 归肝、心、脾经	甘、苦，寒 归心、肝、肾经	辛，温 归肝、胆、心包经

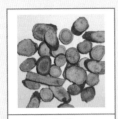

赤芍

苦，微寒
归肝经

【制法】 丸剂。以上诸药共研细末，水泛为丸，如绿豆大。

【用法】 每日 2 次，每次 6 ~ 9g，温水送服。

【功效】 活血化瘀，凉血消斑。

【注意事项】 孕妇忌用；虚寒体质者，脾虚便溏者慎用；忌食辛辣刺激厚味之物。

膏方二：消癜龙土膏

【来源】 湖北省中医院皮先明主任医师经验方，由经典验方除湿丸加减化裁，之于湿热瘀阻之血疳证，临床疗效良好。

【组成】 龙胆草 150g、土茯苓 450g、猪苓 300g、炒栀子 300g、黄芩 300g、黄连 300g、连翘 300g、当归 300g、泽泻 300g、紫草 450g、茜草根 450g、赤苓皮 450g、白鲜皮 600g、牡丹皮 300g、干生地黄 600g。

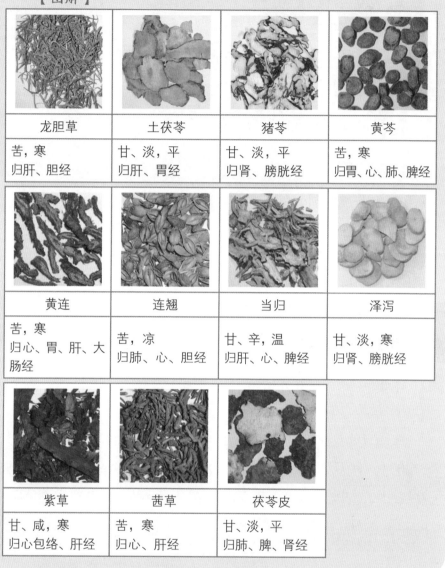

【图解】

龙胆草	土茯苓	猪苓	黄芩
苦，寒 归肝、胆经	甘、淡，平 归肝、胃经	甘、淡，平 归肾、膀胱经	苦，寒 归胃、心、肺、脾经
黄连	连翘	当归	泽泻
苦，寒 归心、胃、肝、大肠经	苦，凉 归肺、心、胆经	甘、辛，温 归肝、心、脾经	甘、淡，寒 归肾、膀胱经
紫草	茜草	茯苓皮	
甘、咸，寒 归心包络、肝经	苦，寒 归心、肝经	甘、淡，平 归肺、脾、肾经	

【制法】 黄芩、连翘、茜草根另煎，约 5 ~ 10 分钟，取汁在煎煮浓缩时加入；其余药加水煎煮 3 次，滤汁去渣，合并滤液，继续文火煎煮，加热浓缩为膏，最后加蜂蜜适量收膏即成。

【用法】 每日 2 次，每次 15 ~ 20g，开水冲服。餐后半小时至一小时服用。

【功效】 清热除湿，凉血消斑。

【注意事项】 勿长期大量服用；肝、肾功能不全者忌用；孕妇忌用；脾虚便溏者慎用；忌食辛辣刺激厚味之物。

膏方三：凉血四物膏

【来源】 《医宗金鉴·外科心法》。

【组成】 当归240g、生地240g、川芎120g、赤芍120g、黄芩（酒炒）120g、赤茯苓200g、陈皮120g、红花（酒洗）120g、甘草（生）200g、五灵脂120g。

【图解】

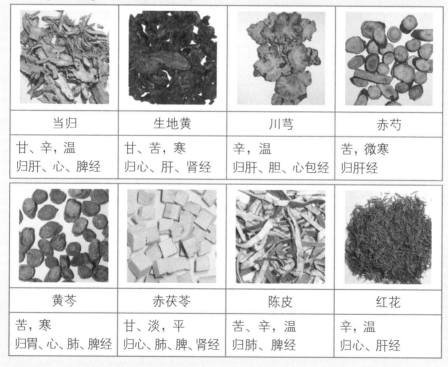

当归	生地黄	川芎	赤芍
甘、辛，温 归肝、心、脾经	甘、苦，寒 归心、肝、肾经	辛，温 归肝、胆、心包经	苦，微寒 归肝经
黄芩	赤茯苓	陈皮	红花
苦，寒 归胃、心、肺、脾经	甘、淡，平 归心、肺、脾、肾经	苦、辛，温 归肺、脾经	辛，温 归心、肝经

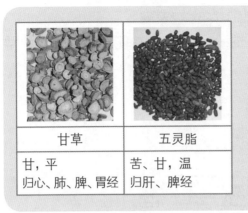

甘草	五灵脂
甘，平	苦、甘，温
归心、肺、脾、胃经	归肝、脾经

【制法】　红花、黄芩另煎10分钟，余药物加水煎煮3次，滤汁去渣，合并滤液，加热浓缩为清膏，再加蜂蜜适量，搅匀收膏即得。

【功效】　凉血消斑，散瘀化滞。

【用法】　开水冲服，每日2次，每次10～15g。

【注意事项】　孕妇禁用；经期、有出血倾向者忌用；忌食辛辣刺激厚味之物。

（2）血燥伤阴症

【症候】　病程长，皮疹粗糙、干燥，脱屑或色素沉着，口干；舌质红，少苔，脉细数。

【治法】　滋阴润燥，养血活血。

膏方一：养血润肤膏加减

【来源】　清代许克昌、毕法合撰《外科证治》。

【组成】　生地200g、熟地黄200g、当归200g、黄芪200g、天冬120g、麦冬120g、桃仁120g、红花120g、天花粉120g、黄芩120g、升麻60g。

【图解】

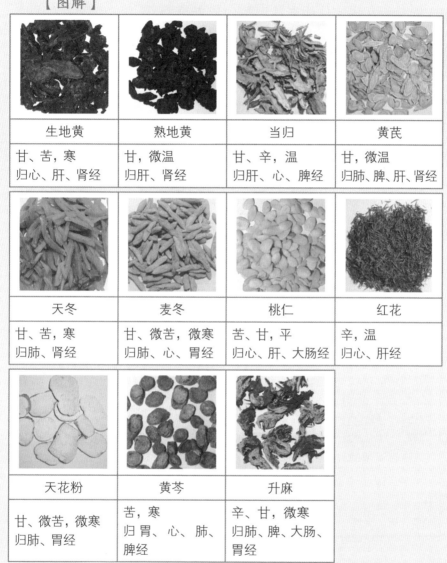

生地黄	熟地黄	当归	黄芪
甘、苦，寒 归心、肝、肾经	甘，微温 归肝、肾经	甘、辛，温 归肝、心、脾经	甘，微温 归肺、脾、肝、肾经

天冬	麦冬	桃仁	红花
甘、苦，寒 归肺、肾经	甘、微苦，微寒 归肺、心、胃经	苦、甘，平 归心、肝、大肠经	辛，温 归心、肝经

天花粉	黄芩	升麻
甘、微苦，微寒 归肺、胃经	苦，寒 归胃、心、肺、脾经	辛、甘，微寒 归肺、脾、大肠、胃经

【制法】 天花粉，升麻，黄芩另煎，约 5-10 分钟，取汁在煎煮浓缩时加入；其余药加水煎煮 3 次，滤汁去渣，合并滤液，继续文火煎煮，加热浓缩为膏，最后加蜂蜜 300g 收膏即成。

【用法】 每次 15 ~ 20g，每日 2 次，在两餐之间，用温开水冲服。

【功效】 养血润肤，滋阴生津。

【注意事项】　孕妇禁用，药后禁食鱼、虾、蟹等荤腥或辛辣刺激性食物，虚寒体质者或湿热内盛者慎用。

膏方二：天地膏

【来源】　赵炳楠经验方。

【组成】　天花粉 300g、生地黄 300g、玄参 200g、黄芩 200g、当归 240g、红花 240g、鸡血藤 300g。

【图解】

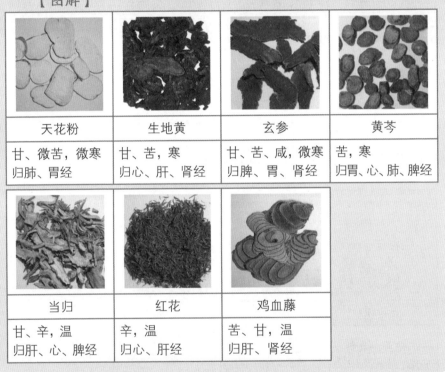

天花粉	生地黄	玄参	黄芩
甘、微苦，微寒 归肺、胃经	甘、苦，寒 归心、肝、肾经	甘、苦、咸，微寒 归脾、胃、肾经	苦，寒 归胃、心、肺、脾经

当归	红花	鸡血藤
甘、辛，温 归肝、心、脾经	辛，温 归心、肝经	苦、甘，温 归肝、肾经

【制法】　天花粉、黄芩另煎，约 5～10 分钟，取汁在煎煮浓缩时加入；其余药加水先用旺火煮沸后，改文火煎煮 2 小时，倒出药液，药渣内加入清水，再如法煎煮 2 小时，滤出药汁，将 2 次药汁混合（必要时煎 3 次），继续文火煎煮，加热浓缩为膏，最后加等量蜂蜜收膏即成。

【用法】　每次 15～20g，每日 2 次，在两餐之间，用温开水冲服。

【功效】 养血润肤，凉血活血。

【注意事项】 孕妇禁用，脾虚便溏者、寒湿体质者慎用，服药期间忌辛辣厚味刺激之物。

三十二、下肢慢性溃疡

下肢慢性溃疡是由疾病因素和创伤所导致的体表难愈性创面。本病多继发于下肢静脉曲张和丹毒等病。其临床特点是多发于小腿中下 1/3 交界处前内外侧，溃疡发生前患部长期皮肤瘀斑、粗糙，溃烂后疮口经久不愈或虽已经收口，每易因局部损伤而复发。属中医学"臁疮"范畴。

1. 临床表现

多发于小腿下 1/3 内外侧，以内侧多见，患处初起潮红，漫肿，伴瘙痒；继则湿烂、滋水淋漓，形成溃疡，感疼痛。溃疡边缘坚实削直，或是内陷；呈圆形、椭圆形或斜形。溃疡面上有暗红、紫红，或红色肉芽组织，其上覆盖着污灰色腐物及发臭的脓液。溃疡面经年累月，不易收口。即使收口，也易复发。偶有溃疡缠绵不愈多年，创口呈菜花状，转成皮肤癌。

2. 理化检查

下肢静脉性溃疡的病因常较复杂，可分为创伤性、静脉曲张性、缺血性、淋巴阻塞性、营养不良性、感染性和恶性溃疡，常用检查方法：实验室检查（如血常规、抗 O、凝血功能、血糖和免疫指标的检测等）、下肢彩超、X 线检查、静脉造影等。

3. 辨证膏方

中医认为本病是本虚标实之证，血瘀为基本病机，究其致病之根本则在于脾虚、气虚、湿热、寒湿等诱因。气滞血瘀，瘀久化热，复感外邪，热盛肉腐而成。因此健脾补气、活血通络、清热化湿，是其治病关键。

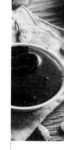

（1）湿毒热盛症

【症候】　患处周围皮肤略红肿，触之稍痛，痛痒相兼，溃疡面肉芽鲜红或紫红，露黄色分泌物，脓水臭秽，下肢沉重、发胀；伴口苦、口干，舌质红，苔黄腻，脉滑数。

【治法】　清热利湿，解毒消肿。

膏方一：仙方活命饮加减

【来源】　《医宗金鉴·外科心法》。

【组成】　金银花300g、赤芍200g、制乳香120g、天花粉200g、贝母200g、白芷120g、陈皮200g、生地黄200g、丹皮120g、皂角刺200g、当归120g、甘草120g、猪苓200g、茯苓200g。

【图解】

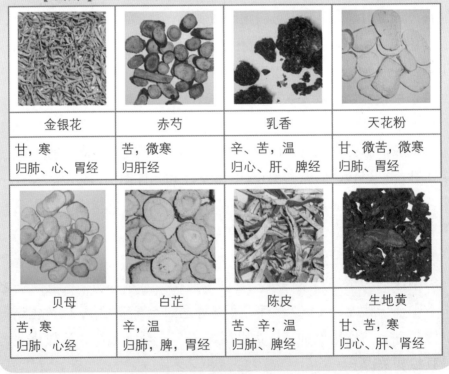

金银花	赤芍	乳香	天花粉
甘，寒 归肺、心、胃经	苦，微寒 归肝经	辛、苦，温 归心、肝、脾经	甘、微苦，微寒 归肺、胃经
贝母	白芷	陈皮	生地黄
苦，寒 归肺、心经	辛，温 归肺、脾，胃经	苦、辛，温 归肺、脾经	甘、苦，寒 归心、肝、肾经

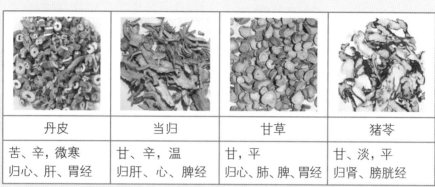

丹皮	当归	甘草	猪苓
苦、辛，微寒 归心、肝、胃经	甘、辛，温 归肝、心、脾经	甘，平 归心、肺、脾、胃经	甘、淡，平 归肾、膀胱经

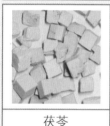

茯苓
甘、淡，平 归心、肺、脾、肾经

【制法】　金银花、皂角刺、天花粉另煎 5～10 分钟，取汁在煎煮浓缩时加入；其余药加水煎煮 3 次，滤汁去渣，合并滤液，继续文火煎煮，加热浓缩为膏，最后加蜂蜜 250g 收膏即成。

【用法】　每日 2 次，每次 10～15g，开水冲服。

【功效】　清热解毒，渗湿消肿，活血止痛。

【注意事项】　本方性偏寒凉，仅适于湿毒热盛证；阴证疮疡忌用；脾胃本虚，气血不足者均应慎用；孕妇禁用；忌荤腥厚味及动风食物。

膏方二：二妙膏

【来源】　元朝朱丹溪《丹溪心法》。

【组成】　苍术、黄柏各 2kg。

【图解】

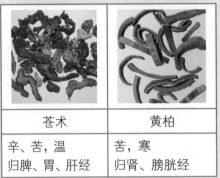

苍术	黄柏
辛、苦，温 归脾、胃、肝经	苦，寒 归肾、膀胱经

【制法】 黄柏炒制、苍术以米泔水浸后，炒制；加水 40kg，煎煮 6 ~ 7 小时，滤汁去渣，继续文火浓缩成膏。加入适量蜂蜜收膏即得。

【用法】 每日服 2 次，每次 15 ~ 20g，开水冲服。

【功效】 清热燥湿。

【注意事项】 忌烟酒、辛辣、油腻及腥发食物。

膏方三：五神膏

【来源】 清·陈士铎《洞天奥旨》。

【组成】 茯苓、车前子、金银花、紫花地丁各 500g、川牛膝 250g。

【图解】

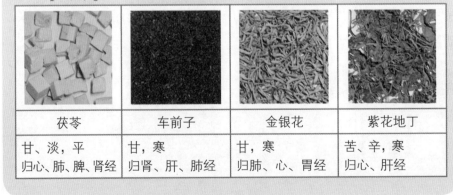

茯苓	车前子	金银花	紫花地丁
甘、淡，平 归心、肺、脾、肾经	甘，寒 归肾、肝、肺经	甘，寒 归肺、心、胃经	苦、辛，寒 归心、肝经

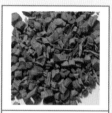

川牛膝
甘、微苦，平 归肝、肾经

【制法】 金银花研为细末；余诸药同煎，先用旺火煮沸后，改文火煎煮 4 ~ 6 小时，过滤浓缩成膏，兑入金银花末混匀，最后调入适量蜂蜜即可。

【用法】 每日服 3 次，每次 10 ~ 15g，开水冲服。

【功效】 清热解毒，分利湿热。

【注意事项】 疮疡属阴证者忌用，脾胃虚寒者慎服。

膏方四：除湿膏

【来源】 《赵柄南临床经验集》。

【组成】 威灵仙 150g、猪苓 150g、栀子 150g、黄芩 150g、黄连 150g、连翘 150g、当归 150g、泽泻 150g、紫草 150g、茜草根 250g、赤苓皮 250g、白鲜皮 300g、牡丹皮 150g、干生地黄 300g。

【图解】

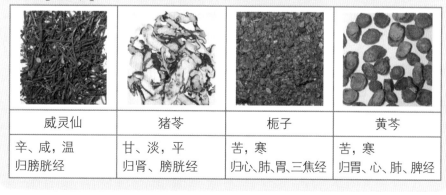

威灵仙	猪苓	栀子	黄芩
辛、咸，温 归膀胱经	甘、淡，平 归肾、膀胱经	苦，寒 归心、肺、胃、三焦经	苦，寒 归胃、心、肺、脾经

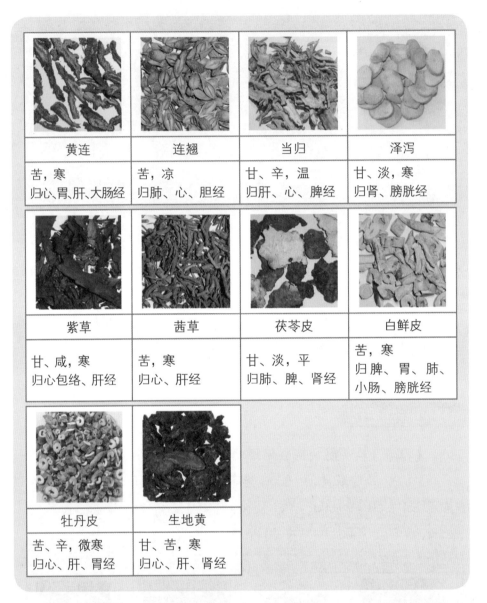

黄连	连翘	当归	泽泻
苦，寒 归心、胃、肝、大肠经	苦，凉 归肺、心、胆经	甘、辛，温 归肝、心、脾经	甘、淡，寒 归肾、膀胱经
紫草	茜草	茯苓皮	白鲜皮
甘、咸，寒 归心包络、肝经	苦，寒 归心、肝经	甘、淡，平 归肺、脾、肾经	苦，寒 归脾、胃、肺、小肠、膀胱经
牡丹皮	生地黄		
苦、辛，微寒 归心、肝、胃经	甘、苦，寒 归心、肝、肾经		

【制法】 连翘、茜草根共研细末，待收膏时加入混匀；其余诸味加水煎煮3次，滤汁去渣，合并滤液，加热浓缩为清膏，再加蜂蜜适量搅匀收膏即得。

【用法】 每次15～20g，每日2次，开水冲服。

【功效】 清热凉血，除湿利水，祛风解毒。

【注意事项】 孕妇忌服；肝肾功能不全者慎用，忌荤腥刺激性食物。

膏方五：萆薢渗湿膏

【来源】 《疡科心得集》。

【组成】 萆薢 200g、滑石 200g、茯苓 300g、丹皮 240g、泽泻 200g、黄柏 200g、薏苡仁 300g、蒲公英 400g、陈皮 240g、桂枝 120g、猪苓 200g、白术 300g、牛膝 240g。

【图解】

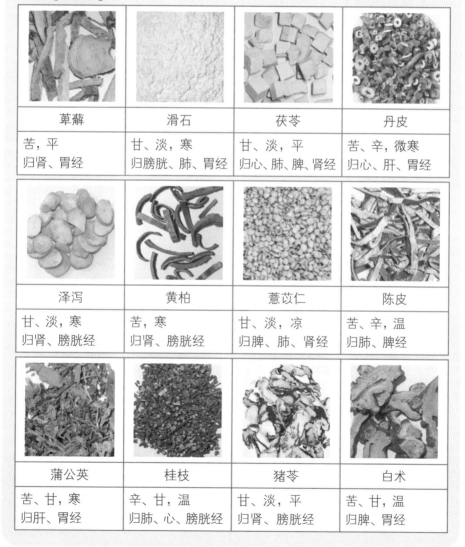

萆薢	滑石	茯苓	丹皮
苦，平 归肾、胃经	甘、淡，寒 归膀胱、肺、胃经	甘、淡，平 归心、肺、脾、肾经	苦、辛，微寒 归心、肝、胃经
泽泻	黄柏	薏苡仁	陈皮
甘、淡，寒 归肾、膀胱经	苦，寒 归肾、膀胱经	甘、淡，凉 归脾、肺、肾经	苦、辛，温 归肺、脾经
蒲公英	桂枝	猪苓	白术
苦、甘，寒 归肝、胃经	辛、甘，温 归肺、心、膀胱经	甘、淡，平 归肾、膀胱经	苦、甘，温 归脾、胃经

【制法】 桂枝另煎，取汁在煎煮浓缩时加入；诸药（除滑石）共煎煮，先用旺火煮沸后，改文火煎煮2小时，倒出药液，药渣内加入清水，再如法煎煮2小时，滤出药汁，将2次药汁混合（必要时煎3次），以文火继续煎煮，浓缩成膏，兑入滑石及适量蜂蜜混匀即得。

【用法】 每日2次，每次15～20g，两餐之间开水冲服。

【功效】 清利湿热，行气活血。

【注意事项】 孕妇忌用，肝肾功能不全者慎用，忌辛辣刺激厚味之物。

（2）脾虚湿盛症

【症候】 病程日久，疮面色暗，黄水浸淫，或有湿疹，患肢浮肿，纳呆腹胀，便溏，面色萎黄，舌淡苔白腻，脉沉无力。

【治法】 健脾渗湿。

膏方一：脉痹膏

【来源】 济南市中医医院迟景勋经验方。

【组成】 茵陈400g、赤小豆400g、薏苡仁600g、苍术250g、黄柏250g、防己200g、泽泻240g、佩兰200g、苦参240g、木通60g、地龙200g、川牛膝240g、茯苓400g。

【图解】

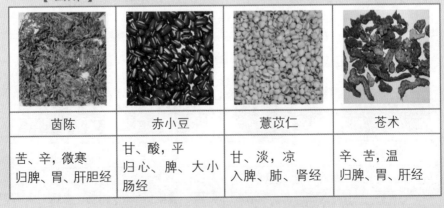

茵陈	赤小豆	薏苡仁	苍术
苦、辛，微寒 归脾、胃、肝胆经	甘、酸，平 归心、脾、大小肠经	甘、淡，凉 入脾、肺、肾经	辛、苦，温 归脾、胃、肝经

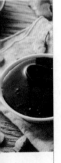

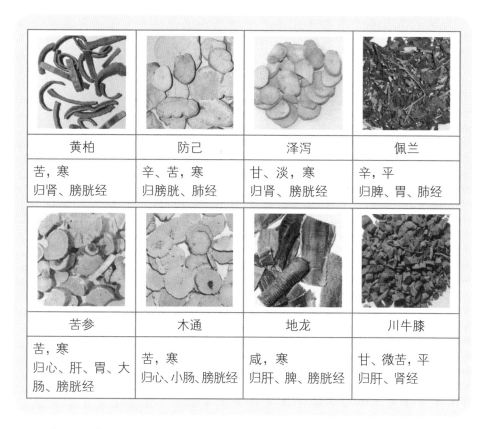

黄柏	防己	泽泻	佩兰
苦，寒 归肾、膀胱经	辛、苦，寒 归膀胱、肺经	甘、淡，寒 归肾、膀胱经	辛，平 归脾、胃、肺经
苦参	木通	地龙	川牛膝
苦，寒 归心、肝、胃、大 肠、膀胱经	苦，寒 归心、小肠、膀胱经	咸，寒 归肝、脾、膀胱经	甘、微苦，平 归肝、肾经

【制法】 佩兰、木通另煎，取汁待煎煮浓缩时加入；其余诸药共煎煮，旺火煮沸后，改文火煎煮 4 ～ 6 小时，过滤浓缩成膏，加入适量蜂蜜混匀。

【用法】 每次 10 ～ 15g，每日 2 次，开水冲服。

【功效】 醒脾利湿，芳香化浊，行血消肿。

【注意事项】 孕妇禁用；体质虚寒者，气血不足者，肝肾功能不全者均应慎用；忌油腻厚味食物。

膏方二：参苓白术膏

【来源】 《太平惠民和剂局方》。

【组成】 人参 1kg、茯苓 1kg、白术 1kg、山药 1kg、甘草 1kg、白扁豆 750g、莲子仁 500g、桔梗 500g、薏苡仁 500g。

【图解】

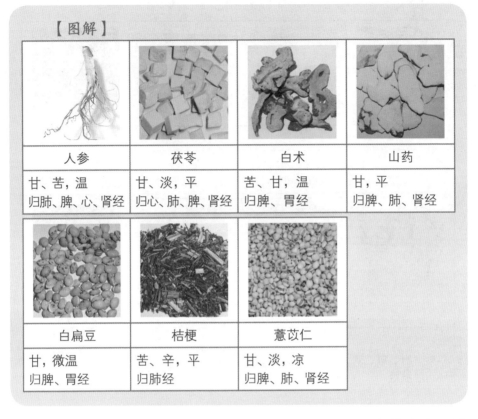

人参	茯苓	白术	山药
甘、苦，温 归肺、脾、心、肾经	甘、淡，平 归心、肺、脾、肾经	苦、甘，温 归脾、胃经	甘，平 归脾、肺、肾经

白扁豆	桔梗	薏苡仁
甘，微温 归脾、胃经	苦、辛，平 归肺经	甘、淡，凉 归脾、肺、肾经

【制法】　以上诸药加水煎煮 3 次，滤汁去渣，合并滤液，继续文火煎煮，加热浓缩为膏，最后加适量蜂蜜收膏即成。

【用法】　每次 15～20g，每日 2 次，温水冲服，宜空腹或餐前服用。

【功效】　健脾渗湿，补中益气。

【注意事项】　服本膏方时不宜同时服用藜芦、五灵脂、皂荚或其制剂；不宜喝茶和吃白萝卜以免影响药效；不宜和感冒类药同时服用；发热感冒期间，泄泻兼有大便不通畅者，阴虚火旺者，高血压，糖尿病患者忌服；心脏病、肾脏病患者及孕妇、小儿慎用；忌生冷辛辣刺激之品。

膏方三：苍术膏

【来源】 《医学入门》。

【组成】 苍术 5kg。

【性味归经】 味辛、苦，性温。归脾、胃、肝经。

【制法】 苍术洗净，加水 50kg，煎煮 6～7kg，滤汁去渣，继续文火浓缩成膏。加入适量蜂蜜收膏即得。

【用法】 每次 6～10g，每日 2 次，温水冲服，空腹或餐前服用。

【功效】 健脾燥湿，平胃和中。

【注意事项】 忌生冷寒凉、辛辣刺激饮食。

膏方四：白术膏

【来源】 《医学入门》卷七。

【组成】 白术 5kg。

【性味归经】 味苦、甘，性温，归脾、胃经。

【制法】 白术 5kg 加入水 50kg，煎煮 6～7 小时，滤汁去渣，小火煎煮浓缩成膏，约 1.5kg。加入 800 克蜂蜜收膏即得。

【用法】 每次 6～10g，每日 2 次，温水冲服，空腹服用。

【功效】 健脾祛湿。

【注意事项】 忌寒凉生冷饮食。

（3）寒湿凝滞症

【症候】 患肢水肿发凉，疮面肉芽水肿，色不鲜，分泌物清稀，淋漓不尽，面色萎黄，病程日久。舌质淡或有瘀斑，苔白，脉沉细无力。

【治法】 温寒化湿，回阳通络。

【来源】　原方出自清·《外科全生集》，我院在原方基础上，加入活血散结之品，使阳虚得补，营血痰滞得除，临床疗效确切。

【组成】　熟地黄500g、黄芪300g、肉桂90g、麻黄60g、鹿角胶180g、白芥子90g、炮姜60g、炮附子30g、炙甘草120g、桃仁120g、红花90g、姜半夏60g、川牛膝90g。

【图解】

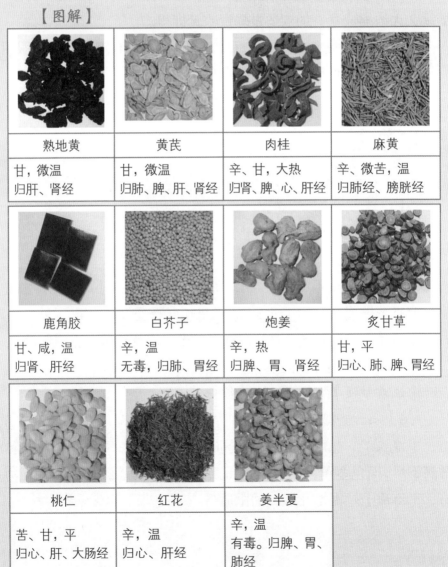

熟地黄	黄芪	肉桂	麻黄
甘，微温 归肝、肾经	甘，微温 归肺、脾、肝、肾经	辛、甘，大热 归肾、脾、心、肝经	辛、微苦，温 归肺经、膀胱经

鹿角胶	白芥子	炮姜	炙甘草
甘、咸，温 归肾、肝经	辛，温 无毒，归肺、胃经	辛，热 归脾、胃、肾经	甘，平 归心、肺、脾、胃经

桃仁	红花	姜半夏	
苦、甘，平 归心、肝、大肠经	辛，温 归心、肝经	辛，温 有毒。归脾、胃、肺经	

【制法】 麻黄另煎 5 分钟，取汁在煎煮浓缩时加入；肉桂去皮，与诸药（除麻黄）共煎煮，先用旺火煮沸后，改文火煎煮 2 小时，倒出药液，药渣内加入清水，再如法煎煮 2 小时，滤出药汁，将 2 次药汁混合（必要时煎 3 次），以文火继续煎煮，浓缩成膏，兑入等量蜂蜜混匀，储存备用。

【功效】 温络回阳，活血通络，散寒燥湿。

【用法】 每日服 2 次，每次 1 汤匙，温水冲服。

【注意事项】 孕妇禁用；糖尿病，高血压者禁用；凡一切实热之证（红肿热痛者），或阳盛阴虚体质者不宜用此方。

膏方二：软皮膏

【来源】 《简明中医皮肤病学》。

【组成】 川芎、炮姜、桂枝、丹参、桃仁、当归各等份。

【图解】

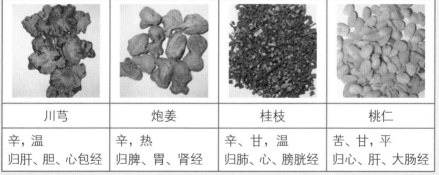

川芎	炮姜	桂枝	桃仁
辛，温 归肝、胆、心包经	辛，热 归脾、胃、肾经	辛、甘，温 归肺、心、膀胱经	苦、甘，平 归心、肝、大肠经

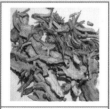

当归
甘、辛，温 归肝、心、脾经

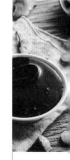

【制法】　桂枝另煎 5 ~ 10 分钟，取汁在煎煮浓缩时加入；其余诸药加水连熬 3 次，取汁，慢火煎成浓膏，加蜂蜜 300g，调制成膏。

【用法】　每日 10 ~ 15g，每日 2 次，开水冲服。

【功效】　温阳理气，活血化瘀。

【注意事项】　凡一切实热之证者、阴虚火旺、阳盛阴虚体质者禁服。

膏方三：益心脾除寒湿膏

【来源】　唐山市中医院经验方。

【组成】　山药 600g、白术、煅龙骨、煅龙齿、茯苓各 300g、人参 120g、远志、半夏、桂枝各 180g。

【图解】

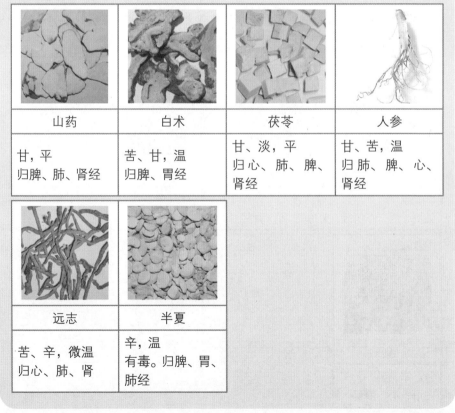

山药	白术	茯苓	人参
甘，平 归脾、肺、肾经	苦、甘，温 归脾、胃经	甘、淡，平 归心、肺、脾、肾经	甘、苦，温 归肺、脾、心、肾经

远志	半夏
苦、辛，微温 归心、肺、肾	辛，温 有毒。归脾、胃、肺经

中医
皮肤病证
调养膏方

【制法】 桂枝另煎 10 ~ 15 分钟，取汁于浓缩成膏时加入；余诸药加水煎煮 3 次，滤汁去渣，合并滤液，继续文火煎煮，加热浓缩为膏，最后加适量蜂蜜收膏即成。

【用法】 每次 6 ~ 10g，每日 2 次，温水冲服，空腹服用。

【功效】 健脾除湿，温阳通络。

【注意事项】 实热体质及阴虚火旺者忌用，高血压，糖尿病患者，孕妇、小儿不宜服用；不宜与藜芦、五灵脂、皂荚、茶、白萝卜等同用。

（4）气虚血瘀症

【症候】 下肢溃疡日久不愈，疮面下陷，边缘高起如缸口，疮面肉色灰白或暗紫或灰黄，四周肤色暗黑，面色苍白，神疲乏力，气短自汗，舌质淡，苔白，脉细涩。

【治法】 益气补血，活血祛瘀。

膏方一：十全大补膏

【来源】 《太平惠民和剂局方》。

【组成】 人参 60g、茯苓 120g、白术 120g、炙甘草 200g、川芎 120g、当归 300g、白芍 200g、熟地黄 300g、黄芪 300g、肉桂 60g、川牛膝 120g。

【图解】

人参	茯苓	白术	炙甘草
甘、苦，温 归肺、脾、心、肾经	甘、淡，平 归心、肺、脾、肾经	苦、甘，温 归脾、胃经	甘，平 归心、肺、脾、胃经

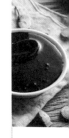

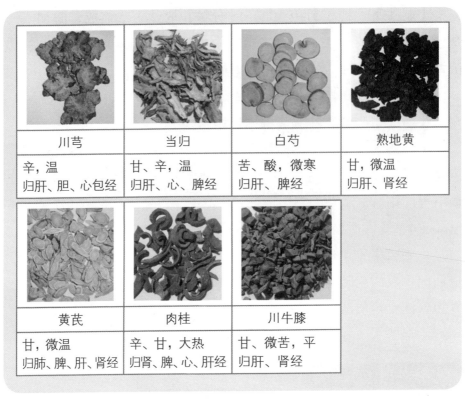

川芎	当归	白芍	熟地黄
辛，温 归肝、胆、心包经	甘、辛，温 归肝、心、脾经	苦、酸，微寒 归肝、脾经	甘，微温 归肝、肾经

黄芪	肉桂	川牛膝
甘，微温 归肺、脾、肝、肾经	辛、甘，大热 归肾、脾、心、肝经	甘、微苦，平 归肝、肾经

【制法】 肉桂去粗皮，另煎5～10分钟，取汁浓缩成膏时加入；余药材加水煎煮3次，滤汁去渣，合并滤液，继续文火煎煮，加热浓缩为膏，最后加适量蜂蜜收膏即成。

【用法】 每次15～20g，每日2次，温水冲服，空腹或餐前服用。

【功效】 益气补血，养阴活血。

【注意事项】 实热体质及阴虚火旺者忌用，高血压，糖尿病患者，孕妇、小儿不宜服用；服本膏方时不宜同时服用藜芦、五灵脂、皂荚或其制剂；不宜喝茶和吃白萝卜；不宜和感冒类药同时服用；忌生冷辛辣厚味之品。

膏方二：八珍膏

【来源】 《证治准绳》。

【组成】 人参 90g、白术 300g、茯苓 300g、当归 300g、川芎 180g、白芍药 180g、熟地黄 300g、甘草 300g。

【图解】

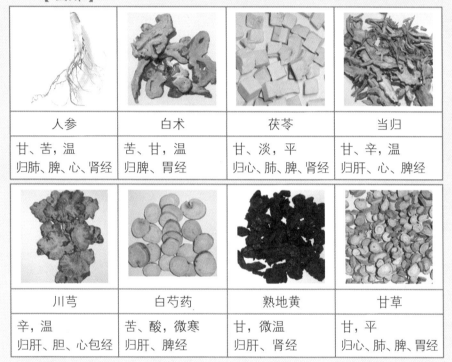

人参	白术	茯苓	当归
甘、苦，温 归肺、脾、心、肾经	苦、甘，温 归脾、胃经	甘、淡，平 归心、肺、脾、肾经	甘、辛，温 归肝、心、脾经
川芎	白芍药	熟地黄	甘草
辛，温 归肝、胆、心包经	苦、酸，微寒 归肝、脾经	甘，微温 归肝、肾经	甘，平 归心、肺、脾、胃经

【制法】 以上诸药加水先用旺火煮沸后，改文火煎煮 2 小时，倒出药液，药渣内加入清水，再如法煎煮 2 小时，滤出药汁，将 2 次药汁混合（必要时煎 3 次），继续文火煎煮，加热浓缩为膏，最后加等量蜂蜜收膏即成。

【用法】 每次 15 ~ 20g，每日 2 次，温水冲服，空腹或餐前服用。

【功效】 补气养血，生肌长肉。

【注意事项】 同"十全大补膏"。

膏方三：黄芪膏

【来源】　《赵炳南临床经验集》。

【组成】　黄芪 5kg。

【性味归经】　味甘，性微温，归肺、脾、肝、肾经。

【制法】　将黄芪 5kg 加入水 50kg，煎煮 6 ~ 7 小时，滤渣取汁，小火煎煮浓缩成膏，约 1.5kg。加入 1kg 蜂蜜收膏即得。

【用法】　每次 6 ~ 10g，每日 2 次，温水冲服，餐前服用。

【功效】　补中益气，固卫调营，托里生肌。

【注意事项】　糖尿病者忌用；表实邪盛，气滞湿阻，食积停滞，痈疽初起或溃后热毒尚盛等实证，以及阴虚阳亢者，均不宜服用。

膏方四：党参膏

【来源】　《上海市中药成方选集》。

【组成】　党参（去芦）960g、黄芪 640g、升麻 80g、生地黄 320g、熟地黄 320g、当归 320g、紫河车 10 具。

【图解】

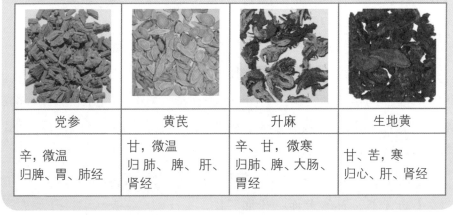

党参	黄芪	升麻	生地黄
辛，微温 归脾、胃、肺经	甘，微温 归肺、脾、肝、肾经	辛、甘，微寒 归肺、脾、大肠、胃经	甘、苦，寒 归心、肝、肾经

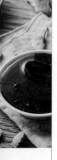

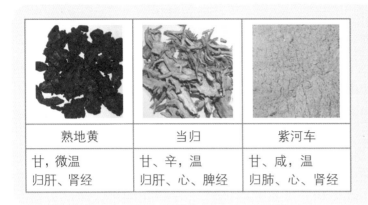

熟地黄	当归	紫河车
甘，微温 归肝、肾经	甘、辛，温 归肝、心、脾经	甘、咸，温 归肺、心、肾经

【制法】　升麻另煎 5 ~ 10 分钟，取汁于浓缩成膏时加入；其余药材加水煎煮 3 次，滤汁去渣，合并滤液，继续文火煎煮，加热浓缩为膏，最后加适量蜂蜜收膏即成。

【用法】　每次 6 ~ 10g，每日 2 次，温水冲服，餐前服用。

【功效】　补中益气，养血生肌。

【注意事项】　忌生冷及辛辣厚味之品，忌茶、白萝卜；实热体质及阴虚火旺者忌用，高血压，糖尿病患者，孕妇、小儿不宜服用；不宜与藜芦、五灵脂、皂荚或其制剂同服。

三十三、白癜风

白癜风（vitiligo）是一种常见的后天性原发性黑素脱失性皮肤病。其以局部或泛发性白色斑片、形态不一、无痛痒感为临床特征。本病属中医学"白驳风"范畴。

1. 临床表现

性别无明显差异，各年龄组均可发病，但以青少年好发。皮损为色素脱失斑，常为乳白色，也可为浅粉色，表面光滑无皮疹。白斑境界清楚，边缘色素较正常皮肤增加，白斑内毛发正常或变白。病变好发于受阳光照射及摩擦损伤部位，病损多对称分布。白斑还常按神经节段分布而呈带状排列。除皮肤损害外，口唇、阴唇、龟头及包皮内侧黏膜也常受累。

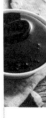

2. 组织病理

根据临床特点即可诊断。主要病理变化是表皮基底层黑素细胞减少或消失，黑素颗粒缺乏。多巴染色阴性。病变边缘色素沉着处的黑素细胞异常增大，黑素增多。表皮真皮交界处及真皮浅层有不同程度的单核细胞浸润，主要为淋巴细胞，也有少量组织细胞、浆细胞及肥大细胞。

3. 辨证膏方

本病总由气血失和，脉络瘀阻所致。发病初期多因风邪外袭，致营卫失和；或因素体肝肾不足，久病使精血不能生化，气血不和；病久入络，病程较长者兼有血瘀之证。故治疗因以调和气血，活血化瘀为基本原则。

（1）气滞血瘀症

【症候】 白斑散在分布，无固定好发部位，皮损发展较缓慢，常随感情变化而加剧；可伴气郁不舒，心烦不安；舌淡或有瘀斑，苔薄白，脉弦细。

【治则】 理气活血，祛风通络。

膏方一：皮肤活血丸

【来源】 《医林改错》卷上；本方即"通窍活血汤"。

【组成】 赤芍3g、川芎3g、桃仁9g、红枣7枚、红花9g、老葱3根、鲜生姜9g、麝香0.15g。

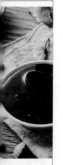

【图解】

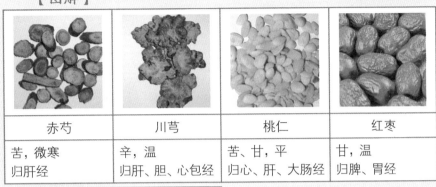

赤芍	川芎	桃仁	红枣
苦，微寒 归肝经	辛，温 归肝、胆、心包经	苦、甘、平 归心、肝、大肠经	甘，温 归脾、胃经

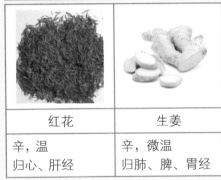

红花	生姜
辛，温 归心、肝经	辛，微温 归肺、脾、胃经

【制法】　大枣去核，以上诸药共研细末，枣糊为丸。或：桃仁研泥，红枣去核，葱、生姜切碎，以黄酒 250mL 将诸药共煎（麝香除外）至 150mL，将麝香入酒内，再煎二沸即得。

【用法】　每日 2 次，每次 3 ~ 9g，葱汤或黄酒送服。

【功效】　活血化瘀，通窍活络。

【注意事项】　孕妇禁用；有出血倾向者忌用；实热体质（急性化脓性皮肤病）者慎用；忌生冷、辛辣刺激之物。勿长期大量服用。

膏方二：白驳膏

【来源】　《赵炳南临床经验集》。

【组成】　炒蒺藜 600g、防风 300g、首乌藤 300g、鸡血藤 300g、当归 300g、红花 300g、赤芍 300g、补骨脂 150g、黑豆

300g、陈皮 150g。

【图解】

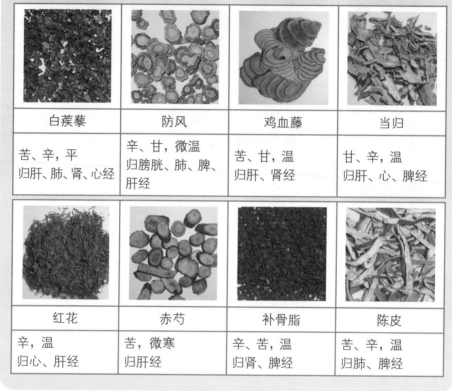

白蒺藜	防风	鸡血藤	当归
苦、辛，平 归肝、肺、肾、心经	辛、甘，微温 归膀胱、肺、脾、肝经	苦、甘，温 归肝、肾经	甘、辛，温 归肝、心、脾经

红花	赤芍	补骨脂	陈皮
辛，温 归心、肝经	苦，微寒 归肝经	辛、苦，温 归肾、脾经	苦、辛，温 归肺、脾经

【制法】 防风粉碎成细粉，过筛，收膏时混入搅匀；红花、蒺藜另煎 5～10 分钟，取汁在煎煮浓缩时加入；余十味加水连熬 3 次，取汁，慢火煎成浓膏，加蜂蜜适量，调制成膏。

【用法】 每日 2 次，每次 10g，两餐之间开水冲服。

【功效】 养血活血，通经络，退白斑。

【注意事项】 孕妇忌用；忌辛辣厚味之物；忌日光曝晒。

膏方三：祛白膏

【来源】 湖北省中医院皮先明主任医师经验方。本方由失笑散（《太平惠民和剂局方》）加减而成。临床运用多年，疗效确切。

【组成】　蒲黄200g、五灵脂（醋制）200g、补骨脂（盐炙）250g、防风250g、丹参450g、柴胡150g、蝉蜕100g、制何首乌150g、鸡血藤450g、当归250g、桃仁250g、红花250g、丹皮250g、赤芍250g。

【图解】

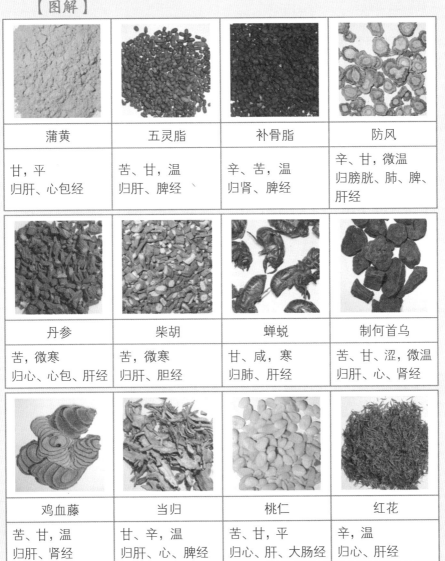

蒲黄	五灵脂	补骨脂	防风
甘，平 归肝、心包经	苦、甘，温 归肝、脾经	辛、苦，温 归肾、脾经	辛、甘，微温 归膀胱、肺、脾、肝经
丹参	柴胡	蝉蜕	制何首乌
苦，微寒 归心、心包、肝经	苦，微寒 归肝、胆经	甘、咸，寒 归肺、肝经	苦、甘、涩，微温 归肝、心、肾经
鸡血藤	当归	桃仁	红花
苦、甘，温 归肝、肾经	甘、辛，温 归肝、心、脾经	苦、甘，平 归心、肝、大肠经	辛，温 归心、肝经

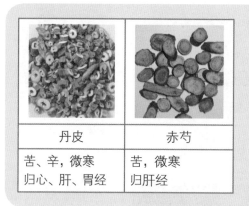

丹皮	赤芍
苦、辛，微寒 归心、肝、胃经	苦，微寒 归肝经

【制法】 防风、蝉蜕、柴胡另煎，取汁在煎煮浓缩时加入；其余药加水煎煮 3 次，滤汁去渣，合并滤液，继续文火煎煮，加热浓缩为膏，最后加蜂蜜 250g 收膏即成。

【用法】 每日 2 次，每次 10 ~ 15g，两餐之间开水冲服。

【功效】 行气活血，化瘀消斑。

【注意事项】 孕妇禁用；糖尿病者忌用；五灵脂易败胃，对脾胃虚弱或妇女月经期慎用。

（2）肝肾阴虚症

【症候】 白斑色暗，边界截然，脱色斑内毛发多变白；常伴头昏耳鸣，倦怠乏力，腰膝酸软；舌质红，苔少，脉细。

【治则】 滋补肝肾，养血祛风。

膏方一：白癜方二号

【来源】 北京协和医院皮肤科经验方。

【组成】 补骨脂 300g、肉苁蓉 900g、当归 900g、熟地黄 900g。

【图解】

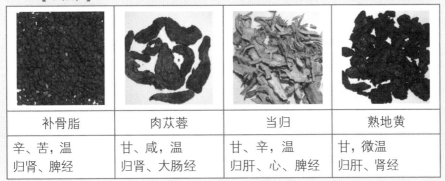

补骨脂	肉苁蓉	当归	熟地黄
辛、苦，温 归肾、脾经	甘、咸，温 归肾、大肠经	甘、辛，温 归肝、心、脾经	甘，微温 归肝、肾经

【制法】 将以上四味加水煎煮 3 次，滤汁去渣，合并滤液，加热浓缩为清膏，再加蜂蜜适量，搅匀收膏即得。

【用法】 每服 15 ~ 20g，每日服 2 次，开水冲服。

【功效】 滋肾养血。

【注意事项】 忌日光暴晒；忌辛辣厚味饮食；慎西红柿，草莓，猕猴桃等酸性蔬果。

膏方二：滋肾祛白方

【来源】 湖北省中医院皮先明主任医师经验方。本方由二至丸（《证治准绳》）加减化裁而得；临床疗效确切。

【组成】 旱莲草 450g、女贞子 450g、当归 250g、熟地黄 300g、赤芍 250g、丹皮 250g、茯苓 300g、补骨脂 250g、山茱萸 250g、丹参 450g。

【图解】

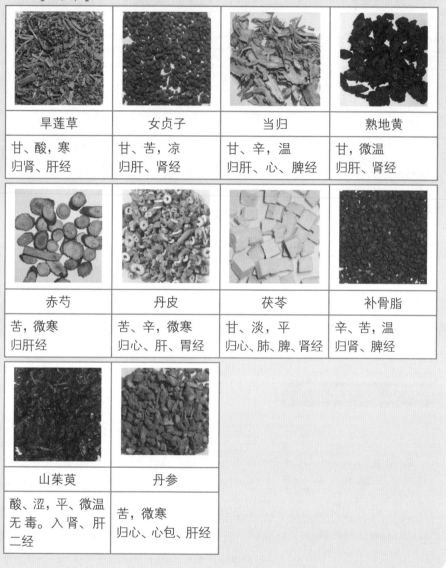

旱莲草	女贞子	当归	熟地黄
甘、酸，寒 归肾、肝经	甘、苦，凉 归肝、肾经	甘、辛，温 归肝、心、脾经	甘，微温 归肝、肾经
赤芍	丹皮	茯苓	补骨脂
苦，微寒 归肝经	苦、辛，微寒 归心、肝、胃经	甘、淡，平 归心、肺、脾、肾经	辛、苦，温 归肾、脾经
山茱萸	丹参		
酸、涩，平、微温 无毒。入肾、肝 二经	苦，微寒 归心、心包、肝经		

【制法】　女贞子蒸制，补骨脂盐炙；以上诸药先用旺火煮沸后，改文火煎煮 2 小时，倒出药液，药渣内加入清水，再如法煎煮 2 小时，滤出药汁，将 2 次药汁混合（必要时煎 3 次），继续文火煎煮，加热浓缩为膏，最后加等量蜂蜜收膏即成。

【用法】　每日 2 次，每次 10 ~ 15g，两餐之间服用。

【功效】 滋肾养阴活血。

【注意事项】 忌不易消化食物；感冒发热病人不宜服用；有高血压、心脏病、肝病、糖尿病、肾病等慢性病严重者慎用。

（3）营卫失和症

【症候】 发病较急，皮疹发展较快，皮肤变白前可有瘙痒感。皮疹多见于面部及双手、前臂等暴露部位。白斑边界清或不清，可伴有头重身困，口渴不欲饮。舌红，苔白腻，脉滑或濡。

【治则】 祛风除湿，调和营卫。

膏方一：白癜风方

【来源】 北京协和医院皮肤科经验方。

【组成】 刺蒺藜 300g、沙蒺藜 300g、紫丹参、鸡血藤各250g。

【图解】

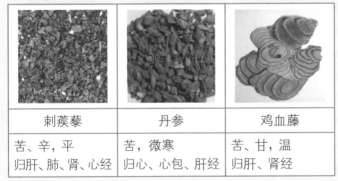

刺蒺藜	丹参	鸡血藤
苦、辛，平 归肝、肺、肾、心经	苦，微寒 归心、心包、肝经	苦、甘，温 归肝、肾经

【制法】 刺蒺藜、沙蒺藜共研细末；丹参、鸡血藤加水煎煮3次，滤汁去渣，合并滤液，加热浓缩为膏，混入蒺藜粉末搅匀，加适量蜂蜜调匀即可。

【用法】 每次 15 ～ 20g，每日 2 次，两餐之间开水冲服。

【功效】 活血疏风。

【注意事项】 孕妇慎用；出血倾向者慎用。

膏方二：蓼花膏

【来源】 《赵炳南临床经验集》。

【组成】 鲜白蓼花5kg。

【性味归经】 味甘，性凉。归胃、肝经。

【制法】 鲜白蓼花（纯花）洗净，加水40kg，煎煮3kg后，过滤取汁，再文火煎煮浓缩成膏，约1.5kg，加入1kg蜂蜜收膏即得。

【用法】 每次6～10g，每日2～3次，温水冲服。

【功效】 祛风活血，退白斑。

【注意事项】 忌生冷寒凉、辛辣刺激饮食；忌日光曝晒；慎西红柿、草莓、猕猴桃等酸性蔬果。

膏方三：苍耳膏

【来源】 《外科大成》卷四。

【组成】 苍耳（鲜者，连根带叶）25～35kg。

【性味归经】 味苦、甘、辛，性温。归肺、肝经。

【制法】 将苍耳全草加水40kg，煎煮3小时，滤汁去渣，继续文火浓缩成膏。每300g苍耳草药液浓缩成膏10g，加入等量蜂蜜收膏即得。

【用法】 每次6～10g，每日2次，温水冲服。

【功效】 祛风除湿。

【注意事项】 孕妇忌用；糖尿病者忌用。

膏方四：白驳方

【来源】 程运乾《中医皮肤病学简编》。

【组成】 紫草200g、降香250g、重楼250g、白药子250g、

白薇 250g、红花 250g、桃仁 250g、制首乌 250g、刺蒺藜 250g、海螵蛸 150g、甘草 150g、龙胆草 100g、苍术 100g。

【图解】

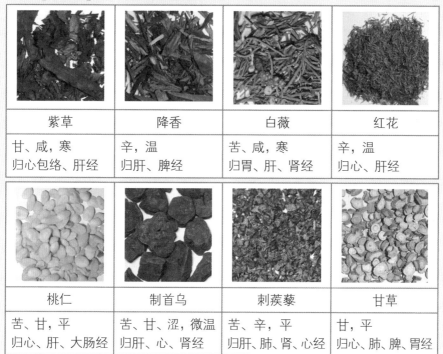

紫草	降香	白薇	红花
甘、咸，寒 归心包络、肝经	辛，温 归肝、脾经	苦、咸，寒 归胃、肝、肾经	辛，温 归心、肝经

桃仁	制首乌	刺蒺藜	甘草
苦、甘，平 归心、肝、大肠经	苦、甘、涩，微温 归肝、心、肾经	苦、辛，平 归肝、肺、肾、心经	甘，平 归心、肺、脾、胃经

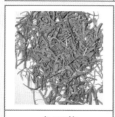

龙胆草
苦，寒 归肝、胆经

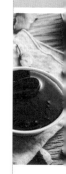

【制法】　刺蒺藜、红花、白薇另煎 10 分钟，取汁在煎煮浓缩时加入；其余诸药先用旺火煮沸后，改文火煎煮 4 ~ 6 小时，过滤浓缩成膏，兑入等量蜂蜜混匀。

【用法】　每日 3 次，每次 6 ~ 10g；开水冲服。需连服数月。

【功效】 养血活血，调和营卫。

【注意事项】 用药期间定期监测肝肾功能；肝肾功能不全者慎用；孕妇禁用。

膏方五：浮萍丸

【来源】 《医宗金鉴·外科心法》。

【组成】 紫背浮萍 500g。

【性味归经】 味辛，性寒，无毒，归肺经。

【制法】 浮萍洗净，研为细末，炼蜜为丸。

【用法】 每次 6 ~ 10g，每日 2 次，温水送下。

【功效】 散风除湿，清热解毒，调和气血。

【注意事项】 忌服腥荤辛辣、刺激性食物；糖尿病患者忌用。

三十四、黄褐斑

黄褐斑（Chloasma）为面部的对称性淡褐色或黄褐色的色素沉着性皮肤病。主要发生于颜面两颊部，大小不定，形状不规则，边界清楚，无明显自觉症状。因妊娠而发病者，俗称"妊娠斑"；因肝病而发者，俗称"肝斑"。本病属中医"黧黑斑"范畴。

1. 临床症状

男女均可发病，多见于中青年女性。损害为黄褐或深褐色斑片，颜色深浅不一，大小不等，形状不规则，色板融合成片可呈典型的蝴蝶状。常对称分布于颧颊部，也可累及眶周、前额、上唇和鼻部，但不累及眼睑，边缘一般较明显。无主观症状和全身不适。色斑深浅与季节、日晒、内分泌因素有关；精神紧张，熬夜，劳累可加重皮损。

2. 理化检查

根据临床特点即可诊断。组织病理示表皮黑色素数目正常，基底细胞层黑素增加，真皮浅层有少许噬黑素细胞和游离的黑素颗粒。

有时在血管和毛囊周围有少数淋巴细胞浸润。

3. 辨证膏方

中医认为本病的产生与肝、脾、肾脏关系甚密，此三脏功能失常均会导致气血悖逆，气血瘀滞或气虚血亏，运行滞涩的病理表现。症多虚实夹杂，但血虚、气滞、血瘀是其总的病机。治疗上内服以疏肝解郁、健脾除湿、滋阴益肾、行气活血为则。

（1）肝郁气滞症

【症候】　多见于女性，面色无华，斑色黄褐；伴有心烦易怒，胸胁胀满，面部烘热，头重而痛，喜叹息，口干，月经不调或有痛经；苔薄白舌红，脉弦。

【治法】　疏肝解郁，清泻内热。

膏方一：丹栀逍遥膏

【来源】　《太平惠民和剂局方》。

【组成】　柴胡、当归、白芍、白术、茯苓各300g、甘草240g、薄荷60g、丹皮、栀子各450g。

【图解】

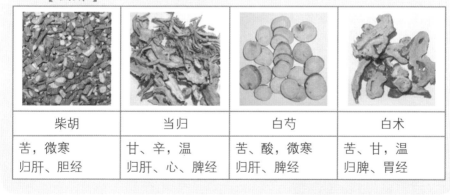

柴胡	当归	白芍	白术
苦，微寒 归肝、胆经	甘、辛，温 归肝、心、脾经	苦、酸，微寒 归肝、脾经	苦、甘，温 归脾、胃经

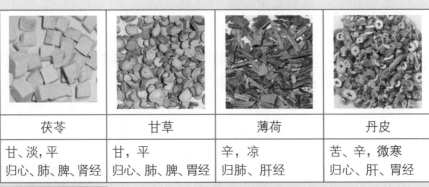

茯苓	甘草	薄荷	丹皮
甘、淡，平 归心、肺、脾、肾经	甘，平 归心、肺、脾、胃经	辛，凉 归肺、肝经	苦、辛，微寒 归心、肝、胃经

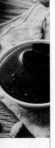
栀子
苦，寒 归心、肺、胃、三 焦经

【制法】 薄荷、柴胡共为细末，待收膏时混入搅匀；其余诸药同煎，先用旺火煮沸后，改文火煎煮 4 ~ 6 小时，过滤浓缩成膏，兑入等量蜂蜜混匀。

【用法】 每次 15 ~ 20g，每日 2 次，开水冲服。

【功效】 疏肝解郁，调和气血。

【注意事项】 孕妇忌用；感冒发热、月经过多者不宜服用；忌寒凉，生冷饮食，注意保持心情舒畅。

膏方二：补肝丸加味

【来源】 明·傅仁宇《审视瑶函》。

【组成】 炒白术、山药、山茱萸各120g、当归、苍术、制香附、川芎、干地黄各100g、防风、羌活各60g、白附子、细辛各30g。

【图解】

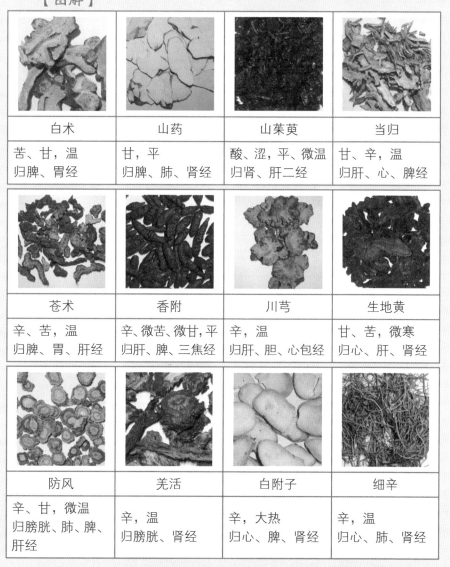

白术	山药	山茱萸	当归
苦、甘，温 归脾、胃经	甘，平 归脾、肺、肾经	酸、涩，平、微温 归肾、肝二经	甘、辛，温 归肝、心、脾经
苍术	香附	川芎	生地黄
辛、苦，温 归脾、胃、肝经	辛、微苦、微甘，平 归肝、脾、三焦经	辛，温 归肝、胆、心包经	甘、苦，微寒 归心、肝、肾经
防风	羌活	白附子	细辛
辛、甘，微温 归膀胱、肺、脾、肝经	辛，温 归膀胱、肾经	辛，大热 归心、脾、肾经	辛，温 归心、肺、肾经

【制法】　以上共研细末，水泛为丸，如梧桐子大。

【用法】　每次 6 ~ 9g，每日 2 次，温开水或姜汤送下。

【功效】　调气和血，疏肝悦色。

【注意事项】　儿童、孕妇忌用；阴虚阳亢者不宜服用，勿长期大量服用。

膏方三：疏肝活脾消斑方

【来源】 甘肃中医药大学丛春雨教授经验方。

【组成】 炒白术、益母草各450g、柴胡、白芍各360g、当归、茯苓各300g、醋香附、橘叶、蒺藜各270g、薄荷、炙甘草各180g、白芷90g。

【图解】

白术	益母草	柴胡	白芍
苦、甘，温 归脾、胃经	苦、辛，寒 归心、肝、膀胱经	苦，微寒 归肝、胆经	苦、酸，微寒 归肝、脾经
当归	茯苓	香附	橘叶
甘、辛，温 归肝、心、脾经	甘、淡，平 归心、肺、脾、肾经	辛、微苦、微甘，平 归肝、脾、三焦经	苦，平 归肝经
白蒺藜	薄荷	炙甘草	白芷
苦、辛，平 归肝、肺、肾、心经	辛，凉 归肺、肝经	甘，平 归心、肺、脾、胃经	辛，温 归肺，脾、胃经

【制法】　香附、蒺藜、薄荷共研细末，待收膏时加入混匀；柴胡另煎 5～10 分钟，取汁在煎煮浓缩时加入；其余诸药加水连熬 3 次，取汁，慢火煎成浓膏，加蜂蜜 300g，调制成膏。

【用法】　每次 15～20g，每日 2 次，开水冲服。

【功效】　疏肝活脾消斑。

【注意事项】　感冒发热期间不宜服用；孕妇忌用。

（2）肝肾阴虚症

【症候】　斑色褐黑，面色无华；伴有头昏耳鸣，腰膝酸软；苔薄舌淡，脉沉细。

【治法】　补益肝肾，养颜消斑。

膏方一：二至膏

【来源】　《摄生众妙方》卷二。

【组成】　熟地黄 180g、生地黄 120g、菟丝子 60g、山茱萸 360g、肉苁蓉 60g、龟板胶 180g、黄芪 60g、黄柏 180g、川牛膝 60g、枸杞子 60g、五味子 60g、炒白术 180g、白芍 60g、当归 120g、杜仲 60g、山药 60g、知母 120g、陈皮 60g、白茯苓 60g、旱莲草 120g、女贞子 120g。

【图解】

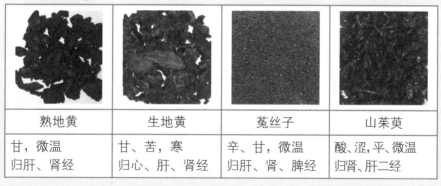

熟地黄	生地黄	菟丝子	山茱萸
甘，微温 归肝、肾经	甘、苦，寒 归心、肝、肾经	辛、甘，微温 归肝、肾、脾经	酸、涩，平、微温 归肾、肝二经

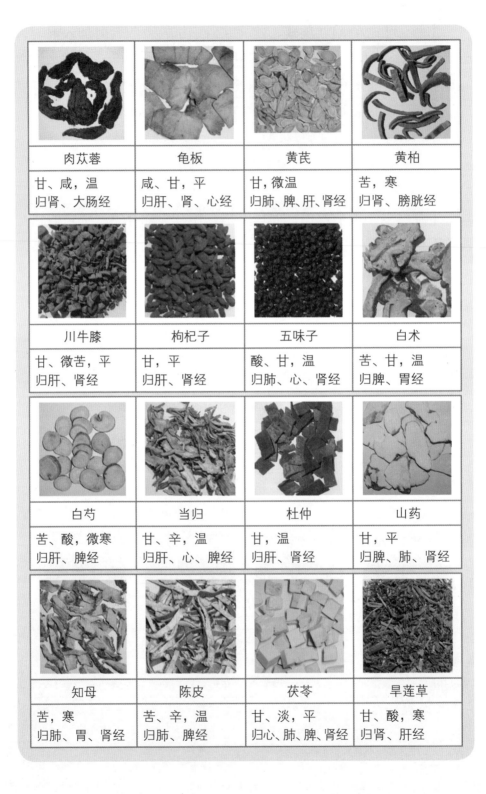

肉苁蓉	龟板	黄芪	黄柏
甘、咸，温 归肾、大肠经	咸、甘，平 归肝、肾、心经	甘，微温 归肺、脾、肝、肾经	苦，寒 归肾、膀胱经
川牛膝	枸杞子	五味子	白术
甘、微苦，平 归肝、肾经	甘，平 归肝、肾经	酸、甘，温 归肺、心、肾经	苦、甘，温 归脾、胃经
白芍	当归	杜仲	山药
苦、酸，微寒 归肝、脾经	甘、辛，温 归肝、心、脾经	甘，温 归肝、肾经	甘，平 归脾、肺、肾经
知母	陈皮	茯苓	旱莲草
苦，寒 归肺、胃、肾经	苦、辛，温 归肺、脾经	甘、淡，平 归心、肺、脾、肾经	甘、酸，寒 归肾、肝经

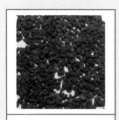

女贞子
甘、苦，凉 归肝、肾经

【制法】 知母另煎 5～10 分钟，滤汁去渣待小火浓缩时加入；龟板胶浸泡一宿，先煎 2～3 小时；余诸药同煎 6～7 小时后浓缩成膏，加入 250g 蜂蜜收膏即得。

【用法】 每次 10～15g，每日 2 次，两餐之间开水冲服。

【功效】 益肾填精，养血疏肝。

【注意事项】 孕妇忌用；发热感冒期间不宜服用；实热体质者、高血压、心脏病、肝病、糖尿病、肾病等慢性病严重者不宜服用；忌生冷及不消化饮食。

膏方二：五子衍宗膏

【来源】 《摄生众妙方》卷十一。

【组成】 枸杞子 400g、菟丝子 300g、覆盆子 400g、五味子 300g、车前子 600g、旱莲草 300g、女贞子 600g、玉竹 650g、冬瓜仁 600g、玫瑰花 200g、水蛭 200g。

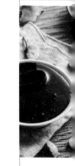

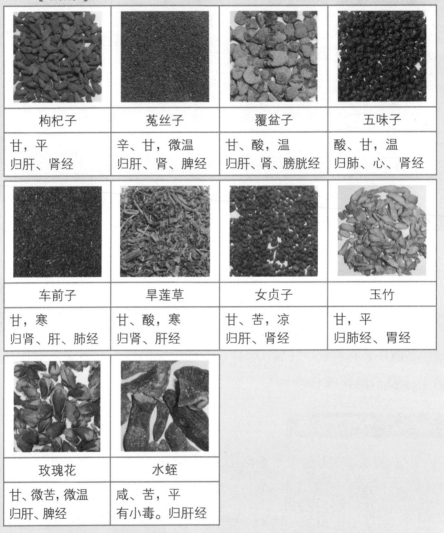

【图解】

枸杞子	菟丝子	覆盆子	五味子
甘，平 归肝、肾经	辛、甘，微温 归肝、肾、脾经	甘、酸，温 归肝、肾、膀胱经	酸、甘，温 归肺、心、肾经
车前子	旱莲草	女贞子	玉竹
甘，寒 归肾、肝、肺经	甘、酸，寒 归肾、肝经	甘、苦，凉 归肝、肾经	甘，平 归肺经、胃经
玫瑰花	水蛭		
甘、微苦，微温 归肝、脾经	咸、苦，平 有小毒。归肝经		

【制法】　玫瑰花研为细末，于浓缩成膏时加入搅匀；余诸药加水煎煮3次，滤汁去渣，合并滤液，继续文火煎煮，加热浓缩为膏，最后加适量蜂蜜收膏即成。

【用法】　每日2次，每服15～20g，两餐之间开水冲服。

【功效】　补肝益肾，活血消斑。

【注意事项】　感冒发热期间不宜服用；孕妇、糖尿病者、肝

中医
皮肤病证
调养膏方

肾功能不全者忌服；忌辛辣厚味饮食。

膏方三：一贯煎加减

【来源】 《续名医类案》。我院在原方基础上，合用当归
芍药散（《金匮要略》）并进行加减，疗效显著。

【组成】 北沙参、麦冬、当归、白芍、白术、茯苓、泽泻
各300g、生地黄450g、枸杞子450g、川楝子200g、川芎200g。

【图解】

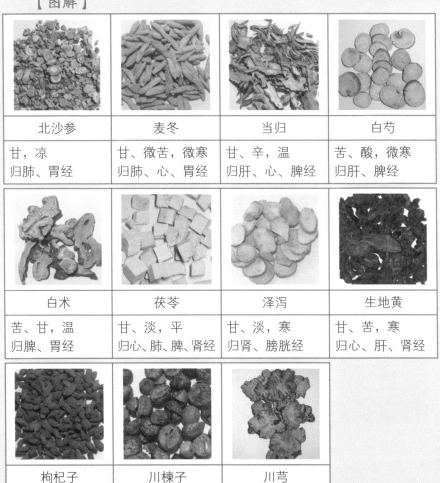

北沙参	麦冬	当归	白芍
甘，凉 归肺、胃经	甘、微苦，微寒 归肺、心、胃经	甘、辛，温 归肝、心、脾经	苦、酸，微寒 归肝、脾经
白术	茯苓	泽泻	生地黄
苦、甘，温 归脾、胃经	甘、淡，平 归心、肺、脾、肾经	甘、淡，寒 归肾、膀胱经	甘、苦，寒 归心、肝、肾经
枸杞子	川楝子	川芎	
甘，平 归肝、肾经	苦，寒 归肝、胃、小肠、膀胱经	辛，温 归肝、胆、心包经	

303

【制法】 上药加水连熬 3 次，取汁，慢火煎成浓膏，最后加蜂蜜适量，调制成膏。

【用法】 每次 10g，每日 2 次，两餐之间开水冲服。

【功效】 滋补肝肾，行气退斑。

【注意事项】 重在滋补，虽可行无形之气，但不能祛有形之邪，且药多甘腻，故有停痰积饮而舌苔白腻、脉沉弦者，不宜使用。

膏方四：颜玉膏

【来源】 云南省中医院经验方。

【组成】 丹参 200g、肉苁蓉 300g、柴胡 300g、白芍 600g、女贞子 600g、旱莲草 300g、玉竹 900g、冬瓜仁 600g、水蛭 200g、玫瑰花 200g。

【图解】

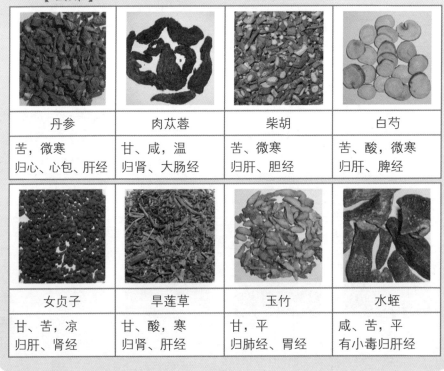

丹参	肉苁蓉	柴胡	白芍
苦，微寒 归心、心包、肝经	甘、咸，温 归肾、大肠经	苦、微寒 归肝、胆经	苦、酸，微寒 归肝、脾经
女贞子	旱莲草	玉竹	水蛭
甘、苦，凉 归肝、肾经	甘、酸，寒 归肾、肝经	甘，平 归肺经、胃经	咸、苦，平 有小毒归肝经

中医
皮肤病证
调养膏方

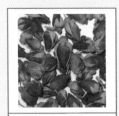

玫瑰花
甘、微苦，微温 归肝、脾经

【制法】 玫瑰花研为细末，于浓缩成膏时加入搅匀；其余诸药加水连熬3次，取汁，继续慢火熬成浓膏，加蜂蜜适量，调制成膏。

【用法】 每次10～15g，每日2次，开水冲服。

【功效】 滋补肝肾，疏肝理气。

【注意事项】 孕妇禁用；感冒发热期间不宜服用；糖尿病者、肝肾功能不全者忌服；忌生冷及辛辣厚味饮食。

膏方五：活化二号

【来源】 钟以泽主任医师经验方（四川省中医院）。

【组成】 黄芪400g、制何首乌、女贞子、党参各200g、熟地黄、旱莲草、黄精、当归、川芎各150g、山茱萸120g。

【图解】

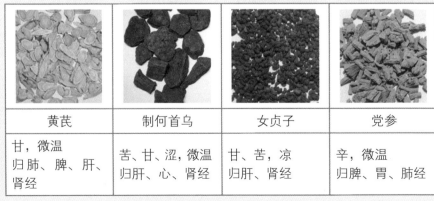

黄芪	制何首乌	女贞子	党参
甘，微温 归肺、脾、肝、肾经	苦、甘、涩，微温 归肝、心、肾经	甘、苦，凉 归肝、肾经	辛，微温 归脾、胃、肺经

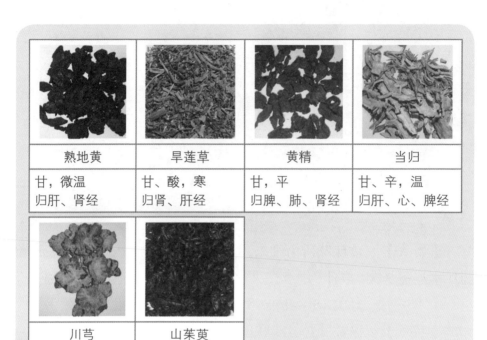

熟地黄	旱莲草	黄精	当归
甘，微温 归肝、肾经	甘、酸，寒 归肾、肝经	甘，平 归脾、肺、肾经	甘、辛，温 归肝、心、脾经

川芎	山茱萸
辛，温 归肝、胆、心包经	酸、涩，平、微温 无毒。入肾、肝 二经

【制法】　诸药同煎，旺火煮沸后，改文火煎煮2小时，倒出药液，药渣内加入清水，再如法煎煮2小时，滤出药汁，将2次药汁混合（必要时煎3次），以文火继续煎煮，浓缩成膏，兑入等量蜂蜜混匀即得。

【用法】　每日2次，每次15～20g，开水冲服。

【功效】　滋阴益肾，养血消斑。

【注意事项】　不宜与藜芦、五灵脂、皂荚或其制剂同服；忌茶、白萝卜；忌生冷及辛辣厚味之品；痰湿体质者不宜；高血压、糖尿病患者、肝肾功能不全者，孕妇、小儿不宜服用。

膏方六：益阴膏

【来源】 北京中医药大学李秀敏主任医师经验方。

【组成】 菟丝子200g、女贞子200g、生地黄、熟地黄各300g、桑寄生300g、怀牛膝120g、旱莲草300g、当归100g、鸡血藤250g、丹皮150g、茯苓150g、生黄芪150g、天花粉120g、甘草60g。

【图解】

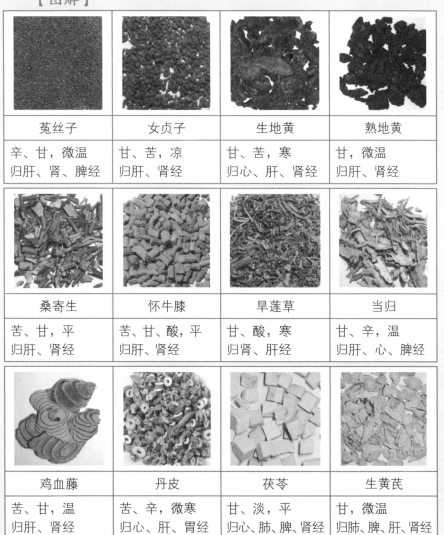

菟丝子	女贞子	生地黄	熟地黄
辛、甘，微温 归肝、肾、脾经	甘、苦，凉 归肝、肾经	甘、苦，寒 归心、肝、肾经	甘，微温 归肝、肾经
桑寄生	怀牛膝	旱莲草	当归
苦、甘，平 归肝、肾经	苦、甘、酸，平 归肝、肾经	甘、酸，寒 归肾、肝经	甘、辛，温 归肝、心、脾经
鸡血藤	丹皮	茯苓	生黄芪
苦、甘，温 归肝、肾经	苦、辛，微寒 归心、肝、胃经	甘、淡，平 归心、肺、脾、肾经	甘，微温 归肺、脾、肝、肾经

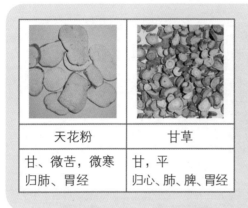

天花粉	甘草
甘、微苦，微寒 归肺、胃经	甘，平 归心、肺、脾、胃经

【制法】　天花粉另煎，于文火浓缩成膏时加入；以上诸药加水煎煮3次，滤汁去渣，合并滤液，继续文火煎煮，加热浓缩为膏，最后加适量蜂蜜收膏即成。

【用法】　每服15～20g，每日2次，开水冲服。

【功效】　滋肾养阴，凉血消斑。

【注意事项】　孕妇禁用；糖尿病、肝肾功能不全者忌用；忌辛辣油腻饮食。

（3）脾虚湿盛症

【症候】　色斑黄褐色，边缘不清，如尘土蒙面，兼见面色萎黄，脘腹胀满，神疲乏力，体胖全身困重，纳呆，便溏，或带下清稀，或痰涎较多，舌苔白腻，脉濡。

【治法】　健脾利湿。

膏方一：苓桂术白膏

【来源】　《金匮要略》。

【组成】　茯苓600g、桂枝、白术、炙甘草、半夏各200g、扁豆600g、薏苡仁600g、砂仁120g、白附子90g、川芎150g、泽兰300g、白芷200g。

中医
皮肤病证
调养膏方

【图解】

茯苓	桂枝	白术	炙甘草
甘、淡，平 归心、肺、脾、肾经	辛、甘，温 归肺、心、膀胱经	苦、甘，温 归脾、胃经	甘，平 归心、肺、脾、胃经
半夏	扁豆	薏苡仁	砂仁
辛，温 有毒。归脾、胃、肺经	甘，微温 归脾、胃经	甘、淡，凉 入脾、肺、肾经	辛，温 归脾、胃、肾经
白附子	川芎	泽兰	白芷
辛，热 归心、脾、肾经	辛，温 归肝、胆、心包经	苦、辛，微温 归肝、脾经	辛，温 归肺，脾，胃经

【制法】 桂枝、白附子另煎10分钟，取汁待煎煮浓缩时加入；其余药加水煎煮3次（砂仁包煎），滤汁去渣，合并滤液，继续文火煎煮，加热浓缩为膏，最后加等量蜂蜜收膏即成。

【用法】 每次10g，每日2次，开水冲服。

【功效】 温阳健脾，利湿消斑。

【注意事项】　孕妇、儿童禁用，阴虚火旺或实热体质者不宜服用。忌生冷油腻饮食。

膏方二：健脾化斑膏

【来源】　湖北省中医院经验方。

【组成】　薏苡仁600g、山药、白术、党参各300g，橘红、茯苓各240g、苍术、黄柏各200g、姜半夏、香附各180g、桂枝120g、白芷90g。

【图解】

薏苡仁	山药	白术	党参
甘、淡，凉 入脾、肺、肾经	甘，平 归脾、肺、肾经	苦、甘，温 归脾、胃经	辛，微温 归脾、胃、肺经
橘红	茯苓	苍术	黄柏
辛、苦，温 归肺、脾经	甘、淡，平 归心、肺、脾、肾经	辛、苦，温 归脾、胃、肝经	苦，寒 归肾、膀胱经

中医
皮肤病证
调养膏方

姜半夏	香附	桂枝	白芷
辛，温 有毒 归脾、胃、肺经	辛、微苦、微甘，平 归肝、脾、三焦经	辛、甘，温 归肺、心、膀胱经	辛，温 归肺，脾，胃经

【制法】　桂枝、香附、半夏另煎，取汁滤渣，白芷研为细末，待浓缩成膏时加入；其余药材加水连熬 3 次，取汁，慢火煎成浓膏，加蜂蜜适量，调制成膏。

【用法】　每服 10g，每日 2 次，开水冲服。

【功效】　温阳运脾化斑。

【注意事项】　孕妇、儿童禁用；阴虚火热或实热体质者不宜服用；高血压、肝肾功能不全者慎用；忌生冷饮食。

膏方三：实脾膏

【来源】　北京中医药大学李秀敏主任医师经验方。

【组成】　党参 300g、白术 250g、薏苡仁 750g、冬瓜皮 750g、木香 250g、茯苓 300g、生地黄 300g、当归 250g、鸡血藤 500g、鸡内金 500g。

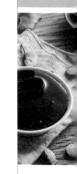

【图解】

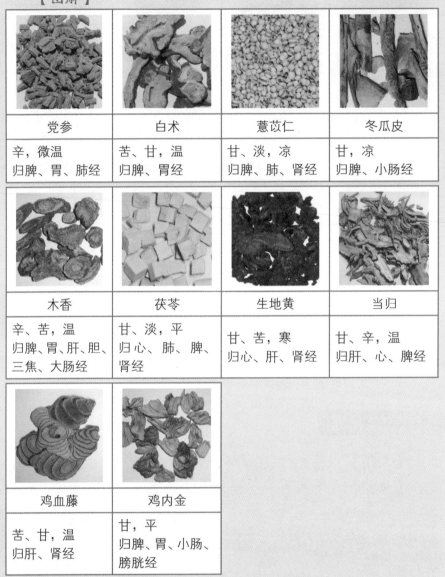

党参	白术	薏苡仁	冬瓜皮
辛，微温 归脾、胃、肺经	苦、甘，温 归脾、胃经	甘、淡，凉 归脾、肺、肾经	甘，凉 归脾、小肠经

木香	茯苓	生地黄	当归
辛、苦，温 归脾、胃、肝、胆、 三焦、大肠经	甘、淡，平 归心、肺、脾、 肾经	甘、苦，寒 归心、肝、肾经	甘、辛，温 归肝、心、脾经

鸡血藤	鸡内金
苦、甘，温 归肝、肾经	甘，平 归脾、胃、小肠、 膀胱经

【制法】 木香另煎，约 5 ~ 10 分钟，取汁在煎煮浓缩时加入；余诸药加水煎煮 3 次，滤汁去渣，合并滤液，继续文火煎煮，加热浓缩为膏，最后加适量蜂蜜收膏即成。

【用法】 每日 2 次，每次 15 ~ 20g，开水冲服。

【功效】 健脾益胃，利湿消斑。

【注意事项】 孕妇忌用；糖尿病者、肝肾功能不全者慎用；忌生冷，辛辣厚味之品。

膏方四：参苓白术膏

【来源】 《太平惠民和剂局方》。

【组成】 人参1kg、茯苓1kg、白术1kg、山药1kg、甘草1kg、白扁豆750g、莲子仁500g、桔梗500g、薏苡仁500g。

【图解】

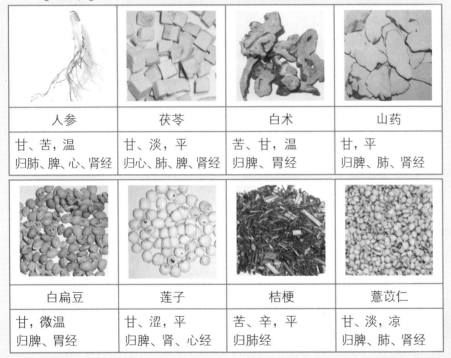

人参	茯苓	白术	山药
甘、苦，温 归肺、脾、心、肾经	甘、淡，平 归心、肺、脾、肾经	苦、甘，温 归脾、胃经	甘，平 归脾、肺、肾经

白扁豆	莲子	桔梗	薏苡仁
甘，微温 归脾、胃经	甘、涩，平 归脾、肾、心经	苦、辛，平 归肺经	甘、淡，凉 归脾、肺、肾经

【制法】 以上诸药加水煎煮3次，滤汁去渣，合并滤液，继续文火煎煮，加热浓缩为膏，最后加适量蜂蜜收膏即成。

【用法】 每次15～20g，每日2次，温水冲服，宜空腹或餐前服用。

【功效】 健脾渗湿，补中益气。

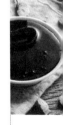

【注意事项】 服本膏方时不宜同时服用藜芦、五灵脂、皂荚或其制剂；不宜喝茶和吃白萝卜以免影响药效；不宜和感冒类药同时服用；发热感冒期间,泄泻兼有大便不通畅者,阴虚火旺者,高血压,糖尿病患者忌服；心脏病、肾脏病患者及孕妇、小儿慎用；忌生冷辛辣刺激之品。

膏方五：白术膏

【来源】 《医学入门》卷七。

【组成】 白术 5kg。

【性味归经】 味苦、甘,性温,归脾、胃经。

【制法】 白术 5kg 加入水 50kg,煎煮 6 ~ 7 小时,滤汁去渣,小火煎煮浓缩成膏,约 1.5kg。加入 800g 蜂蜜收膏即得。

【用法】 每次 6 ~ 10g,每日 2 次,温水冲服,空腹服用。

【功效】 健脾祛湿。

【注意事项】 忌寒凉生冷饮食。

（4）气滞血瘀症

【症候】 面色晦暗,斑色灰暗或成深褐色；或伴有慢性肝病,两胁胀痛,肌肤甲错,月经血块；舌紫或有瘀斑,苔薄,脉弦细。

【治法】 理气活血,化瘀消斑。

膏方一：加味桃红四物膏

【来源】 清·吴谦等《医宗金鉴》。

【组成】 生地黄、当归、黄芪、丹参各200g、川芎、益母草各150g、合欢皮120g、桃仁、红花、赤芍、枳壳各100g。

中医
皮肤病证
调养膏方

【图解】

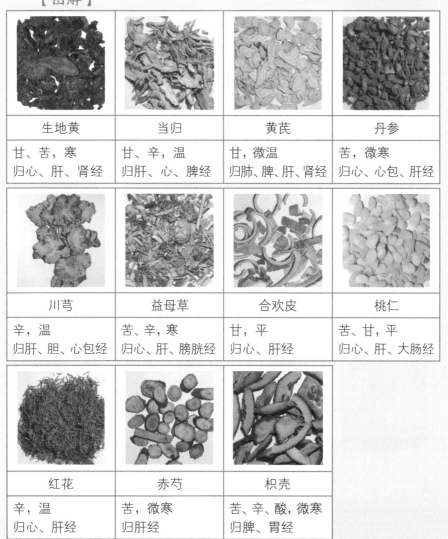

生地黄	当归	黄芪	丹参
甘、苦，寒 归心、肝、肾经	甘、辛，温 归肝、心、脾经	甘，微温 归肺、脾、肝、肾经	苦，微寒 归心、心包、肝经
川芎	益母草	合欢皮	桃仁
辛，温 归肝、胆、心包经	苦、辛，寒 归心、肝、膀胱经	甘，平 归心、肝经	苦、甘，平 归心、肝、大肠经
红花	赤芍	枳壳	
辛，温 归心、肝经	苦，微寒 归肝经	苦、辛、酸，微寒 归脾、胃经	

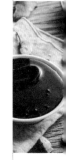

【制法】 红花、枳壳另煎，取汁在煎煮浓缩时加入；其余诸药加水连熬 3 次，取汁，慢火煎成浓膏，加蜂蜜约 250g，调制成膏。

【用法】 每次 15 ~ 20g，每日 2 次，开水冲服。

【功效】 补血活血，祛瘀消斑。

【注意事项】 孕妇禁服；小儿、月经过多者、有出血倾向者、发热感冒期间不宜服用；忌生冷饮食。

膏方二：祛斑玉容膏

【来源】 陕西省中医院经验方。

【组成】 桃仁 300g、红花 300g、当归 450g、川芎 300g、生地黄 450g、血竭 75g、桔梗 300g、枳壳 300g、柴胡 180g、玫瑰花 300g、凌霄花 300g、六月雪 300g、女贞子 450g、旱莲草 600g、益母草 600g、甘草 180g。

【图解】

桃仁	红花	当归	川芎
苦、甘，平 归心、肝、大肠经	辛，温 归心、肝经	甘、辛，温 归肝、心、脾经	辛，温 归肝、胆、心包经

生地黄	桔梗	枳壳	柴胡
甘、苦，寒 归心、肝、肾经	苦、辛，平 归肺经	苦、辛、酸，微寒 归脾、胃经	苦、微寒 归肝、胆经

玫瑰花	凌霄花	六月雪	女贞子
甘、微苦，微温 归肝、脾经	甘、酸，寒 归肝、心包经	苦、辛，凉 归肝、脾二经	甘、苦，凉 归肝、肾经

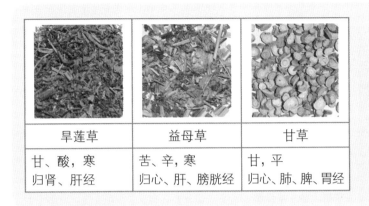

旱莲草	益母草	甘草
甘、酸，寒 归肾、肝经	苦、辛，寒 归心、肝、膀胱经	甘，平 归心、肺、脾、胃经

【制法】 红花、凌霄花、玫瑰花、六月雪、枳壳共研细末，待浓缩成膏时加入调匀；其余诸药先用旺火煮沸后，改文火煎煮2小时，倒出药液，药渣内加入清水，再如法煎煮2小时，滤出药汁，将2次药汁混合（必要时煎3次），以文火继续煎煮，浓缩成膏，兑入等量蜂蜜混匀即得。

【用法】 每日2次，每服15～20g，开水冲服。

【功效】 活血化瘀，疏肝益肾。

【注意事项】 同"加味桃红四物膏"。

膏方三：逐瘀祛斑方

【来源】 上海岳阳医院经验方。

【组成】 柴胡200g、香附300g、丹参300g、当归300g、川芎250g、赤芍250g、白芍250g、桃仁250g、红花250g、白蒺藜250g、枳实250g、厚朴200g、薏苡仁750g、白芷250g、僵蚕200g、丹皮300g、肉苁蓉300g、黄连75g、生地黄750g、玫瑰花250g、生甘草150g。

【图解】

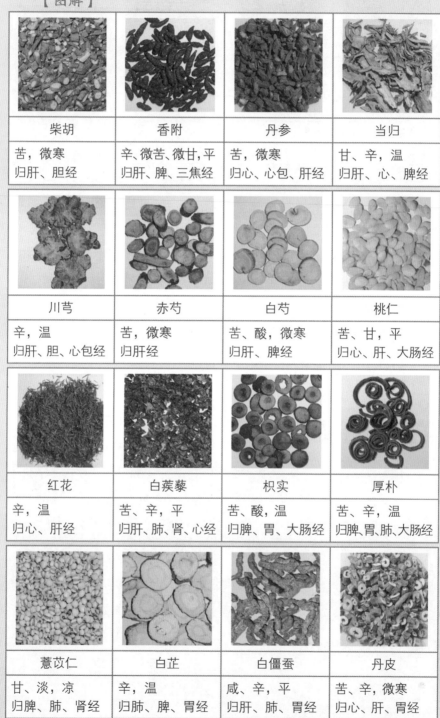

柴胡	香附	丹参	当归
苦，微寒 归肝、胆经	辛、微苦、微甘，平 归肝、脾、三焦经	苦，微寒 归心、心包、肝经	甘、辛，温 归肝、心、脾经
川芎	赤芍	白芍	桃仁
辛，温 归肝、胆、心包经	苦，微寒 归肝经	苦、酸，微寒 归肝、脾经	苦、甘，平 归心、肝、大肠经
红花	白蒺藜	枳实	厚朴
辛，温 归心、肝经	苦、辛，平 归肝、肺、肾、心经	苦、酸，温 归脾、胃、大肠经	苦、辛，温 归脾、胃、肺、大肠经
薏苡仁	白芷	白僵蚕	丹皮
甘、淡，凉 归脾、肺、肾经	辛，温 归肺、脾、胃经	咸、辛，平 归肝、肺、胃经	苦、辛，微寒 归心、肝、胃经

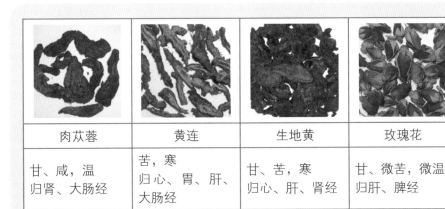

肉苁蓉	黄连	生地黄	玫瑰花
甘、咸，温 归肾、大肠经	苦，寒 归心、胃、肝、大肠经	甘、苦，寒 归心、肝、肾经	甘、微苦，微温 归肝、脾经

【制法】　玫瑰花、香附、柴胡、白蒺藜、厚朴共研细末，待浓缩成膏时加入混匀；其余药材加水连熬3次，取汁，慢火煎成浓膏，加蜂蜜适量，调制成膏。

【用法】　每日2次，每服10～15g，开水冲服。

【功效】　行气活血，化瘀消斑。

【注意事项】　孕妇禁用，有出血倾向者、月经期间忌服，避免日光暴晒。

膏方四：补阳还五膏

【来源】　《医林改错》。

【组成】　黄芪（生）600g、当归尾300g、赤芍300g、川芎、红花、桃仁各150g、玉竹450g、冬瓜仁300g、玫瑰花150g、水蛭150g。

【图解】

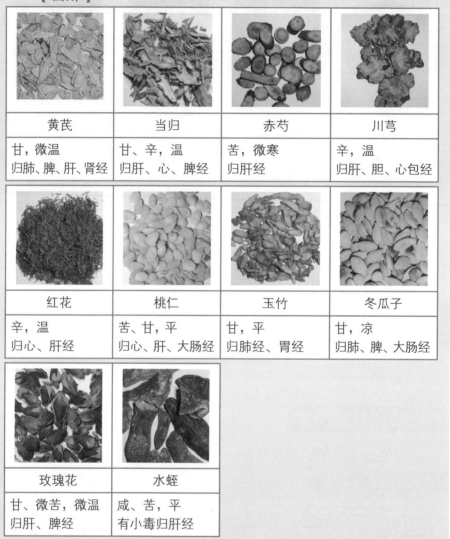

黄芪	当归	赤芍	川芎
甘，微温 归肺、脾、肝、肾经	甘、辛，温 归肝、心、脾经	苦，微寒 归肝经	辛，温 归肝、胆、心包经

红花	桃仁	玉竹	冬瓜子
辛，温 归心、肝经	苦、甘，平 归心、肝、大肠经	甘，平 归肺经、胃经	甘，凉 归肺、脾、大肠经

玫瑰花	水蛭
甘、微苦，微温 归肝、脾经	咸、苦，平 有小毒归肝经

【制法】 玫瑰花为末，红花另煎，取汁，待浓缩成膏时加入混匀；余诸药加水煎煮 3 次，滤汁去渣，合并滤液，继续文火煎煮，加热浓缩为膏，最后加适量蜂蜜收膏即可。

【用法】 每服 15 ~ 20g，每日 2 次，开水冲服。

【功效】 活血化瘀，行气退斑。

【注意事项】 孕妇禁服；有出血倾向者、发热感冒期间不宜服用；忌生冷饮食。

膏方五：桂枝茯苓丸

【来源】 《金匮要略·妇人妊娠病脉证并治》。

【组成】 桂枝 150g、茯苓 150g、牡丹皮 150g、赤芍150g、桃仁（去皮、尖）150g。

【图解】

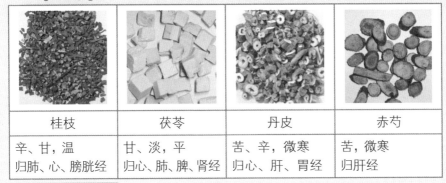

桂枝	茯苓	丹皮	赤芍
辛、甘，温 归肺、心、膀胱经	甘、淡，平 归心、肺、脾、肾经	苦、辛，微寒 归心、肝、胃经	苦，微寒 归肝经

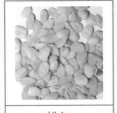

桃仁
苦、甘，平 归心、肝、大肠经

【制法】 将桂枝粉碎成细粉，过筛；其余药材酌予断碎，加水煎煮二次，第一次 3 小时，第二次 2 小时，合并煎液，滤过，滤液浓缩成膏，与上述细粉混匀，兑入适量蜂蜜搅匀。

【功效】 活血化瘀，消癥散结。

【用法】 每次 10 ～ 15g，每日服 2 次，开水冲服。

【注意事项】 孕妇禁服；有出血倾向者忌用。

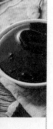

三十五、原发性皮肤淀粉样变

原发性皮肤淀粉样变（primary cutaneous amyloidosis）是由淀粉样蛋白沉积于皮肤组织而不累及其他内脏器官的一种疾病。本病属于中医"顽癣"范畴。

1. 临床表现

皮疹多对称分布，初起为粟粒大褐色斑点，逐渐增至绿豆大的半球状丘疹，顶端圆形，呈浅褐色，质坚硬，表面有蜡样光泽，分布密集成片而不融合，常呈串珠状排列。皮损经长期搔抓，丘疹可融合呈苔藓样变。

2. 理化检查

（1）刚果红试验

亦称 Nomland 试验，为皮损不典型者的辅助诊断方法，是将1.5% 刚果红溶液 1mL 于皮损下注射，注射处皮肤呈弥漫性发红。24 ~ 48 小时后，周围正常皮肤色素被吸收，红色消退，皮损处呈红色，即刚果红试验阳性。

（2）部分患者血常规、血脂、蛋白电泳及淋巴细胞转化试验可异常。

（3）组织病理

特征性病理改变为真皮乳头局灶性无定形淀粉样蛋白沉积。这种蛋白对某些染料有明显亲和力，遇碘后可表现出与淀粉相似的染色反应，如用结晶紫染色时淀粉蛋白呈紫红色。

3. 辨证膏方

中医认为本病由于先天气血不足，内蕴湿热，复感风湿之邪，风湿结聚，使气血运行失调，客于肌肤凝滞而成；或因情志内伤饮食不节，郁久化热、化燥伤阴，阴血双亏，肌肤失养所致。故治疗原则为祛风利湿，养血润肤。

（1）风湿结聚症

【症候】　小腿伸侧皮疹肥厚粗糙，干燥，密集成片而不融合，可见抓痕、少量渗液及结痂，自觉瘙痒或麻木；舌质淡红，苔薄白，脉濡数。

【治法】　祛风利湿，活血软坚。

膏方一：防风通圣丸

【来源】　金朝刘元素方。

【组成】　防风、川芎、当归、白芍、大黄、薄荷、连翘、麻黄、芒硝各15g、生石膏、黄芩、桔梗各30g、荆芥、栀子、白芷各7.5g、甘草60g、滑石90g。

【图解】

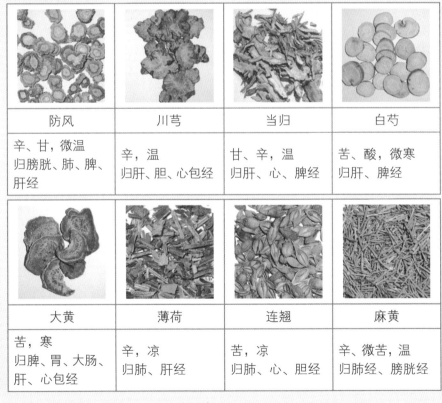

防风	川芎	当归	白芍
辛、甘，微温 归膀胱、肺、脾、肝经	辛，温 归肝、胆、心包经	甘、辛，温 归肝、心、脾经	苦、酸，微寒 归肝、脾经
大黄	薄荷	连翘	麻黄
苦，寒 归脾、胃、大肠、肝、心包经	辛，凉 归肺、肝经	苦，凉 归肺、心、胆经	辛、微苦，温 归肺经、膀胱经

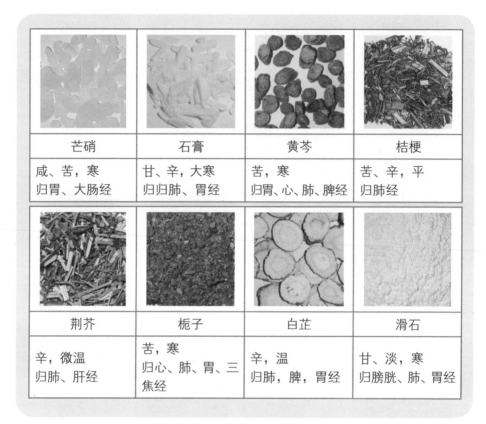

芒硝	石膏	黄芩	桔梗
咸、苦，寒 归胃、大肠经	甘、辛，大寒 归归肺、胃经	苦，寒 归胃、心、肺、脾经	苦、辛，平 归肺经
荆芥	栀子	白芷	滑石
辛，微温 归肺、肝经	苦，寒 归心、肺、胃、三焦经	辛，温 归肺，脾，胃经	甘、淡，寒 归膀胱、肺、胃经

【制法】　共为细面，水泛为丸，绿豆大，滑石为衣，闯亮。

【用法】　每服 3～9g，每日服 2 次，温开水送下。

【功效】　清热除湿，散风止痒。

【注意事项】　孕妇、儿童、哺乳期妇女禁用；发热感冒者、脾胃虚弱便溏者忌用；高血压、心脏病、肝病、糖尿病、肾病者慎用；不宜在服药期间同时服用滋补性中药；忌烟、酒及辛辣、油腻、鱼虾海鲜类食物。

膏方二：止痒散结膏

【来源】　湖北省中医院经验方。

【组成】　桃仁 250g、红花 250g、当归 250g、生地黄 500g、穿山龙 150g、赤芍 300g、川牛膝 250g、乌梢蛇 250g、

土鳖虫 150g、白芥子 150g、浙贝母 250g、白蒺藜 500g、合欢皮 500g、麻黄 75g、威灵仙 150g。

【图解】

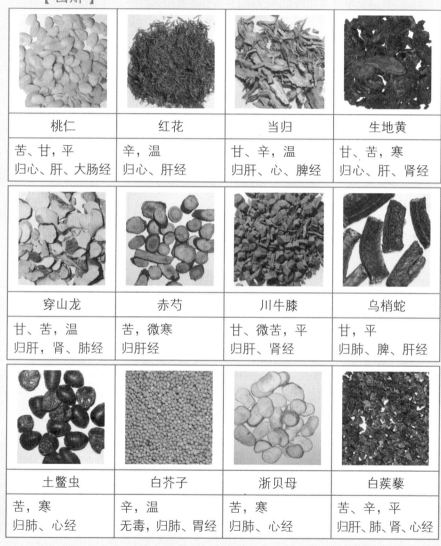

桃仁	红花	当归	生地黄
苦、甘，平 归心、肝、大肠经	辛，温 归心、肝经	甘、辛，温 归肝、心、脾经	甘、苦，寒 归心、肝、肾经
穿山龙	赤芍	川牛膝	乌梢蛇
甘、苦，温 归肝，肾、肺经	苦，微寒 归肝经	甘、微苦，平 归肝、肾经	甘，平 归肺、脾、肝经
土鳖虫	白芥子	浙贝母	白蒺藜
苦，寒 归肺、心经	辛，温 无毒，归肺、胃经	苦，寒 归肺、心经	苦、辛，平 归肝、肺、肾、心经

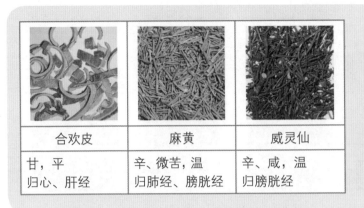

合欢皮	麻黄	威灵仙
甘，平 归心、肝经	辛、微苦，温 归肺经、膀胱经	辛、咸，温 归膀胱经

【制法】 麻黄、红花、白蒺藜共为细末，待浓缩成膏时加入搅匀；其余诸药共煎煮，旺火煮沸后，改文火煎煮4～6小时，过滤浓缩成膏，加入适量蜂蜜混匀。

【用法】 每日2次，每次6～10g，餐后开水冲服。

【功效】 活血软坚，祛风除湿。

【注意事项】 孕妇、儿童禁用；有出血倾向者、肝肾功能不全者忌用；忌生冷，辛辣厚味饮食。

膏方三：丹栀消风丸加味

【来源】 陕西省中医院经验方。

【组成】 丹皮250g、栀子250g、当归250g、白芍500g、柴胡200g、茯苓500g、白术300g、蝉蜕250g、甘草150g、羌活250g、白蒺藜450g、乌梢蛇250g、葛根250g、合欢皮500g、海浮石500g、僵蚕250g。

【图解】

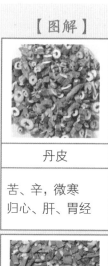		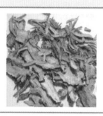	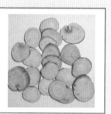
丹皮	栀子	当归	白芍
苦、辛，微寒 归心、肝、胃经	苦，寒 归心、肺、胃、三焦经	甘、辛，温 归肝、心、脾经	苦、酸，微寒 归肝、脾经
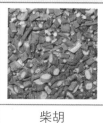	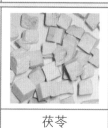	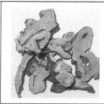	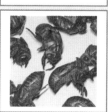
柴胡	茯苓	白术	蝉蜕
苦，微寒 归肝、胆经	甘、淡，平 归心、肺、脾、肾经	苦、甘，温 归脾、胃经	甘、咸，寒 归肺、肝经
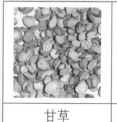	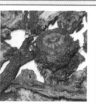	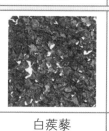	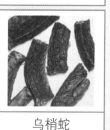
甘草	羌活	白蒺藜	乌梢蛇
甘，平 归心、肺、脾、胃经	辛，温 归膀胱、肾经	苦、辛，平 归肝、肺、肾、心经	甘，平 归肺、脾、肝经
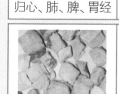	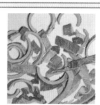	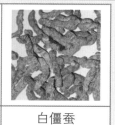	
葛根	合欢皮	白僵蚕	
甘、辛，凉 归肺、胃经	甘，平 归心、肝经	咸、辛，平 归肝、肺、胃经	

【制法】 柴胡、蝉蜕、羌活、白蒺藜共为细末，待收膏时加入混匀；其余药加水煎煮3次，滤汁去渣，合并滤液，继续文火煎煮，加热浓缩为膏，最后加蜂蜜收膏即成。

【用法】 每服10～15g，每日2次，开水冲服。

【功效】 祛风止痒，利湿通络。

【注意事项】 孕妇忌用；忌辛辣刺激及热性动风饮食。

膏方四：熄风膏

【来源】 上海中医药大学附属岳阳中西医结合医院经验方。

【组成】 珍珠母300g、牡蛎300g、代赭石300g、磁石300g、大青叶150g、紫草150g、丹皮120g、丹参120g、赤芍90g、当归120g、莪术90g、薏苡仁300g、野菊花120g、生地黄300g、土茯苓300g、苦参300g、秦艽90g、忍冬藤300g、六月雪300g、黄连60g、黄芩120g。

【图解】

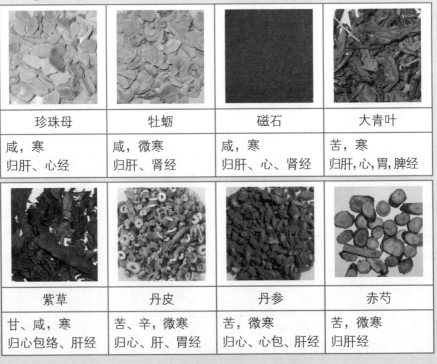

珍珠母	牡蛎	磁石	大青叶
咸，寒 归肝、心经	咸，微寒 归肝、肾经	咸，寒 归肝、心、肾经	苦，寒 归肝，心，胃，脾经
紫草	丹皮	丹参	赤芍
甘、咸，寒 归心包络、肝经	苦、辛，微寒 归心、肝、胃经	苦，微寒 归心、心包、肝经	苦，微寒 归肝经

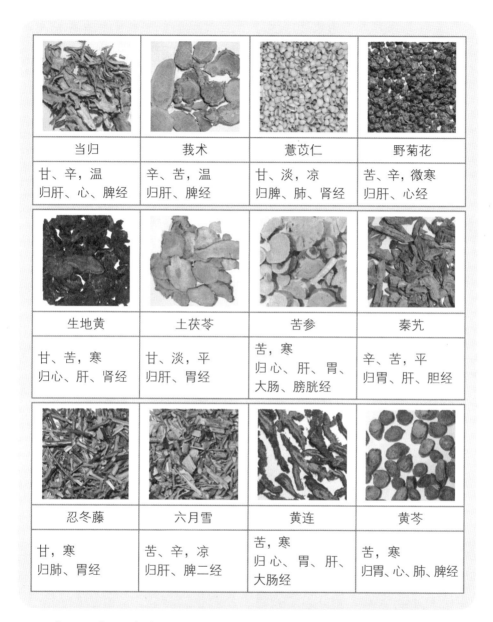

当归	莪术	薏苡仁	野菊花
甘、辛，温 归肝、心、脾经	辛、苦，温 归肝、脾经	甘、淡，凉 归脾、肺、肾经	苦、辛，微寒 归肝、心经
生地黄	土茯苓	苦参	秦艽
甘、苦，寒 归心、肝、肾经	甘、淡，平 归肝、胃经	苦，寒 归心、肝、胃、大肠、膀胱经	辛、苦，平 归胃、肝、胆经
忍冬藤	六月雪	黄连	黄芩
甘，寒 归肺、胃经	苦、辛，凉 归肝、脾二经	苦，寒 归心、胃、肝、大肠经	苦，寒 归胃、心、肺、脾经

【制法】　珍珠母、野菊花、秦艽、六月雪、黄芩另煎，约5～10分钟，取汁在浓缩成膏时加入；其余诸药加水连熬3次，取汁，慢火煎成浓膏，加蜂蜜约300g，调制成膏。

【用法】　每次15g，每日2次，餐后开水冲服。

【功效】　清热利湿，祛风止痒。

【注意事项】　孕妇、儿童忌用；体虚者、脾虚便溏者忌用；肝肾功能不全者慎用；不宜在服药期间同时服用滋补性中药；忌辛辣、油腻饮食。

（2）阴血亏虚症

【症候】　皮疹呈泛发倾向，瘙痒难忍，久病不愈；舌质淡红，少苔或无苔，脉细数。

【治法】　养血润肤，滋阴止痒。

膏方一：地黄饮子加减

【来源】　《医宗金鉴·外科心法》。

【组成】　生地黄600g、熟地黄400g、制何首乌400g、玄参400g、当归400g、刺蒺藜600g、丹皮400g、红花400g、僵蚕400g、生甘草240g。

【图解】

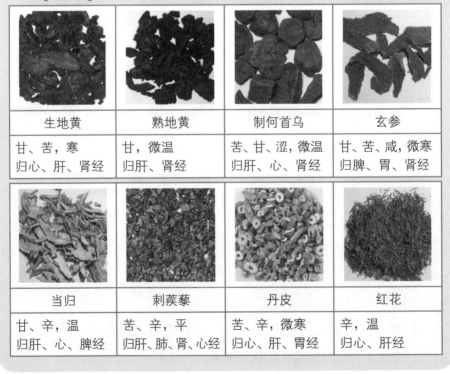

生地黄	熟地黄	制何首乌	玄参
甘、苦，寒 归心、肝、肾经	甘，微温 归肝、肾经	苦、甘、涩，微温 归肝、心、肾经	甘、苦、咸，微寒 归脾、胃、肾经
当归	刺蒺藜	丹皮	红花
甘、辛，温 归肝、心、脾经	苦、辛，平 归肝、肺、肾、心经	苦、辛，微寒 归心、肝、胃经	辛，温 归心、肝经

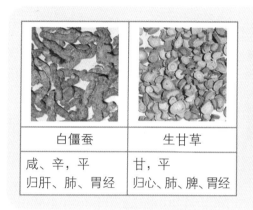

白僵蚕	生甘草
咸、辛，平 归肝、肺、胃经	甘，平 归心、肺、脾、胃经

【制法】　刺蒺藜、红花另煎 5 ~ 10 分钟，取汁待浓缩成膏时加入；余诸药加水煎煮 3 次，滤汁去渣，合并滤液，继续文火煎煮，加热浓缩为膏，最后加适量蜂蜜收膏即成。

【用法】　每日 2 次，每次 15 ~ 20g，两餐间服用。

【功效】　养血润肤，消风止痒。

【注意事项】　孕妇禁用；有出血倾向者忌用；忌生冷，酒椒、葱、姜等辛辣之品。

膏方二：养血消风膏

【来源】　北京中医药大学东直门医院经验方。

【组成】　生黄芪 500g、黑芝麻 400g、地肤子 250g、丹参 250g、制何首乌 200g、当归 200g、苦参 150g、白鲜皮 150g、秦艽 150g、蝉蜕 100g、川芎 100g、防风 150g。

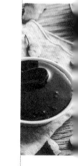

【图解】

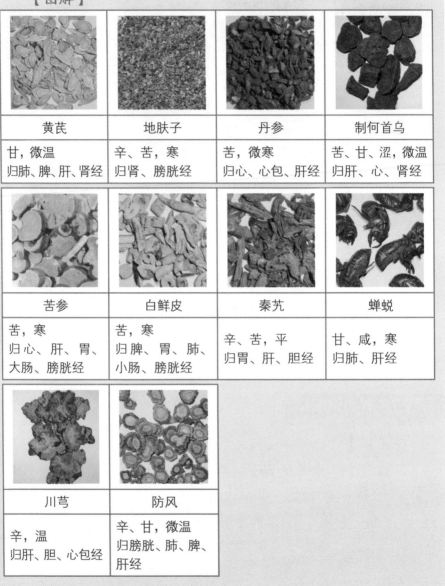

黄芪	地肤子	丹参	制何首乌
甘，微温 归肺、脾、肝、肾经	辛、苦，寒 归肾、膀胱经	苦，微寒 归心、心包、肝经	苦、甘、涩，微温 归肝、心、肾经

苦参	白鲜皮	秦艽	蝉蜕
苦，寒 归心、肝、胃、大肠、膀胱经	苦，寒 归脾、胃、肺、小肠、膀胱经	辛、苦，平 归胃、肝、胆经	甘、咸，寒 归肺、肝经

川芎	防风
辛，温 归肝、胆、心包经	辛、甘，微温 归膀胱、肺、脾、肝经

【制法】 蝉蜕、羌活、防风另煎 5～10 分钟，取汁待浓缩成膏时加入；黑芝麻为末；其余诸药先用旺火煮沸后，改文火煎煮 4～6小时，加入滤液及黑芝麻末，以文火继续煎煮，浓缩成膏，兑入适量蜂蜜混匀即得。

【用法】 每日2次，每次15~20g，两餐之间开水冲服。

【功效】 养血润燥，疏风止痒。

【注意事项】 糖尿病、肝肾功能不全者慎用；实热炽盛者忌用；忌生冷、辛辣刺激饮食。

膏方三：养血止痒膏

【来源】 上海岳阳中西医结合医院经验方。

【组成】 黄芪300g、太子参150g、生地黄150g、苦参300g、秦艽75g、蝉蜕60g、川牛膝120g、三棱75g、炒白芍300g、桂枝75g、忍冬藤300g、红藤150g、大腹皮150g、土茯苓150g、大青叶150g、茜草150g、紫草75g、薏苡仁300g、丹皮150g、丹参300g、莪术150g、当归60g、珍珠母300g、生牡蛎300g、代赭石300g、生甘草75g。

【图解】

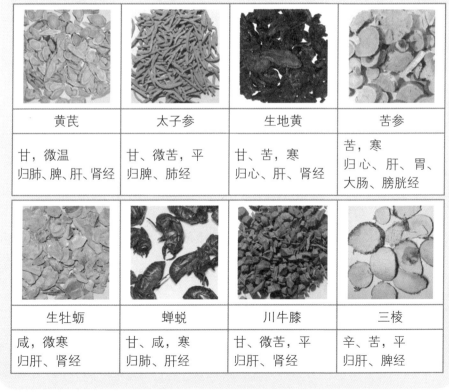

黄芪	太子参	生地黄	苦参
甘，微温 归肺、脾、肝、肾经	甘、微苦，平 归脾、肺经	甘、苦，寒 归心、肝、肾经	苦，寒 归心、肝、胃、大肠、膀胱经

生牡蛎	蝉蜕	川牛膝	三棱
咸，微寒 归肝、肾经	甘、咸，寒 归肺、肝经	甘、微苦，平 归肝、肾经	辛、苦，平 归肝、脾经

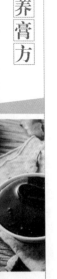

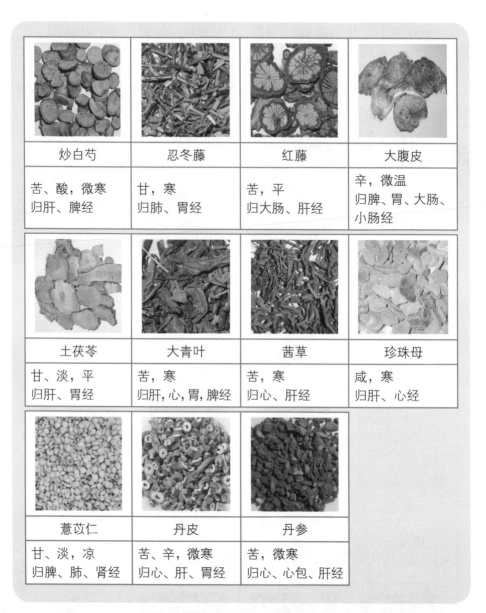

炒白芍	忍冬藤	红藤	大腹皮
苦、酸，微寒 归肝、脾经	甘，寒 归肺、胃经	苦，平 归大肠、肝经	辛，微温 归脾、胃、大肠、 小肠经
土茯苓	大青叶	茜草	珍珠母
甘、淡，平 归肝、胃经	苦，寒 归肝，心，胃，脾经	苦，寒 归心、肝经	咸，寒 归肝、心经
薏苡仁	丹皮	丹参	
甘、淡，凉 归脾、肺、肾经	苦、辛，微寒 归心、肝、胃经	苦，微寒 归心、心包、肝经	

【制法】 秦艽、蝉蜕、桂枝、珍珠母共为细末，待浓缩成膏时加入调匀；其余诸药加水连熬 3 次，取汁，慢火煎成浓膏，加蜂蜜约 300g，调制成膏。

【用法】 每服 10 ~ 15g，每日 2 次，开水冲服。

【功效】 养阴补血，益气除湿。

【注意事项】 孕妇禁用；高血压、肝肾功能不全者、有出血倾向者、脾虚便溏者慎用；忌生冷、辛辣厚味食物。

三十六、鱼鳞病

鱼鳞病（ichthyosis）是以皮肤干燥、粗糙，形如蛇皮或鱼鳞状黏着性鳞屑为特征的遗传性角化异常性皮肤病。本病属中医学"蛇身""蛇皮"病范畴。

1. 临床表现

（1）寻常型鱼鳞病

表现为淡褐色或深褐色菱形或多角形鳞屑，分布于背及四肢伸面，其边缘轻度游离，中央固着，对称分布。头皮可有细的糠状脱屑，臂及四肢伸面出现毛囊性角化丘疹，掌跖常见线状皲裂和掌纹加深，指（趾）甲改变，肘、膝、胫前、踝部有局限性角化过度。一般无自觉症状，或感轻度瘙痒，但与季节有明显的关系，表现为冬重夏轻。

（2）性联鱼鳞病

出生时或在1岁之前发病，终身不消退。表现为散在的、大的、棕黑色的鳞屑。皮肤及毛发粗糙干燥，有时有斑秃。可伴发精神抑郁、骨骼异常或性腺功能减退。皮疹不随年龄增长而减轻。

2. 组织病理

（1）寻常型鱼鳞病表皮中等度角化过度，颗粒层变薄或消失，毛囊口有大的角质栓，棘层稍萎缩，真皮正常，而汗腺与皮脂腺减少。

（2）性联隐性遗传鱼鳞病表皮中等度角化过度，颗粒层正常或稍增厚，棘层轻度肥厚，此与显性遗传寻常型鱼鳞病的颗粒层与棘层均变薄不同。真皮明显变化。

3. 辨证膏方

中医认为本病是因先天禀赋不足、血虚津亏或瘀血阻滞、体肤失养而成。由于先天禀赋不足，气血亏虚，血虚则津亏，阴津不足，不能滋润皮肤而发病；或瘀血阻滞，体肤失养亦可发病。故治疗以活血养血润肤为大法。

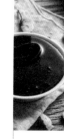

（1）血虚风燥症

【症候】 可不伴家族史，幼年发病，皮肤干燥粗糙，状如蛇皮，上覆污褐色或淡褐色鳞片，易于皲裂，或并发手足胼胝；可伴瘙痒感，冬重夏轻，身体瘦弱，面色无华；舌淡或裂纹，苔少，脉弦细。

【治法】 养血活血，润燥熄风。

膏方一：润肤膏

【来源】 赵炳南教授经验方。

【组成】 桃仁、红花、熟地黄、独活、防风、防己各300g、丹皮、川芎、全当归各450g、羌活、生地黄、白鲜皮各600g。

【图解】

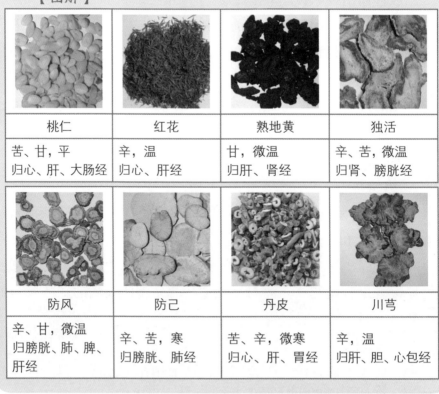

桃仁	红花	熟地黄	独活
苦、甘，平 归心、肝、大肠经	辛，温 归心、肝经	甘，微温 归肝、肾经	辛、苦，微温 归肾、膀胱经

防风	防己	丹皮	川芎
辛、甘，微温 归膀胱、肺、脾、肝经	辛、苦，寒 归膀胱、肺经	苦、辛，微寒 归心、肝、胃经	辛，温 归肝、胆、心包经

中医

皮肤病证

调养膏方

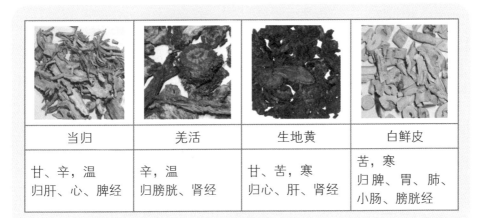

当归	羌活	生地黄	白鲜皮
甘、辛，温 归肝、心、脾经	辛，温 归膀胱、肾经	甘、苦，寒 归心、肝、肾经	苦，寒 归脾、胃、肺、小肠、膀胱经

【制法】　防风、羌活、红花另煎 5 ~ 10 分钟，取汁待浓缩时加入；其余诸药先用旺火煮沸后，改文火煎煮 4 ~ 6 小时，慢火继续煎煮，浓缩成膏，兑入适量蜂蜜混匀即得。

【用法】　每次 10g，每日 2 次，两餐之间开水冲服。

【功效】　活血润肤，散风止痒。

【注意事项】　孕妇禁用；有出血倾向者、肝肾功能不全者、外感或实热内盛者不宜；忌辛辣刺激厚味之物。

膏方二：当归饮子加减

【来源】　《济生》卷六。

【组成】　当归、白芍药、川芎各 300g、生地黄、白蒺藜、防风、荆芥各 200g、何首乌、黄芪、炙甘草各 150g。

【图解】

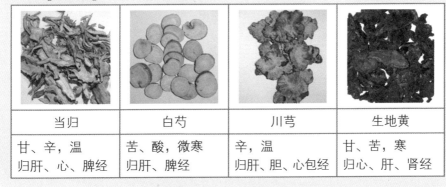

当归	白芍	川芎	生地黄
甘、辛，温 归肝、心、脾经	苦、酸，微寒 归肝、脾经	辛，温 归肝、胆、心包经	甘、苦，寒 归心、肝、肾经

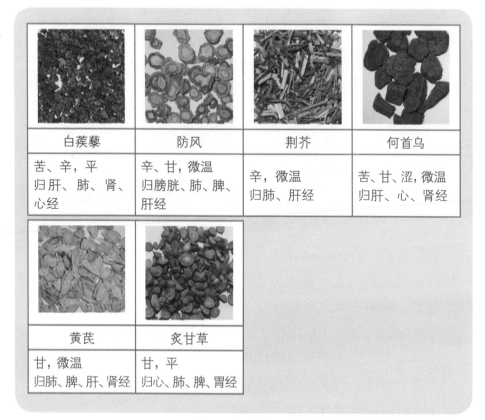

白蒺藜	防风	荆芥	何首乌
苦、辛，平 归肝、肺、肾、心经	辛、甘，微温 归膀胱、肺、脾、肝经	辛，微温 归肺、肝经	苦、甘、涩，微温 归肝、心、肾经

黄芪	炙甘草
甘，微温 归肺、脾、肝、肾经	甘，平 归心、肺、脾、胃经

【制法】 荆芥、防风、白蒺藜另煎 5 ~ 10 分钟，取汁在煎煮浓缩时加入；其余诸药加水连熬 3 次，取汁，慢火煎成浓膏，加蜂蜜约 250g，调制成膏。

【用法】 每日 2 次，每服 15 ~ 20g，两餐之间服用。

【功效】 养血润燥，祛风活血。

【注意事项】 孕妇慎用；实热体质或发热期间忌用；肝肾功能不全者慎用；忌生冷及辛辣厚味之品。

膏方三：鱼鳞膏

【来源】 大连市第三人民医院经验方。

【组成】 生黄芪 500g、黑芝麻 400g、丹参、地肤子各 250g、当归、生地黄、熟地黄、枸杞子、制何首乌、白鲜皮各 200g、山药、苦参、防风各150g、川芎、桂枝、蝉蜕、甘草各100g。

【图解】

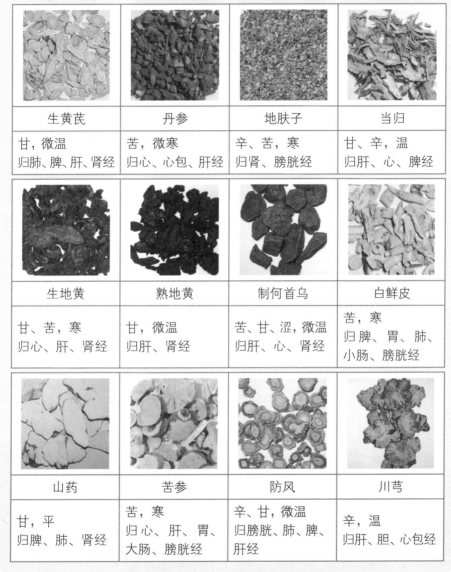

生黄芪	丹参	地肤子	当归
甘，微温 归肺、脾、肝、肾经	苦，微寒 归心、心包、肝经	辛、苦，寒 归肾、膀胱经	甘、辛，温 归肝、心、脾经
生地黄	熟地黄	制何首乌	白鲜皮
甘、苦，寒 归心、肝、肾经	甘，微温 归肝、肾经	苦、甘、涩，微温 归肝、心、肾经	苦，寒 归脾、胃、肺、小肠、膀胱经
山药	苦参	防风	川芎
甘，平 归脾、肺、肾经	苦，寒 归心、肝、胃、大肠、膀胱经	辛、甘，微温 归膀胱、肺、脾、肝经	辛，温 归肝、胆、心包经

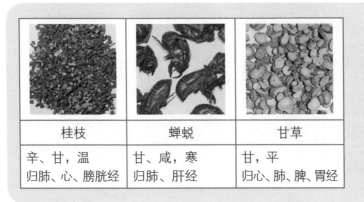

桂枝	蝉蜕	甘草
辛、甘，温 归肺、心、膀胱经	甘、咸，寒 归肺、肝经	甘，平 归心、肺、脾、胃经

【制法】 地肤子、蝉蜕、防风、桂枝，另煎 5 ~ 10 分钟，取汁待浓缩成膏时加入；黑芝麻为末；加水连熬 3 次，取汁，加入另煎滤液及黑芝麻末，以文火继续煎煮，浓缩成膏，兑入适量蜂蜜混匀即得。

【用法】 每日 3 次，每服 10g，两餐之间服用。

【功效】 养血滋阴，祛风止痒。

【注意事项】 同"当归饮子"。

膏方四：苍术膏

【来源】 著名中医皮肤科专家朱仁康经验方。

【组成】 苍术 1kg、当归 90g、白鲜皮 60g。

【图解】

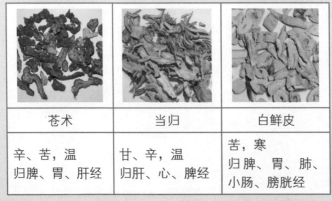

苍术	当归	白鲜皮
辛、苦，温 归脾、胃、肝经	甘、辛，温 归肝、心、脾经	苦，寒 归脾、胃、肺、小肠、膀胱经

【用法】 每日 2 次，每次 10g，开水冲服。

【功效】 养血润燥。

【注意事项】 糖尿病者忌用；外感伴发热者忌用；忌生冷及刺激厚味饮食。

膏方五：补血养阴方

【来源】 湖北省中医院经验方。

【组成】 当归 150g、熟地黄 300g、生地黄 300g、制何首乌 100g、山萸肉 100g、鸡血藤 200g、丹参 300g、白术 150g、山药 150g、天冬 150g、麦冬 150g、玄参 150g、五味子 100g。

【图解】

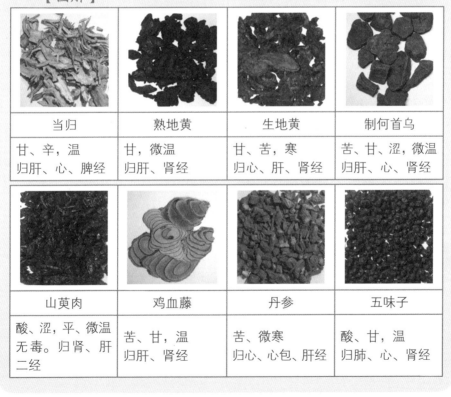

当归	熟地黄	生地黄	制何首乌
甘、辛，温 归肝、心、脾经	甘，微温 归肝、肾经	甘、苦，寒 归心、肝、肾经	苦、甘、涩，微温 归肝、心、肾经

山萸肉	鸡血藤	丹参	五味子
酸、涩、平、微温 无毒。归肾、肝二经	苦、甘，温 归肝、肾经	苦、微寒 归心、心包、肝经	酸、甘，温 归肺、心、肾经

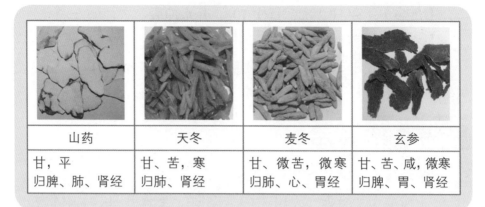

山药	天冬	麦冬	玄参
甘，平 归脾、肺、肾经	甘、苦，寒 归肺、肾经	甘、微苦，微寒 归肺、心、胃经	甘、苦、咸，微寒 归脾、胃、肾经

【制法】 上药加水连熬 3 次，取汁，慢火煎成浓膏，加蜂蜜约 250g，调制成膏。

【用法】 每日 3 次，每服 10g，两餐之间服用。

【功效】 补血养阴。

【注意事项】 糖尿病者、外感发热、实热体质者不宜；忌生冷及刺激厚味饮食。

（2）瘀血阻滞症

【症候】 自幼发病，常有家族史，皮肤呈弥漫性角化，头皮、面颈、肘膝状如鱼鳞、蛇皮，肌肤甲错、粗糙、皲裂，两目黯黑；舌质紫暗无华，有瘀点瘀斑，脉涩。

【治法】 活血化瘀，润燥养肤。

膏方一：皮肤活血丸

【来源】 《医林改错》卷上；本方即"通窍活血汤"。

【组成】 赤芍 3g、川芎 3g、桃仁 9g、红枣 7 枚、红花 9g、老葱 3 根、鲜姜 9g、麝香 0.15g。

【图解】

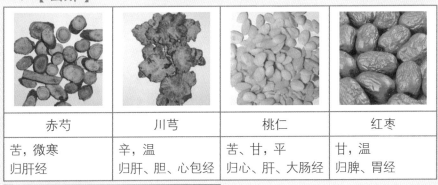

赤芍	川芎	桃仁	红枣
苦，微寒 归肝经	辛，温 归肝、胆、心包经	苦、甘，平 归心、肝、大肠经	甘，温 归脾、胃经

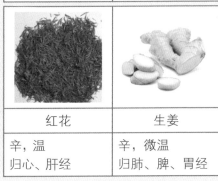

红花	生姜
辛，温 归心、肝经	辛，微温 归肺、脾、胃经

【制法】　大枣去核，以上诸药共研细末，枣糊为丸。或：桃仁研泥，红枣去核，葱、生姜切碎，以黄酒 250ml 将诸药共煎（麝香除外）至 150ml，将麝香入酒内，再煎二沸即得。

【用法】　每日 2 次，每次 3～9g，葱汤或黄酒送服。

【功效】　活血化瘀，通窍活络。

【注意事项】　孕妇禁用；有出血倾向者忌用；实热体质（急性化脓性皮肤病）者慎用；忌生冷、辛辣刺激之物。勿长期大量服用。

膏方二：鹿蒲海甘膏

【来源】　云南省中医院经验方。

【组成】　生黄芪 450g、当归 150g、川芎 150g、赤芍 300g、桃仁 150g、红花 100g、鹿角霜 300g、蒲公英 300g、海藻 150g、

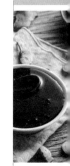

甘草60g、麻黄100g、蜈蚣20条。

【图解】

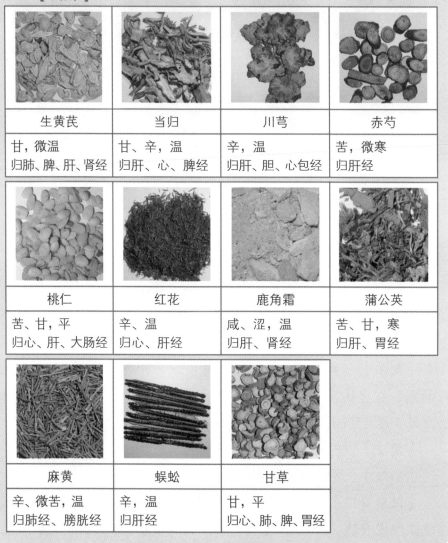

生黄芪	当归	川芎	赤芍
甘，微温 归肺、脾、肝、肾经	甘、辛，温 归肝、心、脾经	辛，温 归肝、胆、心包经	苦，微寒 归肝经
桃仁	红花	鹿角霜	蒲公英
苦、甘，平 归心、肝、大肠经	辛、温 归心、肝经	咸、涩，温 归肝、肾经	苦、甘，寒 归肝、胃经
麻黄	蜈蚣	甘草	
辛、微苦，温 归肺经、膀胱经	辛，温 归肝经	甘，平 归心、肺、脾、胃经	

【制法】　红花、麻黄另煎约5分钟，取汁在煎煮浓缩时加入；其余药加水煎煮3次，滤汁去渣，合并滤液，继续文火煎煮，加热浓缩为膏，最后加蜂蜜300g收膏即成。

【用法】　每服10g，每日2次，开水冲服。

【功效】　活血化瘀。

【注意事项】 孕妇忌用；实热体质者、外感发热者、脾虚便溏者不宜；忌生冷、厚味饮食。

三十七、毛周角化病

毛周角化病（keratosis pilaris）又称"毛发苔藓"或"毛发角化病"。是一种以毛囊口角化性丘疹、角栓形成为特征的常染色体显性遗传性角化性皮肤病。本病属中医学"鸡皮症"范畴。

1. 临床表现

好发于四肢伸侧、肩胛、颈项、两髋，呈对称分布，缓慢经过，冬重夏轻。表现为毛囊性，针尖大小丘疹，呈正常肤色，偶有淡红色，有时丘疹顶端有角质小栓而呈淡褐色。角质栓内含盘曲的毛发，剥去角质栓，可见一个微小的凹窝，但很快角质栓又可形成。部分病人皮疹为点状红色丘疹。皮疹各自独立，不融合，呈鸡皮外观。

2. 组织病理

毛囊口扩大，内有角栓，其中可含有毛发，表皮角化过度，真皮可有轻度炎症变化。

3. 辨证膏方

本病多因先天禀赋不足，后天失于调摄，脾气虚弱，运化失司，致湿邪内蕴，肌肤失养；或营血亏虚，致血虚生风，风胜则燥，皮肤失养所致。因此治宜健脾除湿，养血润肤为则。

（1）脾虚湿盛症

【症候】 皮肤干燥，四肢伸侧有密集的针头至粟粒大小丘疹，与皮色一致，伴面色萎黄，神倦乏力，舌质淡，舌体胖，苔白或腻，脉缓而弱。

【治法】 健脾，除湿，润肤。

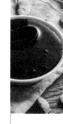

膏方一：四苓膏

【来源】 《医宗金鉴》卷五十二。

【组成】 茯苓、白术、猪苓、泽泻各等份（即五苓散去桂枝）。

【图解】

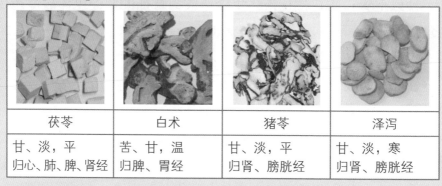

茯苓	白术	猪苓	泽泻
甘、淡，平 归心、肺、脾、肾经	苦、甘，温 归脾、胃经	甘、淡，平 归肾、膀胱经	甘、淡，寒 归肾、膀胱经

【制法】 上药加水连熬 3 次，取汁，慢火煎成浓膏，加蜂蜜适量，调制成膏。

【用法】 每日 2 次，每服 15g，空腹服用，开水冲服。

【功效】 健脾利湿。

【注意事项】 忌生冷及辛辣厚味饮食。

膏方二：除湿胃苓膏

【来源】 《医宗金鉴·外科心法》。

【组成】 苍术 240g、厚朴 240g、陈皮 240g、滑石 480g、炒白术 400g、猪苓 480g、黄柏 480g、肉桂 120g、炙甘草 400g。

【图解】

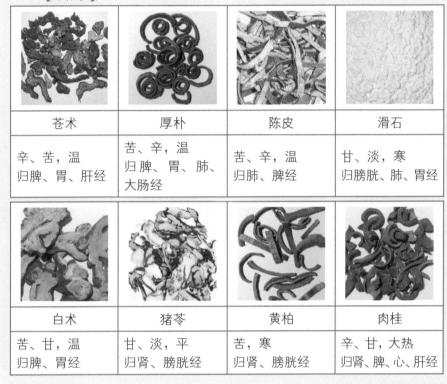

苍术	厚朴	陈皮	滑石
辛、苦，温 归脾、胃、肝经	苦、辛，温 归脾、胃、肺、大肠经	苦、辛，温 归肺、脾经	甘、淡，寒 归膀胱、肺、胃经
白术	猪苓	黄柏	肉桂
苦、甘，温 归脾、胃经	甘、淡，平 归肾、膀胱经	苦，寒 归肾、膀胱经	辛、甘，大热 归肾、脾、心、肝经

【制法】　厚朴另煎，取汁待浓缩时加入；滑石为末，收膏后加入搅匀；其余诸药共煎煮，旺火煮沸后，改文火煎煮 4 ~ 6 小时，过滤浓缩成膏，加入适量蜂蜜混匀。

【用法】　每日 2 次，每次 10g，开水冲服。

【功效】　健脾利湿和中。

【注意事项】　忌生冷、辛辣刺激之物。

膏方三：参苓白术膏

【来源】　《太平惠民和剂局方》。

【组成】　人参 1kg、茯苓 1kg、白术 1kg、山药 1kg、甘草 1kg、白扁豆 750g、莲子仁 500g、桔梗 500g、薏苡仁 500g。

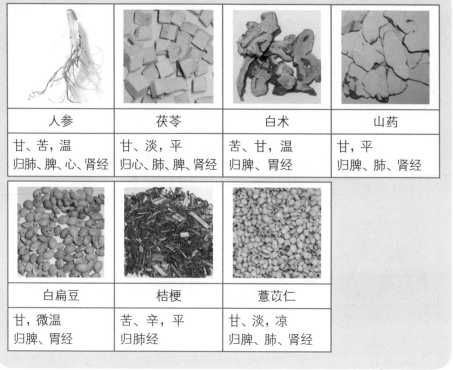

【图解】

人参	茯苓	白术	山药
甘、苦，温 归肺、脾、心、肾经	甘、淡，平 归心、肺、脾、肾经	苦、甘，温 归脾、胃经	甘，平 归脾、肺、肾经

白扁豆	桔梗	薏苡仁
甘，微温 归脾、胃经	苦、辛，平 归肺经	甘、淡，凉 归脾、肺、肾经

【制法】 以上诸药加水煎煮 3 次，滤汁去渣，合并滤液，继续文火煎煮，加热浓缩为膏，最后加适量蜂蜜收膏即成。

【用法】 每次 15 ～ 20g，每日 2 次，温水冲服，宜空腹或餐前服用。

【功效】 健脾渗湿，补中益气。

【注意事项】 服本膏方时不宜同时服用藜芦、五灵脂、皂荚或其制剂；不宜喝茶和吃白萝卜以免影响药效；不宜和感冒类药同时服用；发热感冒期间，泄泻兼有大便不通畅者、阴虚火旺者、高血压，糖尿病患者忌服；心脏病、肾脏病患者及孕妇、小儿慎用；忌生冷辛辣刺激之品。

（2）营血亏虚症

【症候】 皮肤干燥、粗糙，四肢伸侧有密集的针头大小丘疹，

中医
皮肤病证
调养膏方

顶部有坚硬的角质栓,周围微红,或伴轻度瘙痒,入冬尤甚,至夏稍轻。伴面色苍白,唇色爪甲淡白无华,头发枯焦,舌质淡红,苔薄,脉细弱。

【治法】 养血,祛风,润肤。

膏方一:变通归脾膏

【来源】 北京市广外医院经验方。

【组成】 党参、黄芪、全当归、茯神、刺蒺藜各120g、白术、龙眼肉、酸枣仁、远志各100g、制何首乌200g、磁石300g、防风、甘草各60g。

【图解】

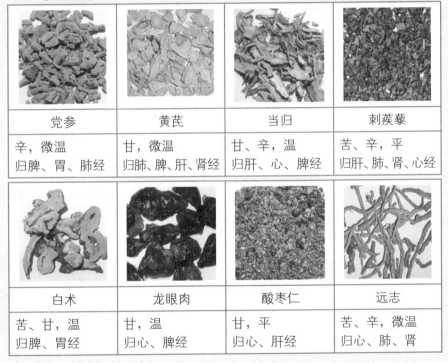

党参	黄芪	当归	刺蒺藜
辛,微温 归脾、胃、肺经	甘,微温 归肺、脾、肝、肾经	甘、辛,温 归肝、心、脾经	苦、辛,平 归肝、肺、肾、心经
白术	龙眼肉	酸枣仁	远志
苦、甘,温 归脾、胃经	甘,温 归心、脾经	甘,平 归心、肝经	苦、辛,微温 归心、肺、肾

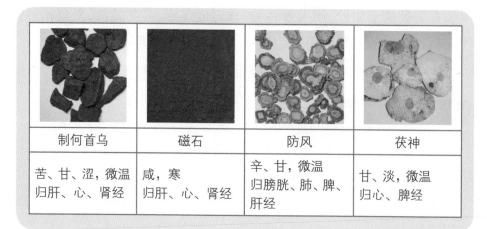

制何首乌	磁石	防风	茯神
苦、甘、涩，微温 归肝、心、肾经	咸，寒 归肝、心、肾经	辛、甘，微温 归膀胱、肺、脾、肝经	甘、淡，微温 归心、脾经

【制法】　诸药先用旺火煮沸后，改文火煎煮2小时，倒出药液，药渣内加入清水，再如法煎煮2小时，滤出药汁，将2次药汁混合（必要时煎3次），以文火继续煎煮，浓缩成膏，兑入适量蜂蜜混匀。

【用法】　每日2次，每次20g，两餐之间开水冲服。

【功效】　健脾补血，益气养心，养血润肤。

【注意事项】　孕妇禁用；糖尿病、高血压、肝肾功能不全者忌用；凡一切实热之证（红肿热痛者），或阳盛阴虚体质者不宜。忌生冷、辛辣厚味饮食。

膏方二：滋燥养荣膏

【来源】　《外科准绳》。

【组成】　当归600g、生地黄450g、熟地黄450g、赤芍450g、秦艽450g、黄芩450g、防风300g、甘草150g。

【图解】

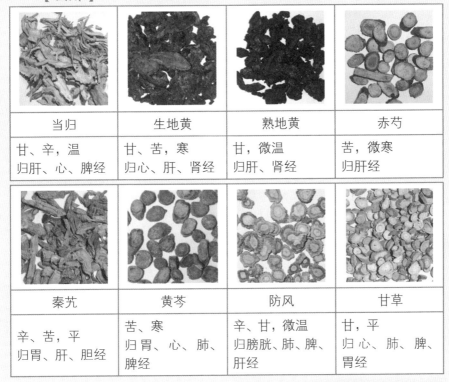

当归	生地黄	熟地黄	赤芍
甘、辛，温 归肝、心、脾经	甘、苦，寒 归心、肝、肾经	甘，微温 归肝、肾经	苦，微寒 归肝经
秦艽	黄芩	防风	甘草
辛、苦，平 归胃、肝、胆经	苦、寒 归胃、心、肺、脾经	辛、甘，微温 归膀胱、肺、脾、肝经	甘，平 归心、肺、脾、胃经

【制法】　秦艽、黄芩、防风另煎约 5 ~ 10 分钟，取汁在煎煮浓缩时加入；余诸药加水煎煮 3 次，滤汁去渣，合并滤液，继续文火煎煮，加热浓缩为膏，最后加适量蜂蜜收膏。

【用法】　每日 2 次，每次 10 ~ 15g，开水冲服。

【功效】　养血疏风，滋燥润肤。

【注意事项】　肝肾功能不全者慎用；忌生冷、辛辣刺激之物。

膏方三：桑椹膏

【来源】　朱仁康经验方。

【组成】　桑椹 300g、当归、熟地黄各 100g。

【图解】

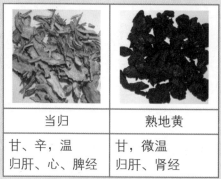

当归	熟地黄
甘、辛，温 归肝、心、脾经	甘，微温 归肝、肾经

【制法】 将以上三味加水煎煮 3 次，滤汁去渣，合并滤液，加热浓缩为清膏，再加冰糖适量（约 150g）搅匀收膏即得。

【用法】 每日 2 次，每次 15 ~ 20g，开水调服。

【功效】 养血补血，滋阴润燥。

【注意事项】 感冒发热期间不宜服用；糖尿病患者慎用；忌油腻辛辣之品。

膏方四：当归饮子

【来源】 《济生》卷六。

【组成】 当归、白芍药、川芎各 300g、生地黄、白蒺藜、防风、荆芥各 200g、何首乌、黄芪、炙甘草各 150g。

【图解】

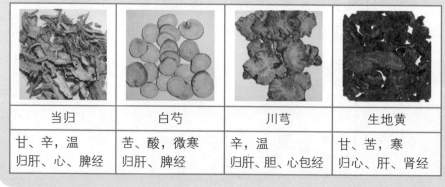

当归	白芍	川芎	生地黄
甘、辛，温 归肝、心、脾经	苦、酸，微寒 归肝、脾经	辛，温 归肝、胆、心包经	甘、苦，寒 归心、肝、肾经

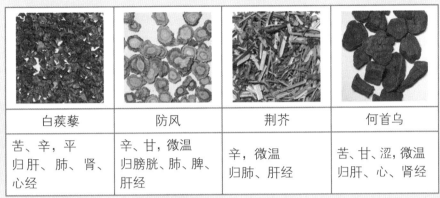

白蒺藜	防风	荆芥	何首乌
苦、辛，平 归肝、肺、肾、心经	辛、甘，微温 归膀胱、肺、脾、肝经	辛，微温 归肺、肝经	苦、甘、涩，微温 归肝、心、肾经

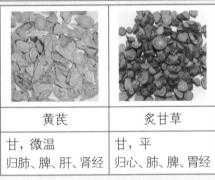

黄芪	炙甘草
甘，微温 归肺、脾、肝、肾经	甘，平 归心、肺、脾、胃经

【制法】 荆芥、防风、白蒺藜另煎 5 ~ 10 分钟，取汁在煎煮浓缩时加入；其余诸药加水连熬 3 次，取汁，慢火煎成浓膏，加蜂蜜约 250g，调制成膏。

【用法】 每日 2 次，每服 15 ~ 20g，两餐之间服用。

【功效】 养血润燥，祛风活血。

【注意事项】 孕妇慎用；实热体质或发热期间忌用；肝肾功能不全者慎用；忌生冷及辛辣厚味之品。

膏方五：养血润肤膏

【来源】 清代许克昌、毕法合撰《外科证治》。

【组成】 生地 200g、熟地 200g、当归 200g、黄芪 200g、天冬 120g、麦冬 120g、桃仁 120g、红花 120g、天花粉 120g、黄芩 120g、升麻 60g。

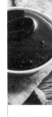

353

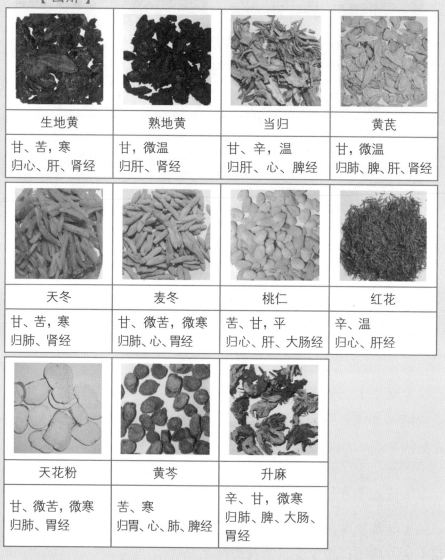

【图解】

生地黄	熟地黄	当归	黄芪
甘、苦，寒 归心、肝、肾经	甘，微温 归肝、肾经	甘、辛，温 归肝、心、脾经	甘，微温 归肺、脾、肝、肾经
天冬	麦冬	桃仁	红花
甘、苦，寒 归肺、肾经	甘、微苦，微寒 归肺、心、胃经	苦、甘，平 归心、肝、大肠经	辛、温 归心、肝经
天花粉	黄芩	升麻	
甘、微苦，微寒 归肺、胃经	苦、寒 归胃、心、肺、脾经	辛、甘，微寒 归肺、脾、大肠、胃经	

【制法】 天花粉、升麻、黄芩另煎，约 5 ~ 10 分钟，取汁在煎煮浓缩时加入；其余药加水煎煮 3 次，滤汁去渣，合并滤液，继续文火煎煮，加热浓缩为膏，最后加蜂蜜 300g 收膏即成。

【用法】 每次 15 ~ 20g，每日 2 次，在两餐之间，用温开水冲服。

【功效】 养血润肤，滋阴生津。

【注意事项】 孕妇禁用；药后禁食鱼、虾、蟹等荤腥或辛辣刺激性食物；虚寒体质者或湿热内盛者慎用。

三十八、毛发红糠疹

毛发红糠疹（pityriasis rubra pilaris）是一种以皮肤红斑鳞屑加毛囊角化性丘疹为特征的慢性皮肤病。类似于中药的"狐尿刺"。

1. 临床表现

好发于头面、躯干、四肢伸侧、肘膝关节及指节背面，常由上半身向下蔓延。头面部损害为边缘清楚的浸润性红斑，上有细小糠秕状鳞屑。手背、指背、前臂伸侧、肘膝等处发生圆锥形毛囊角化性小丘疹，针头或粟粒大小，黄红色或褐黄色，干燥坚硬，顶端有一不易剥离的角质栓。皮疹聚集成片，如鸡皮样，抚之碍手。丘疹融合消退而形成大小不等的斑片，基底红，边界清楚，表面附有细薄鳞屑。皮疹可泛发全身，其间可见正常皮岛，病情严重者可发展为红皮病。

2. 组织病理

各型毛发红糠疹的病理改变相同。棘层肥厚，与慢性皮炎相似，表皮突短粗，与银屑病表皮突细长不同。乳头上方表皮增厚，有颗粒层，角质层主要为角化过度，间有角化不全。毛囊漏斗部扩张，其中充以角质栓，毛囊周围表皮常有角化不全。

3. 辨证膏方

中医认为本病初期多为风热之邪客于肌肤，蕴阻血分所致，主要由于素体有血分有热，血热生风，或复感外感风邪，腠理闭塞而发病，治疗上多以清热凉血、祛风止痒为主；若病情迁延日久，多为血虚风燥或气滞血瘀，治疗以养血润燥、活血祛风为主。

（1）风热蕴肤症

【症候】 皮损为红色密集的丘疹或红斑，自上而下发展，上覆细薄鳞屑，瘙痒剧烈；伴恶风，低热，舌淡红，苔薄白，脉浮数。

【治法】　清热解表，祛风止痒。

膏方一：消风散加减

【来源】　《外科正宗》。

【组成】　金银花、连翘各30g、当归、生地、防风、蝉蜕、知母、苦参、亚麻子、荆芥、苍术、牛蒡子、石膏各20g、甘草10g。

【图解】

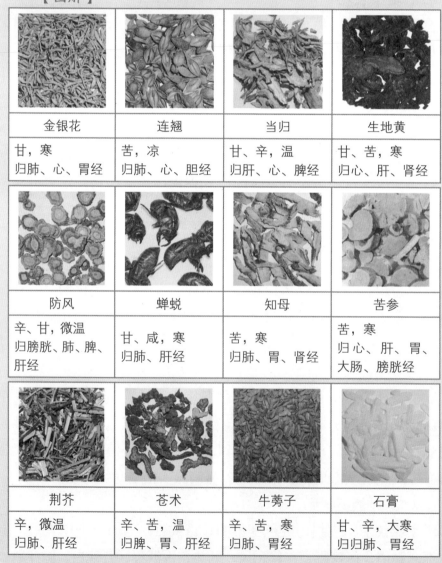

金银花	连翘	当归	生地黄
甘，寒 归肺、心、胃经	苦，凉 归肺、心、胆经	甘、辛，温 归肝、心、脾经	甘、苦，寒 归心、肝、肾经
防风	蝉蜕	知母	苦参
辛、甘、微温 归膀胱、肺、脾、肝经	甘、咸，寒 归肺、肝经	苦，寒 归肺、胃、肾经	苦，寒 归心、肝、胃、大肠、膀胱经
荆芥	苍术	牛蒡子	石膏
辛，微温 归肺、肝经	辛、苦，温 归脾、胃、肝经	辛、苦，寒 归肺、胃经	甘、辛，大寒 归归肺、胃经

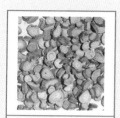

甘草
甘，平 归心、肺、脾、胃经

【制法】 共研细末，水泛为丸，绿豆大。

【用法】 每服 6g，每日 2 次，温水送服。

【功效】 疏风解表，清热止痒。

【注意事项】 虚寒者不宜用。忌食辛辣、鱼腥、烟酒、浓茶等刺激之品。

膏方二：全虫方

【来源】 《赵炳南临床经验集》。

【组成】 金银花 20g、防风 15g、蝉蜕 6g、全蝎 5g、皂角刺 15g、刺蒺藜 20g、槐花 15g、枳壳 10g、苦参 10g、荆芥 10g。

【图解】

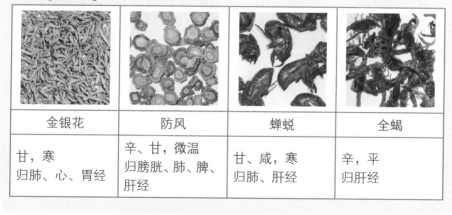

金银花	防风	蝉蜕	全蝎
甘，寒 归肺、心、胃经	辛、甘，微温 归膀胱、肺、脾、肝经	甘、咸，寒 归肺、肝经	辛，平 归肝经

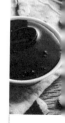

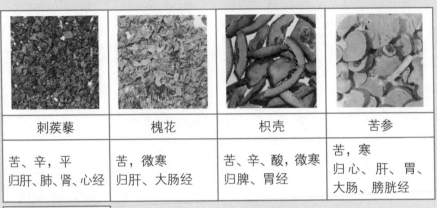

刺蒺藜	槐花	枳壳	苦参
苦、辛，平 归肝、肺、肾、心经	苦，微寒 归肝、大肠经	苦、辛、酸，微寒 归脾、胃经	苦，寒 归心、肝、胃、大肠、膀胱经

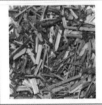

荆芥
辛，微温 归肺、肝经

【制法】 上药共为细末，水泛为丸，如梧桐子大。

【用法】 每服 3～5g，每日 2 次，温水送服。

【功效】 祛风止痒，清热解表。

【注意事项】 孕妇忌用；体虚者、脾虚便溏者、肝肾功能不全者慎用；忌辛辣刺激饮食。

（2）血分蕴热症

【症候】 发病急骤，头面或全身浸润性红斑，其上鳞屑较多，干细如糠，手背、指背等处密集角化性丘疹，抚之刺手，基底潮红，伴瘙痒、烦躁、口干渴、大便秘结；舌质红，苔黄或少苔，脉数。

【治法】 清热凉血，祛风润燥。

膏方一：凉血地黄丸加减

【来源】 《血证论》。

【组成】 生地黄60g、当归30g、玄参30g、白茅根60g、黄芩40g、栀子40g、生槐花60g、大蓟、小蓟各30g、金银花30g、甘草15g。

【图解】

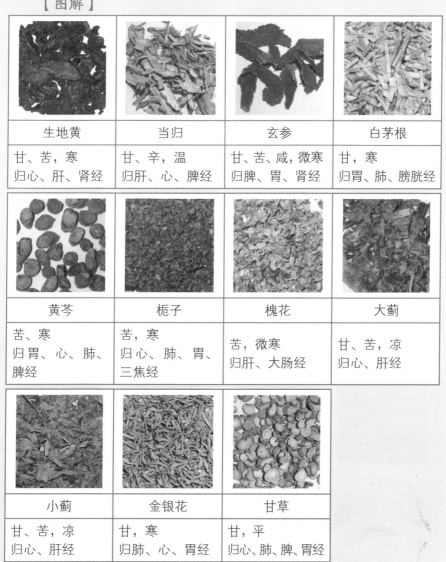

生地黄	当归	玄参	白茅根
甘、苦，寒 归心、肝、肾经	甘、辛，温 归肝、心、脾经	甘、苦、咸，微寒 归脾、胃、肾经	甘，寒 归胃、肺、膀胱经

黄芩	栀子	槐花	大蓟
苦、寒 归胃、心、肺、脾经	苦，寒 归心、肺、胃、三焦经	苦，微寒 归肝、大肠经	甘、苦，凉 归心、肝经

小蓟	金银花	甘草
甘、苦，凉 归心、肝经	甘，寒 归肺、心、胃经	甘，平 归心、肺、脾、胃经

【制法】　黄芩、生槐花、金银花共研细末，余诸药加水煎煮3次，滤汁去渣，合并滤液，继续文火煎煮，加热浓缩为膏，最后加适量蜂蜜收膏即成。

【用法】　每服 10 ~ 15g，每日 2 次，开水冲服。

【功效】　凉血解毒，养血滋阴。

【注意事项】　孕妇忌用；脾虚便溏者慎用；忌辛辣温燥饮食。

膏方二：凉血止痒方

【来源】　湖北省中医院经验方。

【组成】　生地黄 300g、熟地黄 300g、皂角刺 150g、山茱萸 150g、槐花 200g、刺蒺藜 150g、山药 150g、苦参 150g、丹参 200g、当归 150g、羌活 100g、乌梢蛇 100g。

【图解】

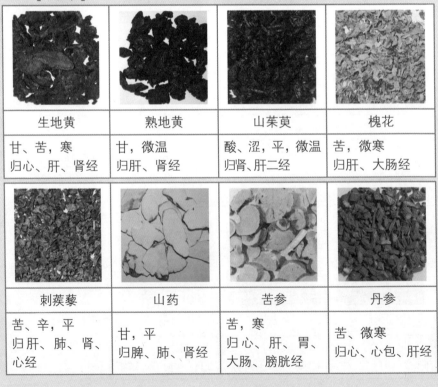

生地黄	熟地黄	山茱萸	槐花
甘、苦，寒 归心、肝、肾经	甘，微温 归肝、肾经	酸、涩，平，微温 归肾、肝二经	苦，微寒 归肝、大肠经
刺蒺藜	山药	苦参	丹参
苦、辛，平 归肝、肺、肾、心经	甘，平 归脾、肺、肾经	苦，寒 归心、肝、胃、大肠、膀胱经	苦，微寒 归心、心包、肝经

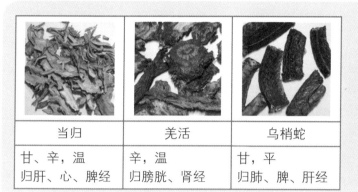

当归	羌活	乌梢蛇
甘、辛，温 归肝、心、脾经	辛，温 归膀胱、肾经	甘，平 归肺、脾、肝经

【制法】 皂角刺、槐花、刺蒺藜、羌活另煎，5 ~ 10 分钟，取汁待慢火浓缩时加入；其余诸药加水连熬 3 次，取汁，慢火煎成浓膏，加蜂蜜约 250g，调制成膏。

【用法】 每服 10 ~ 15g，每日 2 次，开水冲服。

【功效】 凉血祛风，润燥止痒。

【注意事项】 同"凉血地黄丸"。

（3）气滞血瘀症

【症候】 病程日久，皮损暗红干燥，上覆细小鳞屑，其周伴角化性丘疹，抚之碍手，指甲肥厚粗糙，肌肤甲错，口干不欲饮；舌质暗，或有瘀斑瘀点，脉涩。

【治法】 活血祛风，行气止痒。

膏方：活血祛风膏

【来源】 朱仁康临床经验方。

【组成】 当归、赤芍、桃仁、红花、荆芥、蒺藜各 300g、蝉蜕、甘草各 150g。

【图解】

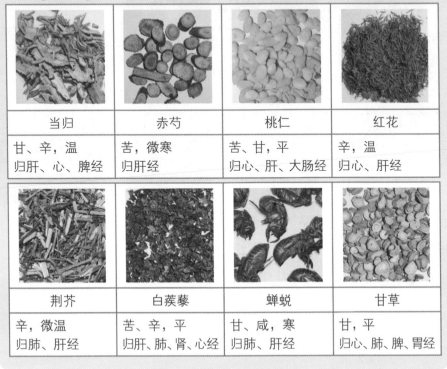

当归	赤芍	桃仁	红花
甘、辛，温 归肝、心、脾经	苦，微寒 归肝经	苦、甘，平 归心、肝、大肠经	辛，温 归心、肝经
荆芥	白蒺藜	蝉蜕	甘草
辛，微温 归肺、肝经	苦、辛，平 归肝、肺、肾、心经	甘、咸，寒 归肺、肝经	甘，平 归心、肺、脾、胃经

【制法】 荆芥、蒺藜、蝉蜕共为细末，待浓缩成膏时加入搅匀；其余诸药用旺火煮沸后，文火煎煮 4 ~ 6 小时，以慢火继续煎煮，浓缩成膏，兑入等量蜂蜜混匀即得。

【用法】 每日 2 次，每次 10g，开水冲服。

【功效】 活血祛瘀，和营消风。

【注意事项】 孕妇禁用；有出血倾向者忌用；忌辛辣刺激厚味饮食。

（4）血虚风燥症

【症候】 皮损为鳞屑性斑块，融合成片，鳞屑细薄，瘙痒不适，周边有角化性丘疹，掌跖角化过度、皲裂，毛发稀少，伴乏力，纳差，舌质淡，脉薄白，脉细。

【治法】 养血润燥，祛风止痒。

膏方一：中药止痒停

【来源】　湖北省应城市人民医院经验方。

【组成】　生地黄、赤芍、防风、白鲜皮、黄芪各150g、当归600g、地肤子、刺蒺藜各200g。

【图解】

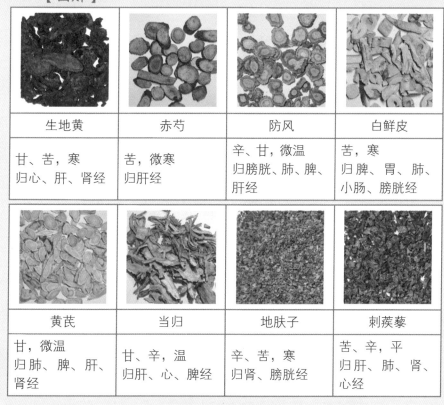

生地黄	赤芍	防风	白鲜皮
甘、苦，寒 归心、肝、肾经	苦，微寒 归肝经	辛、甘，微温 归膀胱、肺、脾、肝经	苦，寒 归脾、胃、肺、小肠、膀胱经
黄芪	当归	地肤子	刺蒺藜
甘，微温 归肺、脾、肝、肾经	甘、辛，温 归肝、心、脾经	辛、苦，寒 归肾、膀胱经	苦、辛，平 归肝、肺、肾、心经

【制法】　防风、地肤子、刺蒺藜共为细末，于浓缩成膏时加入；余诸药加水煎煮3次，滤汁去渣，合并滤液，继续文火煎煮，加热浓缩为膏，最后加适量蜂蜜收膏即成。

【用法】　每次15～20g，每日2次，开水冲服。

【功效】　益气养血，疏风止痒。

【注意事项】　孕妇慎用；实热内盛体质、脾胃虚弱者慎用；忌辛辣燥热饮食。

膏方二：养血消风膏

【来源】　长春中医药大学基础医学经验方。

【组成】　水牛角、黄芪、生地黄、当归、蒺藜各300g、制首乌、荆芥、防风、芦根各150g、白鲜皮、地肤子各200g、黄精250g、甘草100g。

【图解】

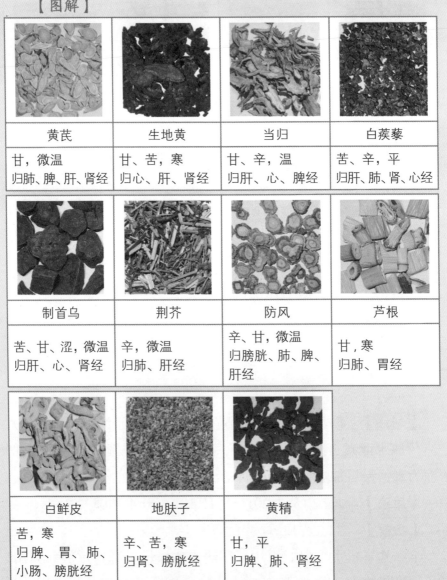

黄芪	生地黄	当归	白蒺藜
甘，微温 归肺、脾、肝、肾经	甘、苦，寒 归心、肝、肾经	甘、辛，温 归肝、心、脾经	苦、辛，平 归肝、肺、肾、心经
制首乌	荆芥	防风	芦根
苦、甘、涩，微温 归肝、心、肾经	辛，微温 归肺、肝经	辛、甘，微温 归膀胱、肺、脾、肝经	甘，寒 归肺、胃经
白鲜皮	地肤子	黄精	
苦，寒 归脾、胃、肺、小肠、膀胱经	辛、苦，寒 归肾、膀胱经	甘，平 归脾、肺、肾经	

【制法】 蒺藜、荆芥、防风、芦根、地肤子另煎约 5 ~ 10 分钟，取汁于浓缩成膏时加入；水牛角为细末，收膏后混入搅匀；其余药材药加水连熬 3 次，取汁，慢火煎成浓膏，加蜂蜜约 250g，调制成膏。

【用法】 每日 2 次，每次 10 ~ 15g，开水冲服。

【功效】 益气养血，凉血祛风，润肤止痒。

【注意事项】 同"中药止痒停"。

膏方三：润肤止痒膏

【来源】 河北省邯郸市北岭医院经验方。

【组成】 当归、川芎、赤芍、生白芍、熟地黄各 300g、黄芪 500g、桃仁、防风、红花、丹参各 150g、白鲜皮 200g、甘草 100g。

【图解】

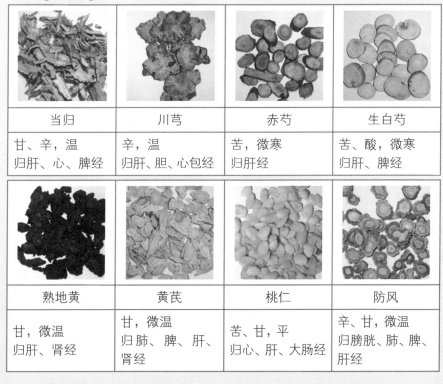

当归	川芎	赤芍	生白芍
甘、辛，温 归肝、心、脾经	辛，温 归肝、胆、心包经	苦，微寒 归肝经	苦、酸，微寒 归肝、脾经
熟地黄	黄芪	桃仁	防风
甘，微温 归肝、肾经	甘，微温 归肺、脾、肝、肾经	苦、甘，平 归心、肝、大肠经	辛、甘，微温 归膀胱、肺、脾、肝经

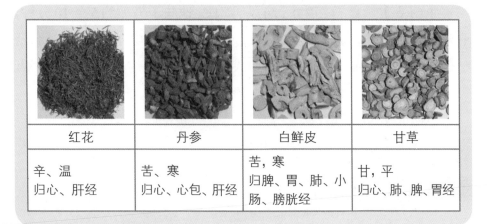

红花	丹参	白鲜皮	甘草
辛、温 归心、肝经	苦、寒 归心、心包、肝经	苦，寒 归脾、胃、肺、小肠、膀胱经	甘，平 归心、肺、脾、胃经

【制法】 防风、红花、白鲜皮另煎约10分钟，取汁在浓缩时加入；余诸药加水煎煮3次，滤汁去渣，合并滤液，继续文火煎煮，加热浓缩为膏，最后加适量蜂蜜收膏即成。

【用法】 每服10～15g，每日2次，两餐之间开水冲服。

【功效】 祛风润燥，养血活血。

【注意事项】 同"中药止痒停"。

膏方四：养血润肤膏

【来源】 清代许克昌、毕法合撰《外科证治》。

【组成】 生地黄200g、熟地黄200g、当归200g、黄芪200g、天冬120g、麦冬120g、桃仁120g、红花120g、天花粉120g、黄芩120g、升麻60g。

【图解】

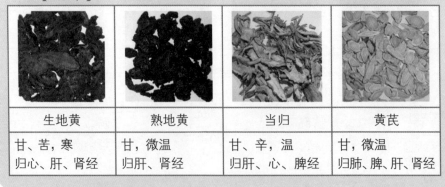

生地黄	熟地黄	当归	黄芪
甘、苦，寒 归心、肝、肾经	甘，微温 归肝、肾经	甘、辛，温 归肝、心、脾经	甘，微温 归肺、脾、肝、肾经

中医皮肤病证调养膏方

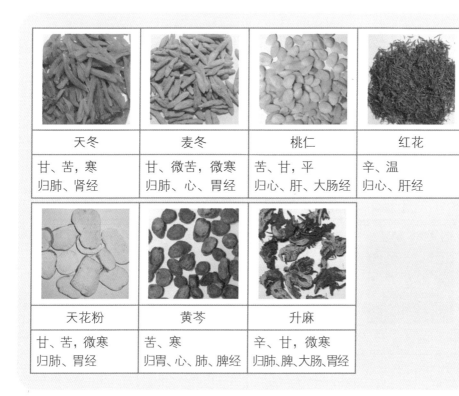

天冬	麦冬	桃仁	红花
甘、苦，寒 归肺、肾经	甘、微苦，微寒 归肺、心、胃经	苦、甘，平 归心、肝、大肠经	辛、温 归心、肝经

天花粉	黄芩	升麻
甘、苦，微寒 归肺、胃经	苦、寒 归胃、心、肺、脾经	辛、甘，微寒 归肺、脾、大肠、胃经

【制法】 天花粉，升麻，黄芩另煎，约 5 ~ 10 分钟，取汁在煎煮浓缩时加入；其余药加水煎煮 3 次，滤汁去渣，合并滤液，继续文火煎煮，加热浓缩为膏，最后加蜂蜜 300g 收膏即成。

【用法】 每次 15 ~ 20g，每日 2 次，在两餐之间，用温开水冲服。

【功效】 养血润肤，滋阴生津。

【注意事项】 孕妇禁用；药后禁食鱼、虾、蟹等荤腥或辛辣刺激性食物；虚寒体质者或湿热内盛者慎用。

膏方五：当归饮子

【来源】 《济生》卷六。

【组成】 当归、白芍药、川芎各 300g、生地黄、白蒺藜、防风、荆芥各 200g、何首乌、黄芪、炙甘草各 150g。

【图解】

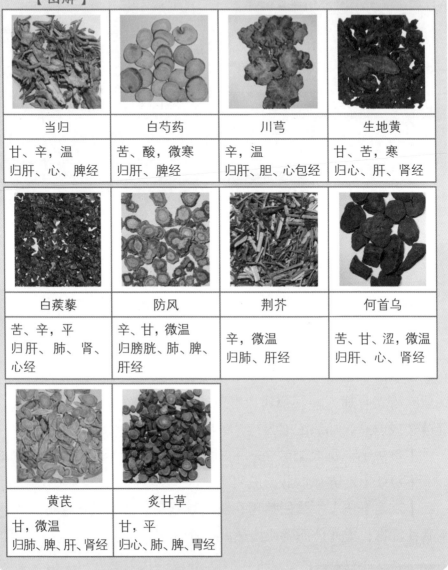

当归	白芍药	川芎	生地黄
甘、辛，温 归肝、心、脾经	苦、酸，微寒 归肝、脾经	辛，温 归肝、胆、心包经	甘、苦，寒 归心、肝、肾经
白蒺藜	防风	荆芥	何首乌
苦、辛，平 归肝、肺、肾、心经	辛、甘，微温 归膀胱、肺、脾、肝经	辛，微温 归肺、肝经	苦、甘、涩，微温 归肝、心、肾经
黄芪	炙甘草		
甘，微温 归肺、脾、肝、肾经	甘，平 归心、肺、脾、胃经		

【制法】 荆芥、防风、白蒺藜另煎 5 ~ 10 分钟，取汁在煎煮浓缩时加入；其余诸药加水连熬 3 次，取汁，慢火煎成浓膏，加蜂蜜约 250g，调制成膏。

【用法】 每日 2 次，每服 15 ~ 20g，两餐之间服用。

【功效】 养血润燥，祛风活血。

【注意事项】 孕妇慎用；实热体质或发热期间忌用；肝肾功能不全者慎用；忌生冷及辛辣厚味之品。

三十九、酒渣鼻

酒渣鼻是一种发生于面中央部分的红斑和毛细血管扩张性疾病，伴发丘疹、脓疱、皮脂腺过度增生肥大及毛细血管扩张损害等，多于中年时期发病，病程长，不易治愈。相当于中医学的"酒糟鼻""酒赤"。

1. 病因病机

本病因肺胃积热上蒸，复感风寒外袭，血瘀凝结而成；或嗜酒之人，酒气熏蒸，复感风寒之邪交阻肌肤而致。

2. 临床表现

（1）症状

红斑期：颜面中部特别是鼻、两颊、眉间及颏部发生红斑，对称分布，面部常有皮脂溢出，毛孔大或为皮脂所阻塞。丘疹脓疱期：面部出现成批的自针头至绿豆大小痤疮样丘疹、脓疱、甚至结节。鼻赘期：晚期患者，鼻部结缔组织增殖，皮脂腺异常增大，形成紫红色结节状或肿瘤状突起。

（2）体征

酒渣鼻无特异性体征。红斑期：主要为面部潮红，毛细管扩张。红斑为暂时性，继而持久不退。丘疹脓疱期：在红斑的基础上成批出现痤疮样丘疹、脓疱，但无粉刺形成。毛细血管扩张更为明显。鼻赘期：鼻端部形成紫红色结节呈膨大肿瘤状，皮肤表面凹凸不平，毛细血管扩张显著，毛囊口明显扩大，可挤压出白色黏稠皮脂分泌物。

3. 理化检查

（1）血液分析

在炎症反应重，鼻翼部出现明显的脓疱时，血液分析中会出现白细胞、中性粒细胞不同程度的上升，嗜酸性粒细胞技术及嗜酸粒细胞百分比不同程度的偏高。炎症反应不重时，白细胞、中性粒细

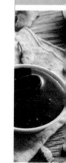

胞升高不明显。

（2）毛囊虫检查

在红斑、丘疹部做毛囊虫涂片检查，阳性率高。

（3）组织病理

红斑期可见真皮上部毛细血管扩张，血管周围淋巴细胞浸润；丘疹脓疱期可见毛囊内及其周围中性粒细胞浸润；鼻赘期可见棘层细胞轻度增厚，真皮胶原纤维增生，毛囊口扩张并充满角蛋白物质。

4. 辨证膏方

本病发病初期，以邪实为主，后期以邪实正虚为病机。临床临证时，要分清邪正虚实，在发病的初期以热毒蕴肤、肺胃热盛为主要发病原因，治以清热凉血、解毒散结为治则；后期以气滞血瘀为主要病机，治以活血、化瘀、散结。

（1）热毒蕴肤症

【症候】 鼻部、双颊、前额广泛红斑，或在红斑的基础的起丘疹脓疱，局部灼热。舌质红，苔黄腻，脉弦数或滑数。

【治法】 凉血清热、活血祛瘀。

膏方：凉血四物膏

【来源】 清·吴谦《医宗金鉴》：酒渣鼻生准及边，胃火熏肺外受寒，血凝初红久紫黑，宣郁活瘀缓缓痊。宜凉血四物汤。

【组成】 当归 200g、生地黄 200g、川芎 100g、赤芍 100g、黄芩 200g、赤茯苓 200g、陈皮 100g、红花 100g、生甘草 100g。

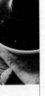

【图解】

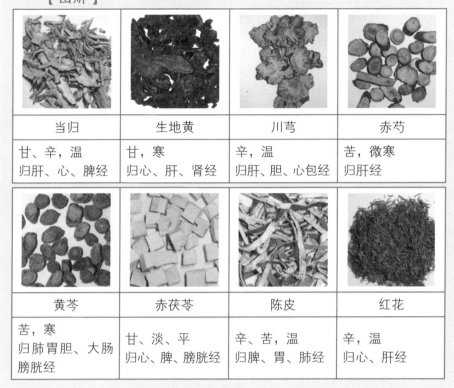

当归	生地黄	川芎	赤芍
甘、辛，温 归肝、心、脾经	甘，寒 归心、肝、肾经	辛，温 归肝、胆、心包经	苦，微寒 归肝经
黄芩	赤茯苓	陈皮	红花
苦，寒 归肺胃胆、大肠 膀胱经	甘、淡、平 归心、脾、膀胱经	辛、苦，温 归脾、胃、肺经	辛，温 归心、肝经

【制法】　膏剂。上药，除净杂质，加水煎煮 3 次，每次煎煮 24 小时，滤汁去渣，取上清液，加热浓缩为膏，最后加蜂蜜 300g 收膏即成。

【功效】　益气健脾，清热凉血，活血化瘀。

【用法】　每次 15 ~ 20g，每日 2 次，在两餐之间，用温开水冲服。

【注意事项】　①服药期间需忌口，忌食生冷、油腻、辛辣等不易消化及有特殊刺激性的食物；②本品中多滋腻之药物，湿盛中满，大便溏泄者忌用肠胃不适者，应停服一二日，待肠胃功能正常后继服；③新近患有感冒、咳嗽之人，宜暂时停服；④妊娠期、哺乳期禁止服用膏方；⑤膏方不宜与常服药同时服用，可间隔 1 ~ 2 小时。

（2）肺胃盛热症

【症候】　口鼻周围皮肤起轻度红斑且有淡红色丘疹或伴有少

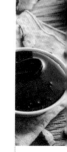

数脓疱，自觉瘙痒。舌质红，苔薄黄，脉滑数。

【治法】　清肺胃热。

膏方：枇杷清肺膏

【来源】　清·祁坤《外科大成》：肺风由肺经血热郁滞不行而生酒刺也，宜枇杷清肺散，或用荷叶煮糊为丸，白滚水服，外用白矾末。

【组成】　枇杷叶 200g、黄柏 150g、黄连 100g、人参 100g、甘草 100g、桑白皮 200g、连翘 300g、白芷 200g、当归 200g、黄酒 4L，蜂蜜 1kg。

【图解】

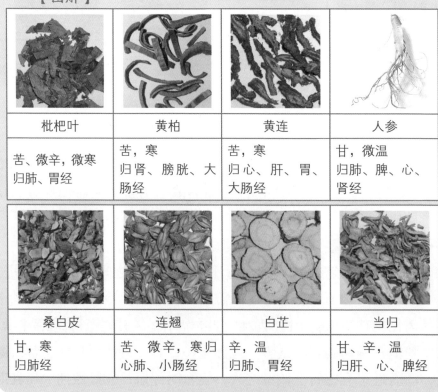

枇杷叶	黄柏	黄连	人参
苦、微辛，微寒 归肺、胃经	苦，寒 归肾、膀胱、大肠经	苦，寒 归心、肝、胃、大肠经	甘，微温 归肺、脾、心、肾经
桑白皮	连翘	白芷	当归
甘，寒 归肺经	苦、微辛，寒归心肺、小肠经	辛，温 归肺、胃经	甘、辛，温 归肝、心、脾经

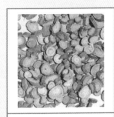

生甘草
甘，平 归心、脾、肺、胃经

【制法】　上药除人参外，加水煎煮3次，滤汁去渣，人参另煎，合并滤液，加热浓缩为膏，再将黄酒冲入清膏和匀，最后加蜂蜜1kg收膏即成。

【功效】　清热解毒，软坚散结，养血益气。

【用法】　每次15～20g，每日2次，餐后服用，用温开水冲服。

【注意事项】　①服膏滋药期间应忌食生冷、油腻、辛辣等不易消化及有较强刺激性的食物。②不宜饮浓茶、浓咖。③少吃冰冻食物，以保护胃肠功能，不要吃不易消化的食物，以免有碍脾胃消化功能，影响膏滋的吸收。④服用期间忌食萝卜、莱菔子等破气的食物和药物。⑤服用膏滋药期间如发生发热、咳嗽多痰时，应暂停服用，待治愈后再继续服用。⑥初期服用时，如有上火、饱胀、胃口不好等"补不进"现象，建议先暂停几天或减量服用，待胃肠功能恢复后，再继续服用。

（3）气滞血瘀症

【症候】　鼻尖部结缔组织和皮脂腺增殖，毛囊口扩大或见囊肿、丘疹、脓疱，皮损暗红。舌质暗红，脉弦。

【治法】　活血通窍，行瘀通经。

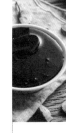

膏方：通窍活血膏

【来源】 清·王清任《医林改错》主治：偏头痛，日久不愈，头面瘀血，头发脱落，眼疼白珠红，酒渣鼻，久聋，紫白癜风，牙疳，妇女干血劳，小儿疳证等。

【组成】 赤芍200g、桃仁100g、红花100g、生姜50g、大枣150g、黄酒200g、川芎200g、三棱100g、莪术100g、黄芪200g、蜂蜜1kg。

【图解】

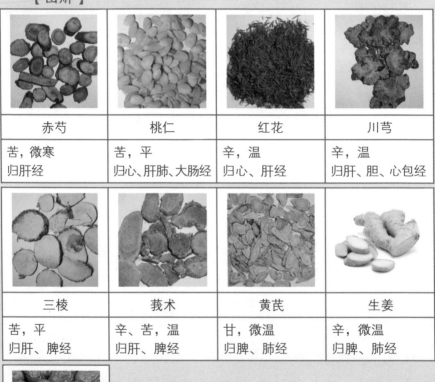

赤芍	桃仁	红花	川芎
苦，微寒 归肝经	苦，平 归心、肝肺、大肠经	辛，温 归心、肝经	辛，温 归肝、胆、心包经
三棱	莪术	黄芪	生姜
苦，平 归肝、脾经	辛、苦，温 归肝、脾经	甘，微温 归脾、肺经	辛，微温 归脾、肺经

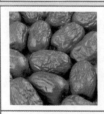

大枣
甘，温 归脾、胃经

【制法】 膏剂。上药除黄酒外，加水煎煮3次，滤汁去渣，加热浓缩为膏，再将黄酒冲入清膏和匀，最后加蜂蜜1kg收膏即成。

【功效】 活血化瘀、软坚散结、行气活血。

【用法】 每次15～20g，每日2次，餐后服用，用温开水冲服。

【注意事项】 ①服膏滋药期间应忌食生冷、油腻、辛辣等不易消化及有较强刺激性的食物。②不宜饮浓茶、浓咖啡，特别注意要避免少吃冰冻食物，以免有碍脾胃消化功能，影响膏滋的吸收。③服用期间如发生发热、咳嗽多痰时，应暂停服用，待治愈后再继续服用。④有慢性出血性疾病如消化道溃疡、痔疮出血等出血性疾病禁用。

四十、蛀发癣

蛀发癣，相当于西医学的脂溢性脱发。中医名称又称"男型秃发""早秃"，为成年男子头前部的一种慢性脱发，因其头皮油腻或白屑增多伴脱发，犹如虫蛀而致，故称"蛀发癣"。中医又名"发蛀脱发"，俗称"秃顶""谢顶"。

1. 病因病机

中医认为本病由湿热侵袭肌肤使营卫失调，腠理不固，脉络瘀阻，精血生化不利，从而影响毛发生长，发根不固造成头发稀疏脱落。

西医认为男性脱发是头皮毛囊从长毛变为毳毛的渐进过程，其发生可能与遗传和雄激素的影响有关，是一种常染色体显性遗传病，其遗传基因在有雄激素作用的条件下才表现出来。

2. 临床表现

（1）症状

急性期：症状是头皮油质增多、痒、有头屑或丘疹，毛发在短时间内成撮脱落甚至全部脱光，头皮可有小丘疹，多发生在青春期以男性较多见，治愈后易复发。慢性期：头皮油腻发亮，呈涂油状，有大量灰白色糠皮状头屑，发干燥，缺乏光泽，瘙痒较重，男性头

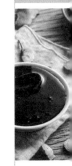

发从前额两侧及头顶部慢慢脱落，脱发继续进行，前额变高，形成"高额"，呈 V 字形秃顶，几年或十几年后形成秃顶。但不易形成全秃。本病多发于青壮年男女，以男性多见，而女性则是表现为头发稀少干枯，毛发也是慢慢地、散在地脱落，露出头皮，但很少有形成秃顶的可能。脂溢性脱发以男性多见，且脑力劳动者多于体力劳动者。脂溢性脱发主要发生于男性青年，但近些年来女性患者人数有增加的趋势。

（2）体征

无明显的体征。试验时以拉毛（拔毛）试验测试，即抓住一些头发、经手轻拉，通常只有 1～2 根头发脱落，代表生长期、休止期毛发比例大致正常。如拉毛试验，每次超过 2 根以上者，为阳性，男性脱发颞部两侧及枕部毛发轻拉试验常为阴性，头顶中央及前额可以为阳性，如为阴性者，即病情相对稳定，秃顶程度轻，如拉毛试验阳性，秃发程度常重，病情常发展。

3. 理化检查

（1）血液分析、尿液分析无明显的改变。血黏度检测，多提示血黏度增高。

（2）血微量元素测定

部分患者表现为微量元素的缺乏，如，钙、铁、锌。脱发者血清中锌有不同程度的降低，大多数为轻度缺锌。

（3）性激素水平检测

睾酮含量可不同程度的升高，也有不升高者。

（4）病理改变

男性脱发可有以下改变。微型化的毳毛增多，毛囊增加，终毛减少，休止期毛发增加，轻度到中度毛囊周围淋巴细胞浸润，可见于 70% 的病例中。还可以看到原封的皮质腺。

4. 辨证膏方

中医学者认为，发蛀疮因先天肝肾不足，发失所养而落；或因

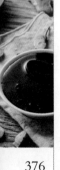

素体血热，血热生风，瘀阻毛窍；或因饮食不节，脾失运化，湿热内蕴，上蒸颠顶，侵蚀发根气血不畅而致毛发脱落。本病的病机初期以脾胃湿热为主，后期以血虚风燥为主。治疗原则，发病初期以健脾除湿、和营生发；发病后期以养血祛风、生发润燥为治则。

（1）湿热熏蒸型

【症候】　相当于油性脂脱。患者往往恣食肥甘厚味，或素体皮脂腺分泌旺盛，可见头发油亮、头皮潮红、发根黏腻。舌红，苔黄腻，脉滑数。

【治法】　健脾除湿，和营生发。

膏方：萆薢渗湿丸

【来源】　清·高秉钧《疡科心得集.补遗》："萆薢渗湿汤主治湿热下注，疮漏蹄等证。"

【组成】　萆薢300g、薏苡仁200g、黄柏200g、赤苓200g、丹皮150g、泽泻200g、通草100g、猪苓100g、旱莲草200g、桑椹200g、侧柏叶150g、龙胆草100g、党参100g、白术200g、蜂蜜1kg。

【图解】

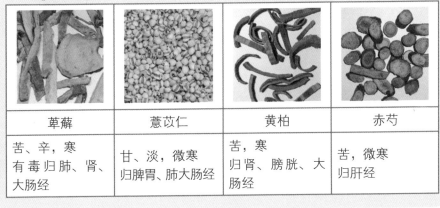

萆薢	薏苡仁	黄柏	赤芍
苦、辛，寒 有毒归肺、肾、大肠经	甘、淡，微寒 归脾胃、肺大肠经	苦，寒 归肾、膀胱、大肠经	苦，微寒 归肝经

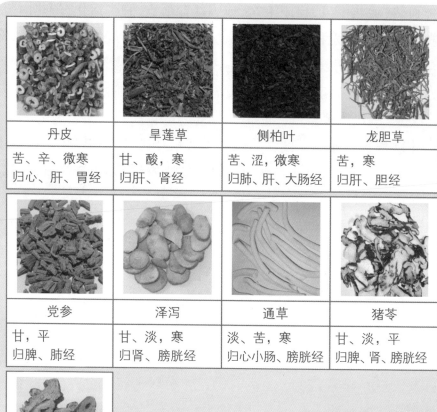

丹皮	旱莲草	侧柏叶	龙胆草
苦、辛、微寒 归心、肝、胃经	甘、酸，寒 归肝、肾经	苦、涩，微寒 归肺、肝、大肠经	苦，寒 归肝、胆经
党参	泽泻	通草	猪苓
甘，平 归脾、肺经	甘、淡，寒 归肾、膀胱经	淡、苦，寒 归心小肠、膀胱经	甘、淡，平 归脾、肾、膀胱经

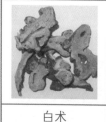

白术
苦、甘，温 归脾、胃经

【制法】 丸剂。上药除净杂质，烘干水分后，先将药物粉碎，过筛，筛成粉末，蜂蜜熬熟后，将药粉加入其中，和匀，制成的蜜丸，约绿豆大小，可采用蜡纸、玻璃纸、塑料袋、蜡壳包好贮存于阴凉干燥处。然后密封保存。

【功效】 清热祛湿、健脾益气、养血生发。

【用法】 口服，每日3次，每次20～30粒，温开水送服，餐后半小时服用。

【注意事项】　服药期间需忌口，应忌食生冷、油腻、辛辣等不易消化及有特殊刺激性的食物；新近患有感冒、咳嗽之人，宜暂时停服；已明确怀孕后，不建议继续服用本方；本方不宜与常服药同时服用，可间隔 1～2 小时。肠胃不适者，应停服一二日，待肠胃功能正常后继服。

（2）血虚风燥型

【症状】　脱发干枯，稀疏脱落，抓之则鳞屑迭起，落之又生，头皮瘙痒，有时烘热。舌淡红，苔薄黄，脉细数。

【治法】　养血祛风，生发润燥。

膏方：内服旱地膏

【来源】　湖北省中医院皮先明教授经验方。本方是在四物汤的基础上加味而来，经过多年的临床验证，证实本方是有效果的。

【组成】　旱莲草100g、生地黄200g、熟地黄200g、女贞子150g、枸杞200g、何首乌200g、当归200g、川芎100g、白芍200g、侧柏叶100g、牡丹皮200g、白鲜皮200g、砂仁30g、蜈蚣10条。

【图解】

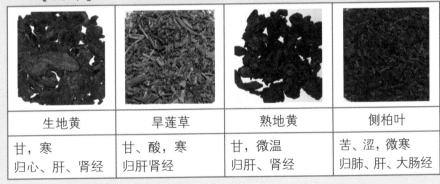

生地黄	旱莲草	熟地黄	侧柏叶
甘，寒 归心、肝、肾经	甘、酸，寒 归肝肾经	甘，微温 归肝、肾经	苦、涩，微寒 归肺、肝、大肠经

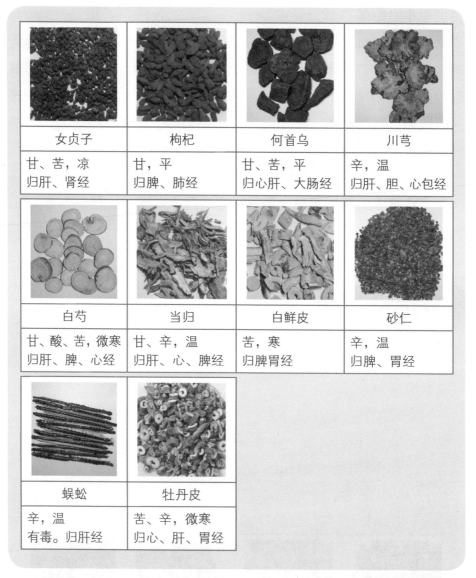

女贞子	枸杞	何首乌	川芎
甘、苦，凉 归肝、肾经	甘，平 归脾、肺经	甘、苦，平 归心肝、大肠经	辛，温 归肝、胆、心包经
白芍	当归	白鲜皮	砂仁
甘、酸、苦，微寒 归肝、脾、心经	甘、辛，温 归肝、心、脾经	苦，寒 归脾胃经	辛，温 归脾、胃经
蜈蚣	牡丹皮		
辛，温 有毒。归肝经	苦、辛，微寒 归心、肝、胃经		

【制法】 膏剂。上药除蜈蚣外，加水煎煮3次，每次煎煮24小时，滤汁去渣，取上清液，蜈蚣另煎，药汁混合，加热浓缩为膏，最后加蜂蜜300g收膏即成。

【功效】 养血润燥，祛风止痒，健脾生发。

【用法】 每次15～20g，每日2次，在两餐之间，用温开水冲服。

【注意事项】 服药期间还需忌口，一般应忌食生冷、油腻、辛辣等不易消化及有特殊刺激性的食物；本品中多滋腻之药物，湿盛中满，大便溏泄者忌用。新近患有感冒、咳嗽之人，宜暂时停服；已明确怀孕后，不建议继续服用膏方；膏方不宜与常服药同时服用，可间隔 1 ~ 2 小时。肠胃不适者，应停服一二日，待肠胃功能正常后继服。

（3）肝肾不足型

本型患者多有遗传倾向，常见于脑力劳动或体弱者，症见脱发处头皮光滑或遗留稀疏、细软短发，常伴腰膝酸软，夜尿频多。

【治法】 滋补肝肾，填精生发。

膏方：七宝美髯膏

【来源】 本方来源于明·李时珍《本草纲目》。本方相传为唐代李翱方、邵应节用以进献嘉靖皇帝，从此其方盛传。须发者，血之余，肾之华也。肾主藏精，肝主藏血，精血充足则须发乌黑。"七宝"者，指方中用七味药物益肝补肾，功宏如宝；"美髯"者，指须发乌黑而润泽。三国时关云长因须长而黑，有"美髯公"之称。喻服本方后，能使肝肾得补，精血充足，发乌髯美，神悦体健，故称"七宝美髯丹"。

【组成】 制何首乌 300g、枸杞子 200g、菟丝子 200g、怀牛膝 300g、茯苓 200g、桑寄生 200g、黄精 150g、山萸萸 200g、熟地黄 300g、北黄芪 200g、炙甘草 100g、补骨脂 200g。

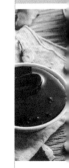

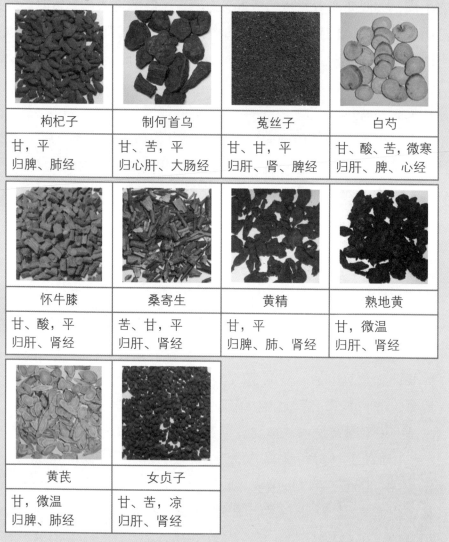

【图解】

枸杞子	制何首乌	菟丝子	白芍
甘，平 归脾、肺经	甘、苦，平 归心肝、大肠经	甘、甘，平 归肝、肾、脾经	甘、酸、苦，微寒 归肝、脾、心经
怀牛膝	桑寄生	黄精	熟地黄
甘、酸，平 归肝、肾经	苦、甘，平 归肝、肾经	甘，平 归脾、肺、肾经	甘，微温 归肝、肾经
黄芪	女贞子		
甘，微温 归脾、肺经	甘、苦，凉 归肝、肾经		

【制法】 膏剂。加水煎煮3次，每次煎煮24小时，滤汁去渣，取上清液，药汁混合，加热浓缩为膏，最后加蜂蜜300g收膏即成。

【用法】 每次10～20g，温开水送服，餐后服用。

【注意事项】 服药期间还需忌口，一般应忌食生冷、油腻、辛辣等不易消化及有特殊刺激性的食物；本品中多滋腻之药物，湿盛中满，大便溏泄者忌用。新近患有感冒、咳嗽之人，宜暂时停服；

皮肤病证
调养膏方
中医

已明确怀孕后，不建议继续服用膏方；膏方不宜与常服药同时服用，可间隔 1 ～ 2 小时。肠胃不适者，应停服一二日，待肠胃功能正常后继服。阴虚火旺体质者禁用，体质过于虚弱者不宜使用。

四十一、唇风

唇风是中医关于唇部脱屑性疾病的统称，主要包括：光线性唇炎、剥脱性唇炎、腺性唇炎等唇部黏膜疾病，现主要介绍剥脱性唇炎。剥脱性唇炎是指因化学物、日光或不明原因所致的口唇慢性炎症，以唇黏膜红肿、糜烂、皲裂、脱屑、结痂为主要特征，其症时轻时重，日久不愈，为慢性唇炎的一种。现代医学认识，其发病与寒冷、干燥、日光照射、烟酒刺激，以及舔唇、咬唇、乐器吹奏等因素有关。中医学认为，本病属茧唇、唇风等范畴，中医历代医家也对本病早有认识。

1. 临床表现

（1）症状

损害仅发生于唇红部，尤以下唇多见。多见于青年妇女。皮疹常开始于下唇中部，而逐渐扩展到整个下唇和上唇。表现为口唇干燥肿胀，糜烂、渗出，表面可有结痂和鳞屑，鳞痂脱落后显露红色光滑面，裂纹反复发生，长期难愈，可持续月至数年之久。自觉灼热疼痛或有触痛感。

（2）体征

无明显的特异性体征。根据疾病发生的时间的长短及治疗情况的不同，有不同的表现，可表现为唇红缘，特别是下唇红缘处反复发生鳞屑、结痂性损害。

2. 理化检查

（1）血常规检查：无明显改变。

（2）尿液常规：无明显改变。

3. 辨证膏方

陈实功《外科正宗》提出："唇风，阳明胃火上攻，其患下唇发痒作肿，破裂流水，不痛难愈。"其病位在中焦脾胃，病机为脾胃湿热内蕴，外感毒热，气血毒热壅滞于唇，化腐生疮，久则气阴两伤，唇失所养。治疗上急性期宜解毒除湿兼以益气养阴，慢性期宜益气养阴、兼以养血润燥。

（1）风火外袭症

【证候】 患者唇口肿胀，色红，干燥，广泛灰白色秕糠样鳞屑，或有皲裂，干痒灼痛，舌淡红，苔黄，脉浮数。

【治法】 疏风散邪，泻火解毒。

膏方：双解通圣膏

【来源】 清·吴谦《医宗金鉴》卷六十五："此证多生下唇，由阳明胃经风火凝结而成。初起发痒，色红作肿，日久破裂流水，疼如火燎，又似无皮，如风盛则唇不时瞤动。俱内以双解通圣散服之，外以黄连膏抹之自愈。"

【组成】 防风200g、荆芥200g、当归200g、炒白芍200g、连翘150g、炒白术200g、川芎150g、薄荷150g、麻黄100g、栀子200g、黄芩200g、煅石膏200g、桔梗100g、生甘草200g、滑石200g。

【图解】

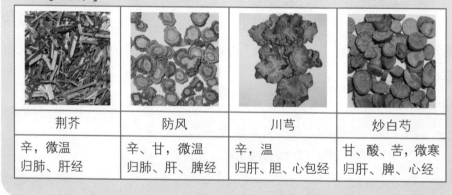

荆芥	防风	川芎	炒白芍
辛，微温 归肺、肝经	辛、甘，微温 归肺、肝、脾经	辛，温 归肝、胆、心包经	甘、酸、苦，微寒 归肝、脾、心经

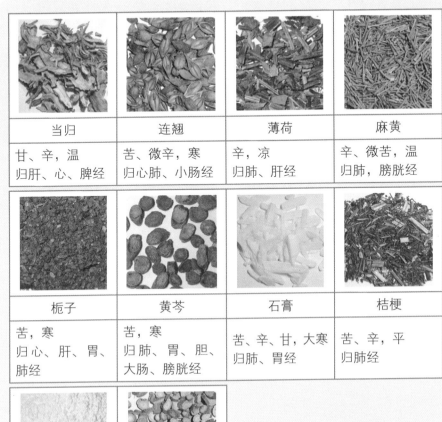

当归	连翘	薄荷	麻黄
甘、辛，温 归肝、心、脾经	苦、微辛，寒 归心肺、小肠经	辛，凉 归肺、肝经	辛、微苦，温 归肺，膀胱经

栀子	黄芩	石膏	桔梗
苦，寒 归心、肝、胃、肺经	苦，寒 归肺、胃、胆、大肠、膀胱经	苦、辛、甘，大寒 归肺、胃经	苦、辛，平 归肺经

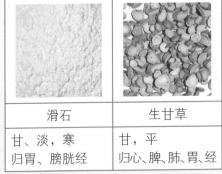

滑石	生甘草
甘、淡，寒 归胃、膀胱经	甘，平 归心、脾、肺、胃、经

【制法】　膏剂。上药，除净杂质，加水煎煮 3 次，每次煎煮 24 小时，滤汁去渣，取上清液，加热浓缩为膏，最后加蜂蜜 300g 收膏即成。

【功效】　疏风解毒，清热解毒，养血生津。

【用法】　每次 10 ~ 20g，两餐之间，温开水送服。

【注意事项】　①服药期间忌口，忌食生冷、油腻、辛辣等不

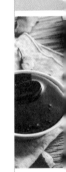

易消化及有特殊刺激性的食物；②脾胃虚弱，饮食欠佳者减量服用；肠胃不适者，应停服一二日，待肠胃功能正常后继服；③新近患有感冒、咳嗽之人，宜暂时停服；④已明确怀孕后，不建议继续服用膏方；⑤膏方不宜与常服药同时服用，可间隔1~2小时。

（2）心脾积热症

【症候】 唇肿坚硬，或皲裂溃烂，伴有口渴尿赤，舌红，苔黄，脉数。

【治法】 清火解毒，养阴生津。

膏方：清凉甘露膏

【来源】 明·陈实功《外科正宗》卷四："治茧唇膏粱所酿，暴怒所结，遂成斯疾。高突坚硬，或损破流血，或虚热生痰，或渴症久作并治。"

【组成】 银柴胡200g、茵陈200g、石斛200g、枳壳150g、麦冬300g、甘草200g、生地黄200g、黄芩150g、知母150g、枇杷叶200g、淡竹叶100g、灯心草50g。

【图解】

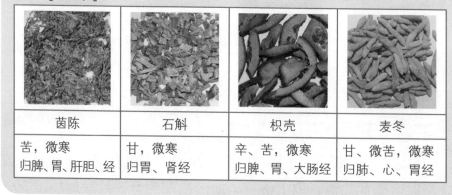

茵陈	石斛	枳壳	麦冬
苦，微寒 归脾、胃、肝胆、经	甘，微寒 归胃、肾经	辛、苦，微寒 归脾、胃、大肠经	甘、微苦，微寒 归肺、心、胃经

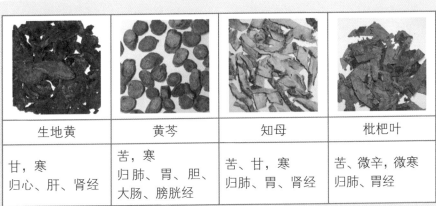

生地黄	黄芩	知母	枇杷叶
甘，寒 归心、肝、肾经	苦，寒 归肺、胃、胆、大肠、膀胱经	苦、甘，寒 归肺、胃、肾经	苦、微辛，微寒 归肺、胃经

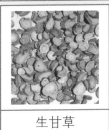

生甘草
甘，平 归心、脾、肺、胃、经

【制法】　膏剂。上药，除净杂质，加水煎煮 3 次，每次煎煮 24 小时，滤汁去渣，取上清液，加热浓缩为膏，最后加蜂蜜 300g 收膏即成。

【功效】　泻火解毒，清热除烦，养阴生津。

【用法】　每次 15～20g，每日 2 次，在两餐之间，用温开水冲服。

【注意事项】　①服药期间需忌口，忌食生冷、油腻、辛辣等不易消化及有特殊刺激性的食物；②脾胃虚弱，饮食欠佳者减量服用，肠胃不适者，应停服一二日，待肠胃功能正常后继服；③新近患有感冒、咳嗽之人，宜暂时停服；④已明确怀孕后，不建议继续服用膏方。

（3）阴虚血燥症

【症候】　口唇皲裂，干燥，脱屑，痛如火燎，犹如无皮之状，色紫黯，时流血水，伴有两颧发红，手足心热，舌干少津，无苔，

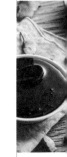

脉细数。

【治法】 滋阴降火，养血润燥。

膏方：知柏四物膏加减

【来源】 知柏地黄丸来源于《医方考》，四物汤来源于《仙授理伤续断妙方》。

【组成】 知母200g、黄柏200g、熟地黄300g、山药200g、山茱萸200g、茯苓200g、泽泻200g、丹皮200g、当归200g、川芎200g、白芍200g、炒白术200g。

【图解】

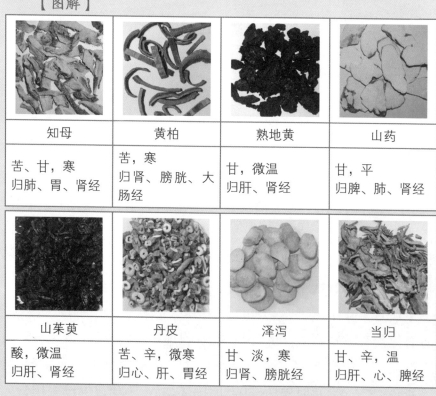

知母	黄柏	熟地黄	山药
苦、甘，寒 归肺、胃、肾经	苦，寒 归肾、膀胱、大肠经	甘，微温 归肝、肾经	甘，平 归脾、肺、肾经
山茱萸	丹皮	泽泻	当归
酸，微温 归肝、肾经	苦、辛，微寒 归心、肝、胃经	甘、淡，寒 归肾、膀胱经	甘、辛，温 归肝、心、脾经

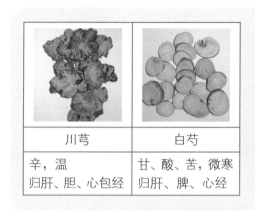

川芎	白芍
辛，温 归肝、胆、心包经	甘、酸、苦，微寒 归肝、脾、心经

【制法】　膏剂。上所有药物，除净杂质，加水煎煮 3 次，每次煎煮 24 小时，滤汁去渣，取上清液，加热浓缩为膏，最后加蜂蜜300g 收膏即成。

【功效】　滋阴降火，清热凉血，养血益气。

【用法】　每次 15 ~ 20g，每日 2 次，在两餐之间，用温开水冲服。

【注意事项】　①服药期间忌口，忌食生冷、油腻、辛辣等不易消化及有特殊刺激性的食物；②本品中多滋腻之药物，湿盛中满，大便溏泄者忌用；③脾胃虚弱，饮食欠佳者减量服用，肠胃不适者，应停服一二日，待肠胃功能正常后继服；④新近患有感冒、咳嗽之人，宜暂时停服；⑤妊娠期、哺乳期不宜用此膏方；⑥膏方不宜与常服药同时服用，可间隔 1 ~ 2 小时。

四十二、狐惑病

狐惑病相当于现代医学的"白塞氏综合征"。是一种以口腔损害、生殖器溃疡、眼部病变为主要表现的综合征，也可以出现系统性损害。狐惑病首载于《金匮要略·百合病狐惑阴阳毒篇》："狐惑之为病，状如伤寒，默默欲眠，目不得闭，卧起不安，蚀于喉为惑，蚀于阴为狐，不欲饮食，恶闻食臭，其面目乍赤、乍黑、乍白、蚀于上部则声嗄，甘草泻心汤主之。"

1. 临床表现

本病男性多于女性。发病前有前驱症状，如发热、头痛、全身不适、食欲不振等。

（1）口腔损害

最早出现，几乎所有患者均可以出现，表现为单个或者多个针头至黄豆大小的疼痛性溃疡，好发于唇、舌、颊及齿龈。

（2）眼部损害

主要表现为虹膜睫状体炎、前房积脓、结膜炎和角膜炎，偶有球后病变，可致盲。

（3）生殖器损害

复发性溃疡，较口腔溃疡大、深、持久，疼痛较轻，愈后可有瘢痕，男性多发于阴囊、阴茎、尿道内，女性多发于阴唇、阴道、子宫颈。

（4）皮肤损害

结节性红斑型多见，也可有毛囊炎炎样损害、脓疱、疖、溃疡性脓皮病、痤疮样皮疹等多种表现。

2. 理化检查

（1）无特异性理化异常，活动期血常规检查可见外周血白细胞总数增多，白细胞分类出现核左移。不同程度的贫血。

（2）血清学检查

血清 α2 及 γ 球蛋白增加，白蛋白降低，血沉增快、部分病例的 C 反应蛋白阳性，类风湿因子阳性。

（3）病理学检查

基本病变为血管炎，大小血管可受到不同程度的侵犯。口腔及皮肤损害常为白细胞碎裂性和淋巴细胞性血管炎。不同部位和病期取组织活检，显示血管病变的差异较大，有的病变轻微，有的显示严重的闭塞性动脉内膜炎。血管的内膜增厚，管腔变狭、闭塞，血管壁及四周有炎症细胞浸润。

3. 辨证膏方

（1）肝胆湿热症

【症候】 多见于急性发作期；目赤湿烂，刺痛难睁，视物不清，下肢红斑，结节，或外阴溃疡，口疮疼痛，亦可见毛囊炎、疖、蜂窝织炎而致红肿热痛；舌红，苔黄腻，脉弦滑数。

【治法】 清热利湿。

膏方：龙胆泻肝丸

【来源】 清·汪昂《医方集解》："龙胆泻肝汤，治肝胆经实火湿热，箫痛耳聋，胆溢口苦，筋痿阴汗，阴肿阴痛，白浊溲血。箫者肝胆之部也，火盛故作痛，胆脉络于耳故聋，肝者将军之官也，谋虑出焉，胆者中正之官也，决断出焉，胆虚故谋虑而不能决，胆气上溢，故口为之苦，肝主筋，湿热胜故筋痿，肝脉络于阴器，故或汗或肿或痛，白浊泄血，皆肝火也。"

【组成】 炒龙胆草100g、炒黄芩150g、炒栀子100g、泽泻150g、木通150g、车前子150g、酒当归200g、酒生地200g、柴胡100g、生甘草100g。

【图解】

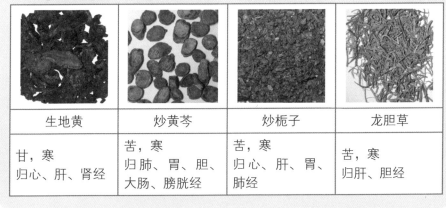

生地黄	炒黄芩	炒栀子	龙胆草
甘，寒 归心、肝、肾经	苦，寒 归肺、胃、胆、大肠、膀胱经	苦，寒 归心、肝、胃、肺经	苦，寒 归肝、胆经

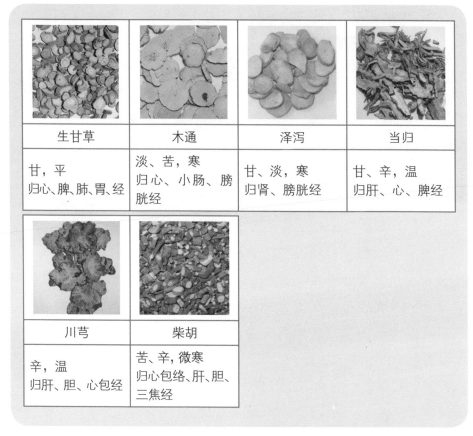

生甘草	木通	泽泻	当归
甘，平 归心、脾、肺、胃经	淡、苦，寒 归心、小肠、膀胱经	甘、淡，寒 归肾、膀胱经	甘、辛，温 归肝、心、脾经
川芎	柴胡		
辛，温 归肝、胆、心包经	苦、辛，微寒 归心包络、肝、胆、三焦经		

【制法】　丸剂。精修药材、去除杂质，将所有药材烘干，粉碎成细粉，过筛，混匀，用水泛丸，干燥，装瓶备用。

【功效】　清热解毒，利水渗湿，抗炎抑菌。

【用法】　一次 10～15g，一日 2 次，饭后半小时开水送服。

【注意事项】　①服药时忌食萝卜、浓茶、咖啡；②如果遇到感冒发热、咳嗽、大便溏薄或胃口不佳时。暂停数日，待病愈后再进服；③饮食忌生冷油腻，以免阻碍脾胃运化，影响膏药吸收；④方中多苦寒药，易伤脾胃，当中病即止，不可长时间服用，脾胃虚弱的患者应慎用。

（2）湿毒瘀阻症

【症候】　口腔、外阴溃疡，皮肤出现青紫斑点或斑块，或伴有鼻衄、齿衄、便血、尿血，或有发热，口渴，便秘，舌红，苔黄，脉弦数。

【治法】　解毒泻火，凉血止血。

膏方：犀角地黄丸

【来源】　唐·孙思邈《备急千金要方》。

【组成】　水牛角300g、生地黄300g、赤芍200g、牡丹皮200g、黄芩150g、柴胡150g、白茅根200g。

【图解】

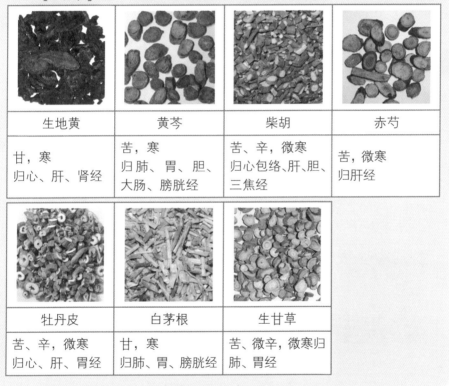

生地黄	黄芩	柴胡	赤芍
甘，寒 归心、肝、肾经	苦，寒 归肺、胃、胆、大肠、膀胱经	苦、辛，微寒 归心包络、肝、胆、三焦经	苦，微寒 归肝经

牡丹皮	白茅根	生甘草
苦、辛，微寒 归心、肝、胃经	甘，寒 归肺、胃、膀胱经	苦、微辛，微寒归肺、胃经

【制法】　丸剂。精修药材，去除杂质，将所有药材烘干，粉碎成细粉，过筛，混匀，用水泛丸，干燥，装瓶备用。

【功效】　清热解毒，凉血散瘀。

【用法】　一次3～6g，一日2次，饭后半小时开水送服。

【注意事项】　①服药时忌食萝卜、浓茶、咖啡；②如果遇到感冒发热、咳嗽、大便溏薄或胃口不佳时。暂停数日，待病愈后再进服；③饮食忌生冷油腻，以免阻碍脾胃运化，影响膏药吸收；④方中多苦寒药，阳气虚弱或者气虚失血的患者禁用本方，脾胃虚弱的患者应慎用。

（3）肝肾阴虚症

【症候】　口、眼、外阴溃疡时轻时重，反复发作，缠绵难愈；兼有头目眩晕，月经不调，或遗精盗汗，腰膝酸软，五心烦热，口苦咽干；舌红少津或裂纹舌，苔少或无苔，脉细数。

【治法】　滋补肝肾，养阴清热。

膏方：知柏地黄丸

【来源】　知柏地黄丸来源于《医方考》："主治阴血火旺证，骨蒸潮热、虚烦盗汗、腰脊酸痛、盗汗等。"

【组成】　知母200g、黄柏200g、熟地黄300g、山药200g、山茱萸200g、茯苓200g、泽泻200g、丹皮200g、当归200g、川芎200g、白芍200g、炒白术200g。

【图解】

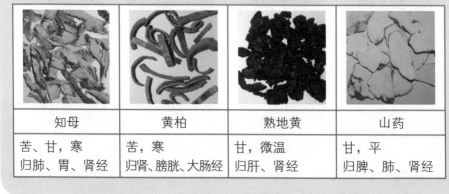

知母	黄柏	熟地黄	山药
苦、甘，寒 归肺、胃、肾经	苦，寒 归肾、膀胱、大肠经	甘，微温 归肝、肾经	甘，平 归脾、肺、肾经

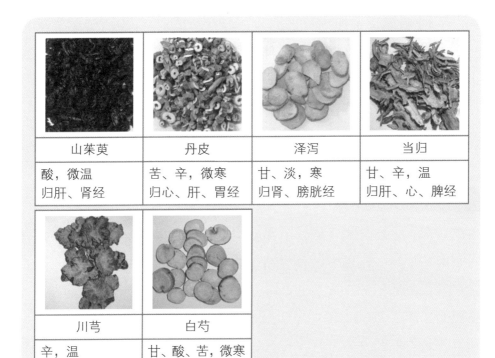

山茱萸	丹皮	泽泻	当归
酸，微温 归肝、肾经	苦、辛，微寒 归心、肝、胃经	甘、淡，寒 归肾、膀胱经	甘、辛，温 归肝、心、脾经

川芎	白芍
辛，温 归肝、胆、心包经	甘、酸、苦，微寒 归肝、脾、心经

【制法】　丸剂。上所有药物，除净杂质，烘干水分，粉碎为末，过100目筛，蜂蜜熬熟后，将药粉加入其中，和匀，制成的蜜丸，约黄豆大小，可采用蜡纸、玻璃纸、塑料袋、蜡壳包好贮存于阴凉干燥处。然后密封保存。

【功效】　滋阴降火，清热凉血，养血益气。

【用法】　每次5～10丸，盐水送服，餐后服用。

【注意事项】　服药期间需"忌口"，一般应忌食生冷、油腻、辛辣等不易消化及有特殊刺激性的食物；本品中多滋腻之药物，湿盛中满，大便溏泄者忌用。脾胃虚弱，饮食欠佳者减量服用；新近患有感冒、咳嗽之人，宜暂时停服；已明确怀孕后，不建议继续服用膏方；膏方不宜与常服药同时服用，可间隔1～2小时。肠胃不适者，应停服一二日，待肠胃功能正常后继服。

（4）脾肾阳虚症

【症候】　以久病不愈或体质虚弱者多见，皮疹以阴部溃疡为主，面积较大，反复发作；双目干涩发红，视物不清，皮疹色淡；伴面色苍白，气短懒言，体瘦木讷，头晕目眩，五心烦热，舌淡红，少苔或无苔，脉弦细。

【治法】　扶脾补肾，益气温阳。

膏方：金匮肾气丸

【组成】　来源于汉张仲景·《金匮要略》。崔氏八味丸治脚气上入，少腹不仁。

【组成】　干地黄 300g、山药 200g、山茱萸 200g、茯苓 200g、泽泻 200g、丹皮 200g、桂枝 50g、炮附子 50g。

【图解】

茯苓	熟地黄	山药	山茱萸
甘、淡，平 归心、脾、肺、肾经	甘、苦，微寒 归心、肝、肾经	甘，平 归脾、肺、肾经	酸，微温 归肝、肾经

丹皮	泽泻	桂枝
苦、辛，微寒 归心、肝、胃经	甘、淡，寒 归肾、膀胱经	辛、甘，温 归肺、心、肾、肝经

【制法】　丸剂。上所有药物，除净杂质，烘干水分，粉碎为末，过筛，蜂蜜熬熟后，将药粉加入其中，和匀，制成的蜜丸，约黄豆大小，可采用蜡纸、玻璃纸、塑料袋、蜡壳包好贮存于阴凉干燥处。然后密封保存。

【功效】　补肾助阳，养血益气。

【用法】　每次 5 ~ 10 丸，盐水送服，餐后服用。

【注意事项】　①服药期间需忌口，忌食生冷、油腻、辛辣等不易消化及有特殊刺激性的食物；②本品中多滋腻之药物，湿盛中满、大便溏泄者忌用。脾胃虚弱，饮食欠佳者减量服用；③新近患有感冒、咳嗽之人，宜暂时停服；④膏方不宜与常服药同时服用，可间隔 1 ~ 2 小时；⑤阴虚火旺或阳热亢盛体质者，禁用。

四十三、阴疮

阴疮指妇人外阴部结块红肿，或溃烂成疮，黄水淋漓，局部肿痛，甚者溃疡如虫蚀者，阴疮属于中医病名，相当于西医的急性外阴溃疡。相当西医学之急性外阴溃疡。

1. 临床表现

（1）症状

本病多发生于年轻女性，起病突然，开始为外阴部溃疡，好发于大小阴唇的内侧和前庭的黏膜，有的口腔也可以发生溃疡。溃疡从米粒大到 1 ~ 2cm 不等，常伴有不同程度的全身症状，如疲劳、乏力、发热、食欲减退等不同的全身症状。溃疡症状程度不同，临床表现各异。轻者病情浅表，面积小，数目少，病程相对较短，但可反复发作，一般无全身症状，局部症状也很轻。重者溃疡面积大、病变深，发展较快，溃疡表面覆盖坏死膜样物质，常伴有全身症状，发病较急，局部疼痛较为明显，附近淋巴结常伴有肿大、压痛。坏疽型溃疡多见于免疫功能低下者，溃疡数量一般不多，但溃疡大而深，四周组织明显水肿，溃疡中心坏死明显。溃疡愈合后留有明显的瘢痕。

（2）体征

阴疮无明显的特异性体征，主要根据患者的外阴部溃疡数目的多少及溃疡的深浅，体征各异，如触痛、行走受限、附近淋巴结肿大、压痛。

2. 理化检查

（1）尿常规检查

无明显尿检异常，部分患者会出现尿隐血、尿蛋白，尿白细胞酶阳性。

（2）血常规检查

急性期炎症反应重时会出现白细胞总数、中性粒细胞百分比及中性粒细胞总数的升高，淋巴细胞计数下降。

（3）影像学检查

不作为本病的特异性检查。

（4）分泌物涂片

用革兰染色后镜检见粗大杆菌。

3. 辨证膏方

本病为本虚标实，正虚为本，邪实为标；以正虚为纲，邪实为目。临床辨证分类以正虚为主，治疗多采用扶正与祛邪兼顾，标本同治。但应分清标本主次，轻重缓急。治本是根本措施，应贯穿在全过程中，治标可在某一阶段突出，时间宜短。因此，保护肾气和其他内脏功能，调节阴阳平衡，始终是治疗阴疮的基本原则。

（1）湿热型

【主要症候】　阴部生疮，红肿热痛，甚则溃烂流脓，黏稠臭秽，头晕目眩，口苦咽干，身热心烦，大便干结。舌红，苔黄，脉滑数。

【治法】　清热解毒，消肿溃坚，活血止痛。

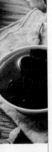

膏方：仙方活命膏

【来源】 明·薛己《校注妇人良方》。

【组成】 白芷 100g、贝母 200g、防风 100g、赤芍 200g、当归尾 200g、皂角刺 100g、穿山甲 50g、天花粉 200g、乳香 100g、没药 100g、金银花 300g、陈皮 200g、甘草 100g、黄酒 300g。

【图解】

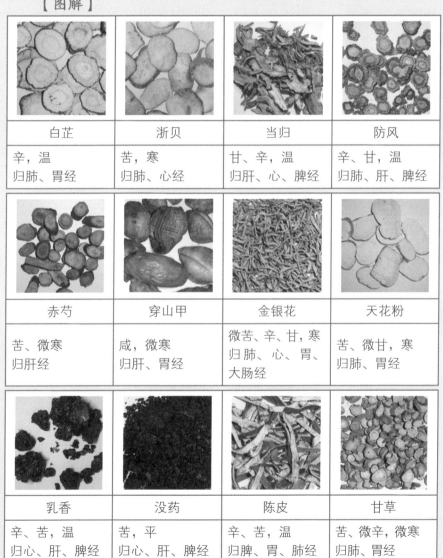

白芷	浙贝	当归	防风
辛，温 归肺、胃经	苦，寒 归肺、心经	甘、辛，温 归肝、心、脾经	辛、甘，温 归肺、肝、脾经
赤芍	穿山甲	金银花	天花粉
苦、微寒 归肝经	咸，微寒 归肝、胃经	微苦、辛、甘，寒 归肺、心、胃、大肠经	苦、微甘，寒 归肺、胃经
乳香	没药	陈皮	甘草
辛、苦，温 归心、肝、脾经	苦，平 归心、肝、脾经	辛、苦，温 归脾、胃、肺经	苦、微辛，微寒 归肺、胃经

【制法】　膏剂。上药除穿山甲、黄酒外，其余药加水煎煮3次，滤汁去渣，合并滤液，加热浓缩为膏，再将穿山甲磨成粉末状，加入上药膏中，加黄酒冲入清膏和匀，最后加蜂蜜300g收膏即成。

【功效】　清热解毒，散结消肿，活血止痛。

【用法】　每日早晚各服30g（约1汤匙），开水冲服。

【注意事项】　①服药时忌食萝卜、浓茶、咖啡；②如果遇到感冒发热、咳嗽、大便溏薄或胃口不佳时，暂停数日，待病愈后再进服；③饮食忌生冷油腻，以免阻碍脾胃运化，影响膏药吸收；④若冲服时有微量沉淀（为药粉），请搅匀再服；⑤所用汤匙应洗净，并避免生水进入盛药容器，每次开盖时间要短，避免污染。为防止霉变也可放入冰箱内贮存；⑥本膏方只可用于痈肿未溃之前，若已溃断不可用；本方性偏寒凉，阴证疮疡忌用；脾胃本虚，气血不足者均应慎用。

（2）寒湿型

【主要症候】　阴疮坚硬，皮色不变，或有疼痛，溃后脓水淋漓，神疲倦怠，食少纳果，舌淡，苔白腻，脉细弱。

【治法】　温经化湿，活血散结。

膏方：阳和膏

【来源】　清·王维德《外科全生集》："主治阴疽。漫肿无头，皮色不变，酸痛无热，口中不渴，舌淡苔白，脉沉细或迟细。或贴骨疽、脱疽、流注、痰核、鹤膝风等属于阴寒证者。"

【组成】　熟地300g、鹿角片150g、姜炭100g、肉桂10g、麻黄50g、生甘草200g、白芥子50g、白术100g。

【图解】

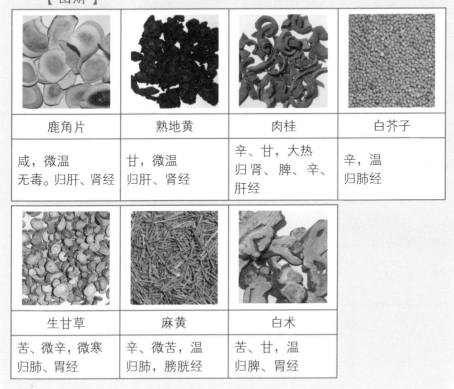

鹿角片	熟地黄	肉桂	白芥子
咸，微温 无毒。归肝、肾经	甘，微温 归肝、肾经	辛、甘，大热 归肾、脾、辛、肝经	辛，温 归肺经

生甘草	麻黄	白术
苦、微辛，微寒 归肺、胃经	辛、微苦，温 归肺，膀胱经	苦、甘，温 归脾、胃经

【制法】 膏剂。上药加水煎煮 3 次，滤汁去渣，澄清上液，合并滤液，加热浓缩为膏，最后加蜂蜜 300g 收膏即成。

【功效】 温阳补血，散寒通经。

【用法】 每日早晚各服 30g（约 1 汤匙），开水冲服。

【注意事项】 ①服药时忌食萝卜、浓茶、咖啡；②如果遇到感冒发热、咳嗽、便溏薄或胃口不佳时。暂停数日，待病愈后再进服；③饮食忌生冷油腻，以免阻碍脾胃运化，影响膏药吸收；④属于阳热体质，或者阴虚火旺体质，或者已经出现破溃时，不宜应用本膏剂。

四十四、癌疮

　　癌疮相当于现代医学的基底细胞癌、鳞状细胞癌等一类皮肤附属器的肿瘤，现重点介绍基底细胞上皮瘤。又名"基底细胞癌""基底样细胞瘤"，是源于表皮基底细胞或毛囊外根鞘的上皮性低度恶性肿瘤，很少发生转移，是我国特别是日照较长的地区最常见的皮肤癌，主要发生于老年人，男女发病无明显差异，属于中医学"癌疮"的范畴。

1. 病因病机

西医病因：发病与光照、放射线、砷盐等因素有关，也可发生于外伤或种痘的瘢痕基础上，白种人或白化病患者中发病率更高。中医病因：内因情志不畅，肝脾两伤，气郁血瘀，痰凝湿聚，结滞肌肤，外因风湿热邪侵袭，内外合邪，湿热相蕴，日久化毒，毒蚀肌肤而发。

2. 临床表现

好发于曝光部位，特别是颜面部，损害单发，形态多样，可分以下5种类型。

（1）结节溃疡型

最常见，损害多为单个，好发于颜面部，特别是颊、鼻唇沟、额和眼睑等处，初起为半透明的"珍珠样小丘疹"，肉色至淡红色，质较硬，表面光滑，常见扩张的毛细血管，以后逐渐扩大，中央凹陷，边缘隆起，最后形成溃疡。溃疡不断向外围侵蚀，形成侵蚀性溃疡。

（2）表浅型

损害多单发，常发生于躯干部，特别是背部和胸部，损害为卵圆形或不规则形半透明红色斑疹或斑块，向周围缓慢扩大，境界清楚，常绕以细线状珍珠样边缘，中央畅游萎缩，可有轻度的色素沉着和覆有细小鳞屑，有时候可发生小片状浅表溃疡和结痂，愈后留有光滑萎缩性瘢痕。

（3）局限性硬皮病样或硬化型

罕见，常多发，多发生于青年或儿童的局部皮肤硬化斑块，灰白色或淡黄色，边缘不清，不规则形，类似局限性硬皮病，一般不易破溃。

（4）色素型

罕见，损害基本同结节溃疡型，但皮损处有褐色色素沉着，边缘颜色较深，中央呈点状或网状。

（5）纤维上皮瘤型

好发于成人躯干，特别是下背部，损害为单发或多发为，一个或数个高出皮面的结节，中等硬度，可有短蒂，表面光滑，呈淡红色，似纤维瘤，偶有破溃。

3. 实验室检查

（1）组织病理

瘤细胞核大，内有黑色素，胞质少，呈卵圆形或长梭形，大小形态及染色极其一致，无不典型性，无细胞间桥，常无异常核分裂象。瘤细胞间边界不清，瘤细胞排列成团或在周边呈栅栏状排列，与间质之间的裂隙为处理后的人工现象，但有特征性。瘤细胞间质结缔组织增生，成纤维细胞较多，有幼稚成纤维细胞。间质内含大量酸性黏多糖而呈黏液样，有异染性，并有淋巴细胞浸润。

（2）基底细胞上皮瘤起源于多能性基底样细胞，可向不同方向分化。病理上可有未分化型和分化型两类。前者分为实性、色素性、浅表性、硬化性 3 种，后者分为角化性、囊性、腺样 3 种。向毛发分化时称为角化性基癌，向皮脂腺分化者为囊性，向大、小汗腺分化则称腺样。临床上结节溃疡型可分为分化型和未分化型，后 4 种类型常示极低分化或未分化。

4. 辨证膏方

本病为本虚标实，正虚为本，邪实为标；以正虚为纲，邪实为目。临床辨证分类以正虚为主，治疗多采用扶正与祛邪兼顾，标本同治。但应分清标本主次，轻重缓急。治本是根本措施，应贯穿在全过程中，治标可在某一阶段突出，时间宜短。

（1）痰瘀互结

【症候】 皮肤起丘疹或小结节，质硬，逐渐扩大，中央部糜烂，结黄色痂，边缘隆起伙伴有色素，不痛不痒，伴肢体麻木，胸闷痰多，舌质紫暗，苔腻，脉弦涩。

【治法】 行气化瘀，祛瘀散结。

膏方：活血逐瘀丸

【来源】 活血逐瘀汤出自《赵炳南临床经验集》，主治腹部包块（症瘕），乳房纤维瘤（乳气疽），体表小肿物或寒性脓肿，关节肿胀（鹤膝风）。

【组成】 丹参200g、乌药150g、白僵蚕100g、三棱100g、莪术100g、白芥子50g、厚朴150g、橘红200g、土贝母200g、沉香50g。

【图解】

丹参	乌药	白僵蚕	白芥子
苦，微寒 归心、肝经	辛，温 归脾、肺、肾、膀胱经	咸、辛，平 归肝、肺经	辛，温 归肺经

厚朴	三棱	莪术	橘红
苦、辛，温 归脾、胃、肺、大肠经	苦，平 归肝、脾经	辛、苦，温 归肝、脾经	辛、苦，温 归肺、脾经

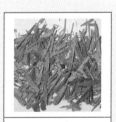

沉香

辛、苦，微温
归肾、脾、胃经

【制法】 水蜜丸。精修药材、去除杂质，将所有药材烘干，粉碎成细粉，过筛，混匀，加入炼蜜，制成丸剂，约绿豆大小，干燥，装瓶，放置阴凉处或者放冰箱中冷藏备用。

【功效】 活血化瘀，软坚散结。

【用法】 每次 6 ~ 10g，每日 2 次，餐后半小时服用，用温开水冲服。

【注意事项】 ①服药期间需忌口，忌食生冷、油腻、辛辣等不易消化及有特殊刺激性的食物；②不宜在服药期间服感冒药，新近患有感冒、咳嗽之人，宜暂时停服；③已明确怀孕后，不建议继续服用本方；④本方不宜与常服药同时服用，可间隔 1 ~ 2 小时；⑤有胃肠道出血、黑便、痔疮出血等出血性疾病者禁用；⑥服药期间出现食欲不振，胃脘不适，大便稀，腹痛等症状时，应暂停服药；⑦药品性状发生改变时禁止服用。

（2）湿毒蕴结症

【症候】 损害以结节、溃疡为主，常有浆液性分泌物及出血，其味恶臭，久久不愈，可形成较深溃口，如鼠咬状，舌质红，苔黄腻，脉弦滑。

【治法】 化湿解毒，行气散结。

膏方：除湿解毒膏

【来源】 除湿解毒汤出自《赵炳南临床经验集》，主治：急性女阴溃疡，急性自家过敏性皮炎，急性接触性皮炎，下肢溃疡合并感染。

【组成】 白鲜皮200g、薏苡仁300g、土茯苓300g、山栀子150g、丹皮200g、金银花200g、连翘200g、地丁200g、木通100g、滑石块100g、生甘草50g。

【图解】

白鲜皮	薏苡仁	土茯苓	生甘草
苦，寒 归脾、胃、肺、小肠、膀胱经	甘、淡，微寒 归脾、胃、肺经	甘、淡，平 归肝、胃经	苦、微辛，微寒 归肺、胃经

金银花	丹皮	滑石	紫花地丁
微苦、辛、甘，寒 归肺、心、胃大肠经	苦、辛，微寒 归心、肝、胃经	甘、淡，寒 归胃、膀胱经	苦、辛，寒 归心、肝经

中医
皮肤病证
调养膏方

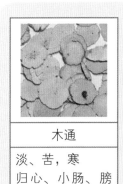

木通
淡、苦，寒 归心、小肠、膀 胱经

【制法】 膏剂。精修药材，除尽杂质，将上药加水煎煮3次，滤汁去渣，澄清上液，混合上清液，加热浓缩为膏，最后加蜂蜜500g收膏即成，置阴凉干燥处或者冰箱中冷藏备用。

【功效】 清热解毒，除湿利水，散结消肿。

【用法】 每次10～20g，每日2次，餐后半小时，用温开水冲服。

【注意事项】 ①服药期间需忌口，忌食生冷、油腻、辛辣等不易消化食物；②新近患有感冒、咳嗽之人，宜暂时停服；③妊娠期、哺乳期不建议服用本膏方；④服药后出现肠胃不适者，腹泻、便溏、食欲不振者，暂停服药或者减少服药的次数，待肠胃功能正常后继服；⑤体质虚弱者、大便溏薄者不宜服用。

（3）气血两虚症

【症候】 病变后期溃疡久不愈合，时流稀薄血水，局部疼痛，夜间更甚，伴有神疲乏力，气短懒言，面色淡白或萎黄，头昏目眩，唇甲色淡，心悸失眠，舌质淡，苔薄白，脉细无力。

【治法】 化湿解毒，行气散结。

膏方：八珍丸

【来源】 八珍汤出自《瑞竹堂经验方》，主治：气血两虚，面色萎黄，头昏目眩，四肢倦怠，气短懒言，舌淡苔白脉细弱。

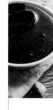

【组成】　党参 200g、白术 200g、白茯苓 200g、当归 200g、川芎 200g、白芍药 200g、熟地黄 200g、甘草 100g。

【图解】

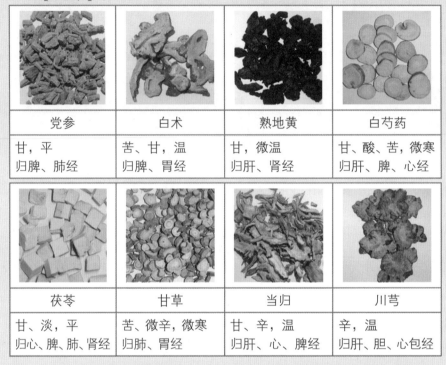

党参	白术	熟地黄	白芍药
甘，平 归脾、肺经	苦、甘，温 归脾、胃经	甘，微温 归肝、肾经	甘、酸、苦，微寒 归肝、脾、心经

茯苓	甘草	当归	川芎
甘、淡，平 归心、脾、肺、肾经	苦、微辛，微寒 归肺、胃经	甘、辛，温 归肝、心、脾经	辛，温 归肝、胆、心包经

【制法】　水蜜丸。精修药材、去除杂质，将所有药材烘干，粉碎成细粉，过筛，混匀，加入炼蜜，制成绿豆大小的丸剂，干燥，装瓶备用，存放于阴凉干燥处或者冰箱中冷藏。

【功效】　健脾补血，益气养阴。

【用法】　每次 10～20g，每日 2 次，餐前半小时服用，用淡盐水送服。

【注意事项】　①服药期间需忌口，生冷、油腻、辛辣等不易消化及有特殊刺激性的食物不宜使用；②不宜在服药期间服感冒药；③妊娠期、哺乳期不宜继续服用；④本方不宜与常服药同时服用，可间隔 1～2 小时。⑤药品性状发生改变者不宜继续服用。

四十五、杨梅疮

梅毒是指是由苍白螺旋体引起的一种慢性性传播疾病，早期主要侵犯皮肤和黏膜，晚期可使多个系统器官受累，如心脏、中枢神经系统。也可以多年无症状，称"潜伏性梅毒"，中医称之为"广疮""霉疮""杨梅疮""痲疮"。本病1505年传入我国，明代陈司成撰写了一部梅毒专著《霉疮秘录》，书中详细记载了梅毒的传播途径、临床表现及治疗办法。

1. 临床表现

（1）症状

①一期梅毒主要症状为硬下疳，潜伏期为3周左右，受侵部位大多为生殖器，起初为单个暗红色丘疹或斑丘疹，很快糜烂溃变为浅溃疡。典型硬下疳直径约1～2cm，圆形或类圆形，边界清楚，触之有软骨样硬度，无疼痛及触痛，偶发2～3个，或发生于口唇、舌、扁桃体、乳房、肛门等处。2～6周后，未经治疗者可痊愈。感染1～2周后，附近淋巴结（尤以腹股沟淋巴结最多见）开始肿大，称为梅毒横痃，其质硬，不融合，无疼痛、发红、发热及化脓等现象，消退晚于硬下疳。②二期梅毒常先有流感样全身症状及全身淋巴结肿大，继之出现以皮肤、黏膜疹为主的临床表现，骨、内脏、眼和神经系统的症状轻微或少见，皮损形态多样，如斑疹、斑丘疹或脓疱疹等，其共同特点为：广泛对称，疏散不融合，发展与消退缓慢；客观症状明显而主观症状轻微；常呈铜红色、褐红色，好发于掌跖；常伴黏膜、毛发、骨损害；损害内梅毒螺旋体较多，传染性强，梅毒血清反应阳性。③三期梅毒，除了皮肤黏膜外，还可以侵犯心血管和神经系统等重要器官，危及生命。三期梅毒系早期梅毒未经过治疗或治疗不充分并潜伏2～4年后约1/3患者发生，可累及皮肤、黏膜、骨、内脏尤其心血管及中枢系统，危及生命。晚期梅毒的共同特点为：损害数目少，破坏性大，不对称分布，愈后遗留萎缩性

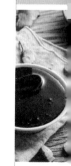

瘢痕；客观症状重而主观症状轻；损害内梅毒螺旋体很少，传染性小或无传染性；梅毒血清反应阳性率低。

（2）体征

梅毒无明显特异性的体征，主要根据患者的感染经过及疾病发展的各个时期及治疗发难的不同而表现各异，如皮肤黏膜损害、脱发、梅毒性纤维瘤、梅毒树胶肿等。

2. 理化检查

（1）梅毒螺旋体检查

适用于早期梅毒皮肤黏膜损害，如硬下疳、湿丘疹、扁平湿疣等。其方法可选用暗视野检查、直接荧光抗体检查法、涂片镀银染色法等。

（2）梅毒血清学试验在硬下疳出现 2 ~ 3 周开始呈阳性，是诊断梅毒的必需方法，对潜伏梅毒尤为重要。可根据条件选择非螺旋体抗原血清反应或螺旋体抗原血清反应，如用非螺旋体抗原血清的反应（VSR 或 RPR）筛选，再对疑诊病例做进一步检查，如 FTA-ABS 试验，若为阳性，结合病史、体检可以确诊。

（3）脑脊液检查用以除外神经梅毒，项目可包括细胞计数、总蛋白测定、VDRL 试验及胶体金曲线等。

3. 辨证膏方

本病为本虚标实，正虚为本，邪实为标；以正虚为纲，邪实为目。临床辨证分类以正虚为主，治疗多采用祛邪与扶正兼顾，标本同治。但应分清标本主次，轻重缓急。治本是根本措施，应贯穿在全过程中，治标可在某一阶段突出，时间宜短。因此，扶正祛邪，调节阴阳平衡，始终是治疗梅毒的基本原则。

（1）湿热下注症

【症候】 多见于一期梅毒。皮损为疳疮，色红质硬，溃烂而润，或伴有横痃，兼见胸胁胀痛，心烦易躁，口苦纳呆，小便短赤，大便秘结，舌红，苔黄腻，脉滑数。

【治法】 清热利湿、解毒祛梅。

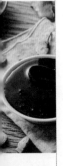

膏方：龙胆泻肝丸

【来源】 清·汪昂《医方集解》："龙胆泻肝汤，治肝胆经实火湿热，箫痛耳聋，胆溢口苦，筋痿阴汗，阴肿阴痛，白浊溲血。箫者肝胆之部也，火盛故作痛，胆脉络于耳故聋，肝者将军之官也，谋虑出焉，胆者中正之官也，决断出焉，胆虚故谋虑而不能决，胆气上溢，故口为之苦，肝主筋，湿热胜故筋痿，肝脉络于阴器，故或汗或肿或痛，白浊泄血，皆肝火也。"

【组成】 炒龙胆草100g、炒黄芩150g、炒栀子100g、泽泻150g、木通150g、车前子150g、酒当归200g、酒生地200g、柴胡100g、生甘草100g。

【图解】

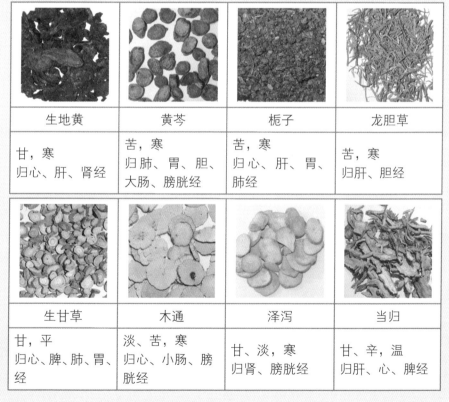

生地黄	黄芩	栀子	龙胆草
甘，寒 归心、肝、肾经	苦，寒 归肺、胃、胆、大肠、膀胱经	苦，寒 归心、肝、胃、肺经	苦，寒 归肝、胆经

生甘草	木通	泽泻	当归
甘，平 归心、脾、肺、胃经	淡、苦，寒 归心、小肠、膀胱经	甘、淡，寒 归肾、膀胱经	甘、辛，温 归肝、心、脾经

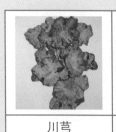
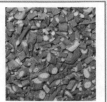

川芎	柴胡
辛，温 归肝、胆、心包经	苦、辛，微寒 归心包络、肝、胆、三焦经

【制法】　丸剂。精修药材，去除杂质，将所有药材烘干，粉碎成细粉，过筛，混匀，用水泛丸，干燥，装瓶备用。

【功效】　清热解毒，利水渗湿，抗炎抑菌。

【用法】　一次 15 ～ 20g，一日 2 次，饭后半小时开水送服。

【注意事项】　①服药时忌食萝卜、浓茶、咖啡；②如果遇到感冒发热、咳嗽、大便溏薄或胃口不佳时。暂停数日，待病愈后再进服；③饮食忌生冷油腻，以免阻碍脾胃运化，影响膏药吸收；④方中多苦寒药，易伤脾胃，当中病即止，不可长时间服用，脾胃虚弱的患者应慎用。

（2）痰瘀互结症

【症候】　疳疮呈紫红色，四周坚硬突起，或横痃质坚韧，或杨梅结呈紫色结节。或腹硬如砖，肝脾肿大。舌淡紫或黯，苔腻或滑润，脉滑或细涩。

【治法】　祛痰解毒，燥湿散结。

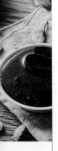

膏方：二陈膏

【来源】　二陈汤来源于《太平惠民和剂局方》。

【组成】　陈皮 200g、半夏 200g、茯苓 300g、甘草 100g、乌梅 100g、桃仁 100g、红花 100g、羌活 100g、木瓜 150g、牛膝

150g、生白术 200g、土茯苓 300g。

【图解】

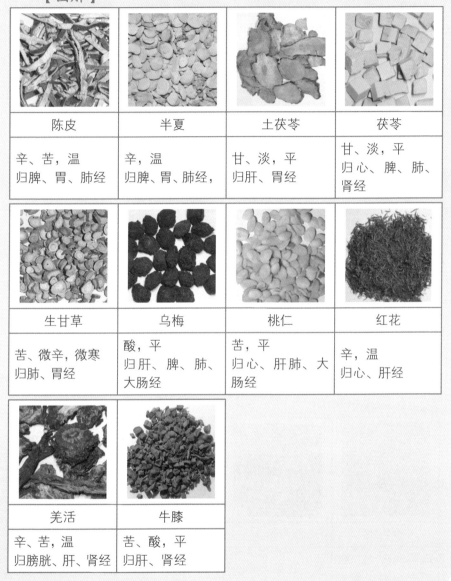

陈皮	半夏	土茯苓	茯苓
辛、苦，温 归脾、胃、肺经	辛，温 归脾、胃、肺经，	甘、淡，平 归肝、胃经	甘、淡，平 归心、脾、肺、肾经
生甘草	乌梅	桃仁	红花
苦、微辛，微寒 归肺、胃经	酸，平 归肝、脾、肺、大肠经	苦，平 归心、肝肺、大肠经	辛，温 归心、肝经
羌活	牛膝		
辛、苦，温 归膀胱、肝、肾经	苦、酸，平 归肝、肾经		

【制法】　膏剂。上药除人参外，其余药加水煎煮 3 次，滤汁去渣，人参另煎，合并滤液，加热浓缩为膏，最后加蜂蜜 300g 收膏即成。

【功效】　燥湿祛痰，解毒散结，益气健脾。

【注意事项】　服药期间，忌烟酒及辛辣发物；不宜在服药期间服用滋补性中药；孕妇慎用，儿童、哺乳期妇女、年老体弱者慎用，对本品成分过敏者禁用。有活动性出血者不宜服用。

（3）热毒炽盛症

【症候】　全身出疹，形态各异，疹色暗红或呈古铜色，而无痛痒，兼见全身不适，咽干而红，便干溲赤，舌质红，苔黄，脉数。

【治法】　清热解毒，凉血散瘀。

膏方：清营膏

【来源】　清营汤来源于清·吴瑭《温病条辨》："脉虚夜寐不安，烦渴舌赤，时有谵语，目常开不闭，或喜闭不开，暑入手厥阴也。手厥阴暑温，清营汤主之；舌白滑者，不可与也。"

【组成】　水牛角200g、生地黄200g、玄参150g、竹叶心100g、金银花200g、连翘100g、黄连50g、丹参100g、麦冬200g、土茯苓300g、萆薢200g、白花蛇舌草200g、鱼腥草100g、蜂蜜500g。

【图解】

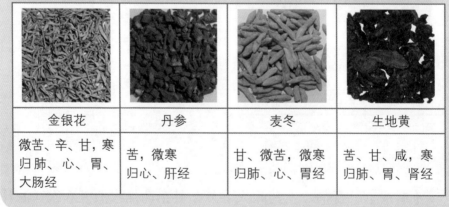

金银花	丹参	麦冬	生地黄
微苦、辛、甘，寒归肺、心、胃、大肠经	苦，微寒归心、肝经	甘、微苦，微寒归肺、心、胃经	苦、甘、咸，寒归肺、胃、肾经

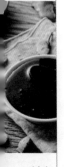

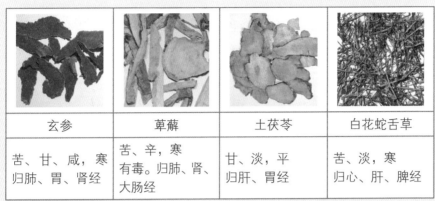

玄参	草薢	土茯苓	白花蛇舌草
苦、甘、咸，寒 归肺、胃、肾经	苦、辛，寒 有毒。归肺、肾、大肠经	甘、淡，平 归肝、胃经	苦、淡，寒 归心、肝、脾经

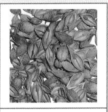

连翘
苦、微辛，寒归心、肺、小肠经

【制法】 膏剂。上所除蜂蜜外，除净杂质，加水煎煮 3 次，每次煎煮 24 小时，滤汁去渣，取上清液，药汁混合，加热浓缩为膏，最后加蜂蜜 500g 收膏即成。

【功效】 清热解毒，凉血化浊。

【用法】 每次 15 ~ 20g，每日 2 次，在两餐之间，用温开水冲服。

【注意事项】 服药期间需忌口，一般应忌食生冷、油腻、辛辣等不易消化及有特殊刺激性的食物；本品中多滋腻之药物，湿盛中满，大便溏泄者忌用。新近患有感冒、咳嗽之人，宜暂时停服；已明确怀孕后，不建议继续服用膏方；膏方不宜与常服药同时服用，可间隔 1 ~ 2 小时。肠胃不适者，应停服一二日，待肠胃功能正常后继服。

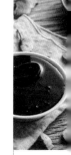

（4）脾虚湿蕴症

【症候】　疳疮破溃，疮面淡润，或结毒遍生，皮色褐暗，或皮肤水疱、滋流黄水，或腐肉败脱，久不收口。伴筋骨酸痛、胸闷纳呆、食少便溏、肢倦体重。舌胖润，苔腻，脉滑或濡。

【治法】　健脾化湿，解毒祛浊。

膏方：芎归二术丸

【来源】　明·陈实功《外科正宗》卷三。

【组成】　白术200g、苍术200g、川芎200g、当归200g、人参100g、茯苓200g、薏苡仁300g、皂角针200g、厚朴200g、防风200g、木瓜200g、木通100g、独活200g、金银花200g、甘草100g、土茯苓300g。

【图解】

白术	苍术	当归	防风
苦、甘，温 归脾、胃经	苦、辛，温 归脾、胃经	甘、辛，温 归肝、心、脾经	辛、甘，微温 归肺、肝、脾经

川芎	人参	金银花	茯苓
辛，温 归肝、胆、心包经	甘、苦，温 归肺、脾、心、肾经	微苦、辛、甘，寒 归肺、心、胃、大肠经	甘、淡，平 归心、脾、肺、肾经

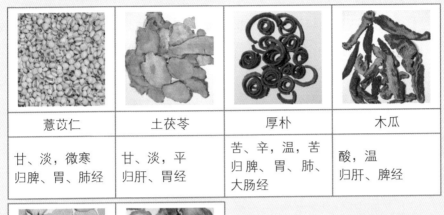

薏苡仁	土茯苓	厚朴	木瓜
甘、淡，微寒 归脾、胃、肺经	甘、淡，平 归肝、胃经	苦、辛，温，苦 归脾、胃、肺、大肠经	酸，温 归肝、脾经

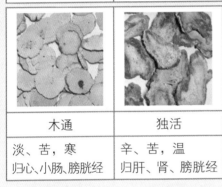

木通	独活
淡、苦，寒 归心、小肠、膀胱经	辛、苦，温 归肝、肾、膀胱经

【制法】 丸剂。上所有药物，除净杂质，烘干水分，粉碎为末，过 100 目筛，蜂蜜熬熟后，将药粉加入其中，和匀，制成的蜜丸，约黄豆大小，可采用蜡纸、玻璃纸、塑料袋、蜡壳包好贮存于阴凉干燥处。然后密封保存。

【功效】 益气健脾，化湿解毒，活血祛浊。

【注意事项】 服药期间需忌口，一般应忌食生冷、油腻、辛辣等不易消化及有特殊刺激性的食物；本品中多滋腻之药物，湿盛中满，大便溏泄者忌用。脾胃虚弱，饮食欠佳者减量服用；新近患有感冒、咳嗽之人，宜暂时停服；已明确怀孕后，不建议继续服用膏方；膏方不宜与常服药同时服用，可间隔 1～2 小时。肠胃不适者，应停服一二日，待肠胃功能正常后继服。

（5）气血两虚症

【症候】 病程日久，结毒溃面肉芽苍白，脓水清稀，久不收口，面色萎黄，伴头晕、眼花、心悸怔忡、气短懒言。舌淡，苔薄，脉细无力。

【治法】 养血益气，扶正固本。

膏方：十全大补膏

【来源】 本方来源于《太平惠民和剂局方》。又名"十全饮"，来源《太平惠民和剂局方》卷五。是民间治疗气血不足，虚劳咳嗽，疮疡不敛，崩漏不止等病的汤剂中药。该方是药与料理的结合，不失菜肴的美味，还充满了药的功效。

【组成】 人参100g、茯苓200g、白术200g、甘草100g、川芎200g、当归200g、白芍200g、地黄300g、黄芪200g、肉桂100g。

【图解】

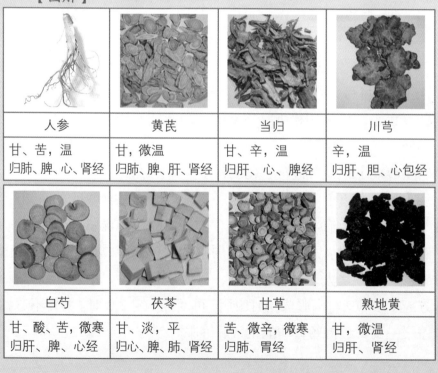

人参	黄芪	当归	川芎
甘、苦，温 归肺、脾、心、肾经	甘，微温 归肺、脾、肝、肾经	甘、辛，温 归肝、心、脾经	辛，温 归肝、胆、心包经
白芍	茯苓	甘草	熟地黄
甘、酸、苦，微寒 归肝、脾、心经	甘、淡，平 归心、脾、肺、肾经	苦、微辛，微寒 归肺、胃经	甘，微温 归肝、肾经

中医
皮肤病证
调养膏方

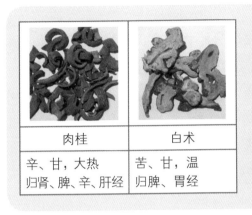

肉桂	白术
辛、甘，大热 归肾、脾、辛、肝经	苦、甘，温 归脾、胃经

【制法】　膏剂。上所除蜂蜜外，除净杂质，加水煎煮 3 次，每次煎煮 24 小时，滤汁去渣，取上清液，药汁混合，加热浓缩为膏，最后加蜂蜜 500g 收膏即成。然后密封保存。

【功效】　益气健脾，养血补血，温中补气。

【注意事项】　服药期间需忌口，一般应忌食生冷、油腻、辛辣等不易消化及有特殊刺激性的食物；本品中多滋腻之药物，湿盛中满，大便溏泄者忌用。脾胃虚弱，饮食欠佳者减量服用；新近患有感冒、咳嗽之人，宜暂时停服；已明确怀孕后，不建议继续服用膏方；膏方不宜与常服药同时服用，可间隔 1 ~ 2 小时。肠胃不适者，应停服一二日，待肠胃功能正常后继服。体质壮实者忌用，发热者忌用。

四十六、淋病

淋病（gonorrhea）是由淋球菌引起的一种泌尿生殖系统的化脓性感染，也包括眼、咽、直肠、盆腔和播散性淋球菌感染。属中医"淋证""淋浊"的范畴。

1. 临床表现

本病有潜伏期，发病潜伏期常为 2 ~ 10 天，平均 3 ~ 5 天，约 5% ~ 20% 的男性和 60% 的女性感染后无明显症状。主要症状为尿痛和尿浊，由于男性和女性解剖部位的不同，感染后的临床表现各异。

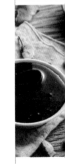

（1）男性淋病

急性感染后出现尿道炎，尿道分泌物增多，开始为浆液性，后转为脓性分泌物，晨起后排出最多，封住尿道口呈现"糊口现象"。尿道口发红肿胀外翻，出现尿痛，疼痛性勃起等现象；可并发包皮龟头炎等；腹股沟淋巴结有肿大者称"淋病性横痃"；部分患者可有发热、头痛、乏力等全身症状。淋病性尿道炎反复发作，黏膜下层炎症后形成瘢痕，引起尿路狭窄，还可以合并前列腺炎、精囊腺炎、附睾炎、膀胱炎或引起尿道狭窄。

（2）女性淋病

症状轻微，约60%患者无症状。好发于子宫颈，其次为尿道、尿道旁腺、前庭大腺。可出现阴道脓性分泌物增多，宫颈充血明显或水肿糜烂自宫颈管流出脓性分泌物。尿道炎症状较轻，可表现为尿频、尿急、尿痛，挤压尿道口有脓性分泌物。尿道旁腺受染可出现肿大疼痛及开口红肿，挤压时有脓性分泌物。前庭大腺感染时出现红肿疼痛、开口部位发红，挤压时有少量脓性分泌物。上行感染则引起盆腔炎，引起下腹痛、脓性白带增多、附件增厚、压痛及高热、寒战、恶心呕吐、白细胞升高等全身症状。慢性反复发生的输卵管炎可致管腔狭窄、增厚粘连阻塞以致不孕或引起宫外孕。

（3）儿童淋病

包括幼女外阴阴道炎，表现为：急性外阴阴道炎及淋菌性尿道炎，出现阴道口黏膜发红肿胀，分泌黄绿色脓液，阴道周围皮肤黏膜发红或有糜烂渗液，尿道口有脓液、尿急、尿频；新生儿淋菌性眼结膜炎由产道感染，出现结膜充血水肿，大量脓性分泌物，严重时出现角膜溃疡，虹膜睫状体炎甚至失明。

2. 理化检查

（1）涂片检查

取尿道或者宫颈分泌物，做革兰染色，高倍镜下可见多形核白细胞内有革兰阴性的双球菌。对男性有尿道炎者，阳性率达90%，

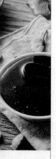

女性达 50% ~ 60%。

（2）培养加药敏试验

是诊断淋病的重要佐证。培养方法作为"金标准"即目前临床应用的敏感性及特异性都最高的标准方法。

（3）尿三杯试验

可以帮助对炎症的部位进行判断。第一杯尿，排尿开始出现血尿或脓尿，后两杯清晰，提示病变在前尿道，如尿道炎等。第一杯尿和第二杯尿清晰，第三杯尿出现红细胞和脓细胞，排尿终末出现的血尿或脓尿，提示病变部位在膀胱底部、后尿道或前列腺部位。三杯皆混浊或出现血尿，提示病变部位在膀胱或膀胱以上部位，如肾盂肾炎、肾小球炎等。

3. 辨证膏方

本病为本虚标实，正虚为本，邪实为标；临床辨证分类应分清标本主次，轻重缓急。急性发病期，以邪气盛为主，治以祛邪为主，兼以扶正，后期多正气亏虚，以扶正为主，兼以祛邪。调节阴阳平衡，始终是治疗淋病的基本原则。

（1）湿热毒蕴症（急性淋病）

【症候】 尿道口红肿，尿急尿频、尿痛，淋沥不止，尿液混浊如脂，尿道口溢脓。重者尿道黏膜水肿，附近淋巴结肿痛。女性出现宫颈充血、触痛，有脓性分泌物，前庭大腺红肿热痛，伴发热等全身症状。舌红，苔黄腻，脉滑数。

【治法】 清热利湿，解毒化浊。

膏方：龙胆泻肝丸

【来源】 清·汪昂《医方集解》："龙胆泻肝汤，治肝胆经实火湿热，箫痛耳聋，胆溢口苦，筋痿阴汗，阴肿阴痛，白浊溲血。箫者肝胆之部也，火盛故作痛，胆脉络于耳故聋，肝者将军之官也，谋虑出焉，胆者中正之官也，决断出焉，胆

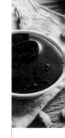

虚故谋虑而不能决，胆气上溢，故口为之苦，肝主筋，湿热胜故筋痿，肝脉络于阴器，故或汗或肿或痛，白浊泄血，皆肝火也。"

【组成】　炒龙胆草100g、炒黄芩150g、炒栀子100g、泽泻150g、木通150g、车前子150g、酒当归200g、酒生地黄200g、柴胡100g、生甘草100g。

【图解】

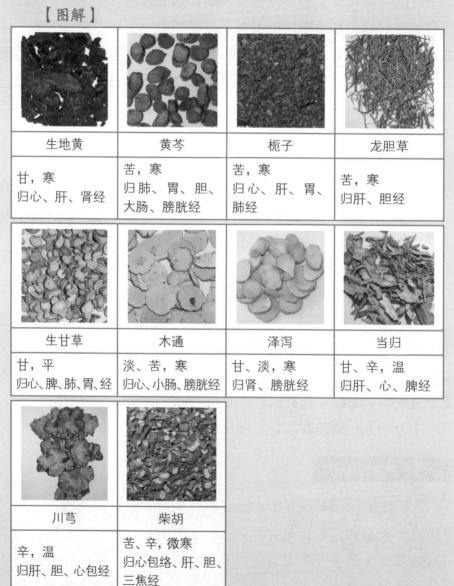

生地黄	黄芩	栀子	龙胆草
甘，寒 归心、肝、肾经	苦，寒 归肺、胃、胆、大肠、膀胱经	苦，寒 归心、肝、胃、肺经	苦，寒 归肝、胆经
生甘草	木通	泽泻	当归
甘，平 归心、脾、肺、胃经	淡、苦，寒 归心、小肠、膀胱经	甘、淡，寒 归肾、膀胱经	甘、辛，温 归肝、心、脾经
川芎	柴胡		
辛，温 归肝、胆、心包经	苦、辛，微寒 归心包络、肝、胆、三焦经		

【制法】 丸剂。精修药材，去除杂质，将所有药材烘干，粉碎成细粉，过筛，混匀，用水泛丸，干燥，装瓶备用。

【功效】 清热解毒，利水渗湿，抗炎抑菌。

【用法】 一次 10 ~ 20g，一日 2 次，饭后半小时开水送服。

【注意事项】 ①服药时忌食萝卜、浓茶、咖啡；②如果遇到感冒发热、咳嗽、大便溏薄或胃口不佳时。暂停数日，待病愈后再进服；③饮食忌生冷油腻，以免阻碍脾胃运化，影响膏药吸收；④方中多苦寒药，易伤脾胃，当中病即止，不可长时间服用，脾胃虚弱的患者应慎用。

（2）正虚毒恋症（慢性淋病）

【症候】 小便不畅，短涩，淋沥不尽，腰酸腿软，五心烦热。酒后或疲劳易发，食少纳差，女性带下多。舌淡或有齿痕，苔白腻，脉沉细弱。

【治法】 滋阴降火，利湿祛浊。

膏方：知柏地黄丸

【来源】 来源于《医方考》："主治阴血火旺证，骨蒸潮热、虚烦盗汗、腰脊酸痛、盗汗等。"

【组成】 知母 200g、黄柏 200g、熟地黄 300g、山药 200g、山茱萸 200g、茯苓 200g、泽泻 200g、丹皮 200g、当归 200g、川芎 200g、白芍 200g、炒白术 200g。

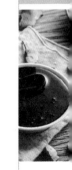

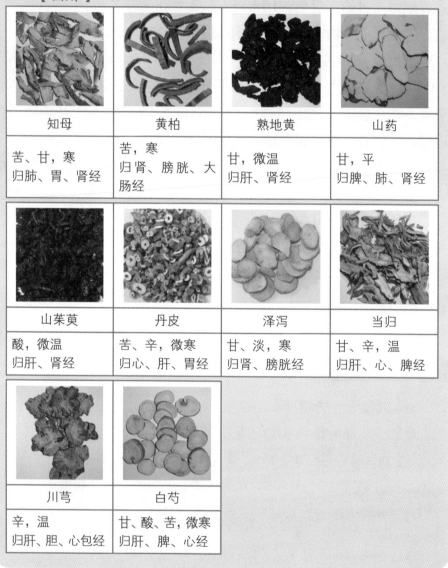

【图解】

知母	黄柏	熟地黄	山药
苦、甘，寒 归肺、胃、肾经	苦，寒 归肾、膀胱、大肠经	甘，微温 归肝、肾经	甘，平 归脾、肺、肾经
山茱萸	丹皮	泽泻	当归
酸，微温 归肝、肾经	苦、辛，微寒 归心、肝、胃经	甘、淡，寒 归肾、膀胱经	甘、辛，温 归肝、心、脾经
川芎	白芍		
辛，温 归肝、胆、心包经	甘、酸、苦，微寒 归肝、脾、心经		

【制法】　丸剂。上所有药物，除净杂质，烘干水分，粉碎为末，过100目筛，蜂蜜熬熟后，将药粉加入其中，和匀，制成的蜜丸，约黄豆大小，可采用蜡纸、玻璃纸、塑料袋、蜡壳包好贮存于阴凉干燥处。然后密封保存。

【功效】　滋阴降火，清热凉血，养血益气。

【用法】 每次 5 ~ 10 丸，盐水送服，餐后服用。

【注意事项】 服药期间需忌口，一般应忌食生冷、油腻、辛辣等不易消化及有特殊刺激性的食物；本品中多滋腻之药物，湿盛中满，大便溏泄者忌用。脾胃虚弱，饮食欠佳者减量服用；新近患有感冒、咳嗽之人，宜暂时停服；已明确怀孕后，不建议继续服用膏方；膏方不宜与常服药同时服用，可间隔 1 ~ 2 小时。肠胃不适者，应停服一二日，待肠胃功能正常后继服。

（3）热邪入络症

【症候】 小便灼热刺痛，尿液赤涩，下腹痛，头痛高热，或寒热往来，神情淡漠，面目浮肿，四肢关节酸痛，心悸烦闷。舌红绛，苔黄燥，脉滑数。

【治法】 清热解毒，凉血化浊。

膏方：清营膏

【来源】 清·吴瑭《温病条辨》："脉虚夜寐不安，烦渴舌赤，时有谵语，目常开不闭，或喜闭不开，暑入手厥阴也。手厥阴暑温，清营汤主之；舌白滑者，不可与也。"

【组成】 水牛角 200g、生地黄 200g、玄参 150g、竹叶心 100g、金银花 200g、连翘 100g、黄连 50g、丹参 100g、麦冬 200g、土茯苓 300g、萆薢 200g、白花蛇舌草 200g、鱼腥草 100g、蜂蜜 500g。

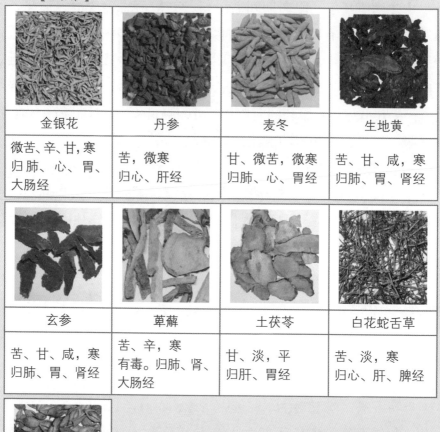

【图解】

金银花	丹参	麦冬	生地黄
微苦、辛、甘,寒 归肺、心、胃、大肠经	苦,微寒 归心、肝经	甘、微苦,微寒 归肺、心、胃经	苦、甘、咸,寒 归肺、胃、肾经

玄参	萆薢	土茯苓	白花蛇舌草
苦、甘、咸,寒 归肺、胃、肾经	苦、辛,寒 有毒。归肺、肾、大肠经	甘、淡,平 归肝、胃经	苦、淡,寒 归心、肝、脾经

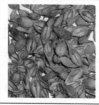

连翘
苦、微辛,寒归心、肺、小肠经

【制法】 膏剂。上所除蜂蜜外,除净杂质,加水煎煮 3 次,每次煎煮 24 小时,滤汁去渣,取上清液,蜈蚣另煎,药汁混合,加热浓缩为膏,最后加蜂蜜 500g 收膏即成。

【功效】 清热解毒,凉血化浊。

【用法】　每次 15 ~ 20g，每日 2 次，在两餐之间，用温开水冲服。

【注意事项】　服药期间需忌口，一般应忌食生冷、油腻、辛辣等不易消化及有特殊刺激性的食物；本品中多滋腻之药物，湿盛中满，大便溏泄者忌用。新近患有感冒、咳嗽之人，宜暂时停服；已明确怀孕后，不建议继续服用膏方；膏方不宜与常服药同时服用，可间隔 1 ~ 2 小时。肠胃不适者，应停服一二日，待肠胃功能正常后继服。

四十七、臊瘊

主要相当于现代医学"尖锐湿疣"。尖锐湿疣，又名"性病疣"，是由人乳头瘤病毒引起的皮肤黏膜良性赘生物。其以外阴及肛周皮肤黏膜交界处出现疣状赘生物为特征。属中医"臊瘊"的范畴。

1. 临床表现

（1）症状

损害初起为柔软淡红色小丘疹，逐渐增大增多，表面凹凸不平，湿润柔软呈乳头状，菜花状或鸡冠状，低温干燥的部位皮损呈扁平疣状。男性好发部位于龟头、冠状沟、包皮内侧、包皮系带、尿道口及阴茎，肛周与直肠部；女性好发于，大小阴唇、宫颈、阴道、阴道口以及会阴、阴阜、腹股沟等部位。

（2）体征

外阴及肛周出现湿润柔软呈乳头状，菜花状或鸡冠状的疣状增生物。

2. 理化检查

（1）醋酸白试验

用 5% 的醋酸溶液外擦待检区域及附近黏膜部位，1 分钟后可见 HPV 感染区域变白，为均匀一致的变白区域。

（2）组织病理

可有角化不全，棘层肥厚，表皮突呈乳头瘤样增生。颗粒层和

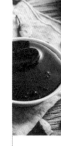

棘层上部细胞有明显空泡形成，空泡细胞大、胞浆颜色淡，中央的核大而圆着色深。真皮水肿，毛细血管扩张，周围炎细胞浸润明显。

（3）细胞学检查

用阴道或者宫颈疣组织涂片，做巴氏染色，可见到两种细胞，即空泡化细胞及角化不良细胞同时存在，对尖锐湿疣有诊断价值。

3. 辨证膏方

本病为本虚标实，正虚为本，邪实为标；以正虚为纲，邪实为目。临床辨证分类以正虚为主，治疗多采用扶正与祛邪兼顾，标本同治。但应分清标本主次，轻重缓急。治本是根本措施，应贯穿在全过程中，治标可在某一阶段突出，时间宜短。因此，保护肾气和其他内脏功能，调节阴阳平衡，始终是治疗尖锐湿疣的基本原则。

（1）湿热下注症

【症候】 外生殖器或肛周出现疣状赘生物，色灰褐或淡红，质地软，表面秽浊潮湿，触之易出血，恶臭。小便色黄或不畅。苔黄腻，脉滑或弦数。

【治法】 清热解毒，利湿化浊。

膏方：萆薢化毒丸

【来源】 清·高秉钧《疡科心得集》卷中："主治湿热痈疡，气血实者。"

【组成】 萆薢、归尾、丹皮、牛膝、防己、木瓜、薏苡仁、秦艽。

【图解】

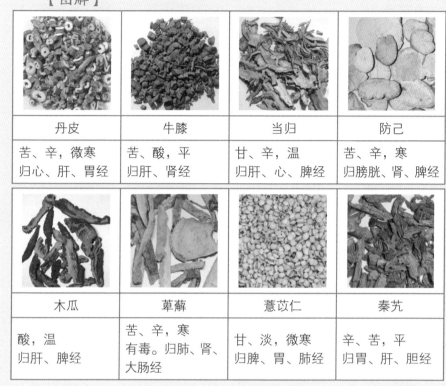

丹皮	牛膝	当归	防己
苦、辛，微寒 归心、肝、胃经	苦、酸，平 归肝、肾经	甘、辛，温 归肝、心、脾经	苦、辛，寒 归膀胱、肾、脾经
木瓜	萆薢	薏苡仁	秦艽
酸，温 归肝、脾经	苦、辛，寒 有毒。归肺、肾、 大肠经	甘、淡，微寒 归脾、胃、肺经	辛、苦，平 归胃、肝、胆经

【制法】　丸剂。上药除净杂质，烘干水分后，先将药物粉碎，过筛，筛成粉末，蜂蜜熬熟后，将药粉加入其中，和匀，制成的蜜丸，约绿豆大小，可采用蜡纸、玻璃纸、塑料袋、蜡壳包好贮存于阴凉干燥处。然后密封保存。

【功效】　清热解毒，活血化瘀，利湿祛浊。

【用法】　口服，每日3次，每次20～30粒，温开水送服，餐后半小时服用。

【注意事项】　服药期间还需忌口，应忌食生冷、油腻、辛辣等不易消化及有特殊刺激性的食物；新近患有感冒、咳嗽之人，宜暂时停服；已明确怀孕后，不建议继续服用本方；本方不宜与常服药同时服用，可间隔1～2小时。肠胃不适者，应停服一二日，待肠胃功能正常后继服。

（2）脾虚毒蕴症

【症候】 外生殖器或肛周反复出现疣状赘生物，屡治不愈，体弱肢倦，食少纳差，声低懒言，大便溏薄，小便清长，舌质淡胖，苔白，脉细弱。

【治法】 益气健脾，化湿解毒。

膏方：参苓解毒膏

【来源】 本方由参苓白术散合黄连解毒汤化裁而来。参苓白术散来源于《太平惠民和剂局方》，为健脾利湿的基本方。黄连解毒汤来源于《外台秘要》，为治疗三焦火毒炽盛的常用方。

【组成】 党参200g、茯苓200g、炒白术200g、陈皮200g、山药200g、甘草100g、薏苡仁200g、黄芩150g、黄连100g、黄柏100g、栀子100g、土茯苓300g。

【图解】

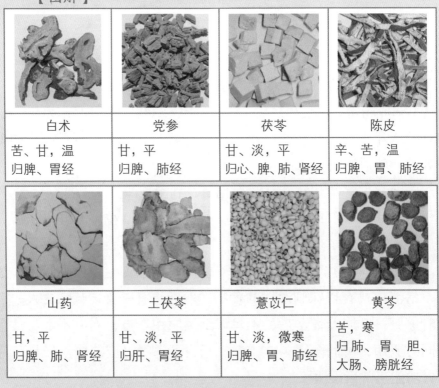

白术	党参	茯苓	陈皮
苦、甘，温 归脾、胃经	甘，平 归脾、肺经	甘、淡，平 归心、脾、肺、肾经	辛、苦，温 归脾、胃、肺经

山药	土茯苓	薏苡仁	黄芩
甘，平 归脾、肺、肾经	甘、淡，平 归肝、胃经	甘、淡，微寒 归脾、胃、肺经	苦，寒 归肺、胃、胆、大肠、膀胱经

中医 皮肤病证 调养膏方

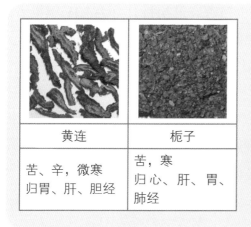

黄连	栀子
苦、辛，微寒 归胃、肝、胆经	苦，寒 归心、肝、胃、肺经

【制法】 膏剂。上药加水煎煮 3 次，滤汁去渣，澄清上液，合并滤液，加热浓缩为膏，最后加蜂蜜 300g 收膏即成。

【功效】 益气健脾，清热解毒，利湿祛浊。

【用法】 口服，每日早晚各服 30g（约 1 汤匙），温开水冲服。

【注意事项】 ①服药期间需忌口，应忌食生冷、油腻、辛辣等不易消化及有特殊刺激性的食物；②感冒患者不宜口服本膏方，新近患有感冒、咳嗽之人，宜暂时停服；③已明确怀孕后，不建议继续服用本方；④本方不宜与常服药同时服用，可间隔 1 ~ 2 小时；⑤药品性状改变后禁用。

四十八、疫疠

相当于现代医学的艾滋病。艾滋病即获得性免疫缺陷综合征，是由于感染免疫缺陷病毒（HIV）所引起的一种传染性疾病。主要通过性接触、血液、血制品传染及母婴传播。HIV 主要侵犯 T 淋巴细胞，引起人体细胞免疫功能严重缺陷，导致顽固的机会性感染、恶性肿瘤和神经系统损害。主要通过性接触传播、母婴传播、经血液传播。属于中医学"疫疠"的范畴。

1. 临床表现

艾滋病的平均潜伏期一般是 2 ~ 15 年，平均 8 ~ 10 年，其临床表现具有很多种，根据其发展的过程，最初将其分为 HIV 感染者、艾滋病相关复合征及艾滋病三种临床表现类型；美国疾病控制中心（CDC）于 1986 年将其分为四型，其中第 IV 型又分 5 个亚型（A、B、C、D、E）。具体分类如下。

（1）I 组：急性 HIV 感染。可出现发热、咽痛、皮疹和全身淋巴结肿大，头痛、肌肉关节痛和腹泻等，类似于一过性传染性单核细胞增多症。患者血清 HIV 抗体阳性。

（2）II 组：无症状 HIV 感染。无自觉症状和阳性体征，HIV 抗体阳性。

（3）III 组：型全身淋巴结肿大，非腹股沟部位数目在 3 个以上，直径在 1cm 以上，持续 3 个月以上原因不明者。

（4）IV 组：① A 亚型，有非特异的全身症状，如持续一个月以上的发热、腹泻、体重减轻 10% 以上而无明确原因；② B 亚型，出现神经系统症状，如痴呆、脊髓病、末梢神经病而原因不明者；③ C 亚型，出现条件性感染，而表现为 C1 类的卡氏肺囊虫肺炎、慢性隐孢子虫病、弓形体病、念珠菌病、隐球菌病、组织胞浆菌病、鸟型分枝杆菌感染、巨细胞病毒感染、慢性播散性疱疹病毒感染、乳头瘤空泡病毒感染，或 C2 类的口腔毛状黏膜白斑病（EB 病毒感染等）、带状疱疹、复发性沙门氏菌感染、奴卡菌症、结核病等；④ D 亚型，继发肿瘤主要包括 Kaposi 肉瘤、非何杰金淋巴病、脑的原发性淋巴瘤；⑤ E 亚型，出现其他并发症，如慢性淋巴细胞样间质性肺炎。

2. 理化检查

（1）HIV 检查，包括初筛试验和确证试验。初筛试验，最常用美联免疫吸附试验，可作为 HIV 感染的基本诊断试验，用于大批人群的初筛，假阳性高不能检测早期感染；确认试验，主要用蛋白印记试验，灵敏性及特异性均较强；抗原检测，用于早期 HIV 感染检测。

（2）免疫缺陷实验室检查

周围淋巴细胞计数减少是 HIV 感染进展的指标；CD4 细胞计数、CD4/CD8 细胞计数比值，观察总数或比值是否减少和 β2 微球蛋白是明显增高；NK 细胞活性常下降；B 细胞功能被激活，表现为血清 IgG 和 IGA 水平增高。

（3）条件感染的病原学检测，如卡氏肺囊虫、隐孢子虫、弓形体、念珠菌等。

3. 辨证膏方

艾滋病是一种特殊的疾病，在认识和治疗中，仅凭中医辨证论治是不够的，必须与西医辨病相结合，才能做到诊断明确，治疗灵活。艾滋病的中医辨证基点在于病机的判断，正虚始终处于主导地位，治疗艾滋病的关键是必须遵循标本兼治、虚实并治、以补虚为主的治疗原则。

（1）肺卫受邪症

【症候】 见于急性感染期；发热，微恶寒，乏力身痛，咳嗽，咽红，舌质淡红，苔薄黄，脉浮。

【治法】 疏风解表、清热解毒。

膏方：银翘解毒丸

【来源】 来自中药方剂银翘散。出自清·吴瑭著《温病条辨》。

【组成】 金银花 200g、连翘 200g、薄荷 200g、荆芥 200g、淡豆豉 150g、牛蒡子 200g、桔梗 200g、淡竹叶 100g、甘草 100g。

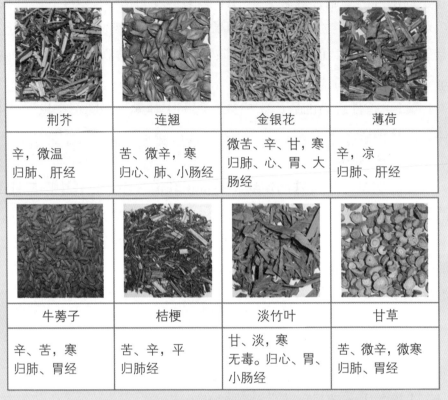

【图解】

荆芥	连翘	金银花	薄荷
辛，微温 归肺、肝经	苦、微辛，寒 归心、肺、小肠经	微苦、辛、甘，寒 归肺、心、胃、大肠经	辛，凉 归肺、肝经

牛蒡子	桔梗	淡竹叶	甘草
辛、苦，寒 归肺、胃经	苦、辛，平 归肺经	甘、淡，寒 无毒。归心、胃、小肠经	苦、微辛，微寒 归肺、胃经

【制法】 丸剂。上所有药物，除净杂质，烘干水分，粉碎为末，过筛，蜂蜜熬熟后，将药粉加入其中，和匀，制成的蜜丸，约黄豆大小，可采用蜡纸、玻璃纸、塑料袋、蜡壳包好贮存于阴凉干燥处。然后密封保存。

【功效】 疏风解表，清热解毒。

【用法】 每次5～10丸，温开水送服，餐后半小时服用。

【注意事项】 ①服药期间需控制饮食，应忌食生冷、油腻、辛辣等不易消化及有特殊刺激性的食物；②已明确怀孕后，不建议继续服用膏方；③本方不宜与常服药同时服用，可间隔1～2小时；④方中多辛凉解表药，易损伤脾胃正气，肠胃不适者，应停服一二日，待肠胃功能正常后继服；⑤药品性状发生改变者不宜继续服用。

中医
皮肤病证
调养膏方

（2）肺肾阴虚症

【症候】 多见于以呼吸系统症状为主的艾滋病早期、中期卡氏肺囊虫肺炎患者或结核病患者，发热，干咳无痰或痰中带血，气短胸痛，全身乏力，消瘦，口干咽燥，盗汗，皮疹瘙痒，舌红，苔薄黄，脉细数。

【治法】 滋补肺肾，清热化痰。

膏方：百合固金汤膏

【来源】 明·周之干《慎斋遗书》。

【组成】 生地黄200g、熟地黄300g、当归300g、炒白芍200g、甘草100g、百合200g、贝母100g、麦冬100g、桔梗100g、玄参100g。

【图解】

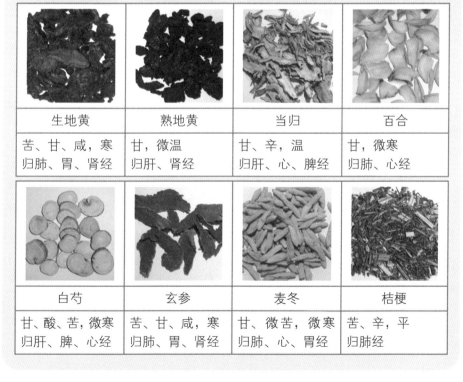

生地黄	熟地黄	当归	百合
苦、甘、咸，寒 归肺、胃、肾经	甘，微温 归肝、肾经	甘、辛，温 归肝、心、脾经	甘，微寒 归肺、心经

白芍	玄参	麦冬	桔梗
甘、酸、苦，微寒 归肝、脾、心经	苦、甘、咸，寒 归肺、胃、肾经	甘、微苦，微寒 归肺、心、胃经	苦、辛，平 归肺经

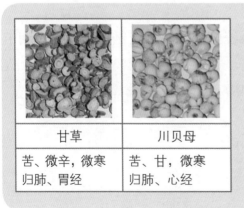

甘草	川贝母
苦、微辛，微寒 归肺、胃经	苦、甘，微寒 归肺、心经

【制法】　膏剂。精修药材，除尽杂质，将上药加水煎煮3次，滤汁去渣，澄清上液，混合上清液，加热浓缩为膏，最后加蜂蜜500g收膏即成，置阴凉干燥处或者冰箱中冷藏备用。

【功效】　滋阴补肺，清热化痰，养阴生津。

【用法】　每次15～20g（约一茶匙），每日2次，在两餐之间，用温开水冲服。

【注意事项】　①服药期间需忌口，忌食生冷、油腻、辛辣等不易消化及有特殊刺激性的食物；②本品中多滋腻之药物，湿盛中满，大便溏泄者忌用；③新近患有感冒、咳嗽之人，宜暂时停服；④膏方不宜与常服药同时服用，可间隔1～2小时；⑤阳热亢盛体质者，不宜用此方；⑥药品性状发生改变者不宜继续服用。

（3）脾胃虚弱症

【症候】　多见于以消化系统症状为主者，腹泻频频，便呈稀水样，少数夹脓血或黏痰，里急后重不明显，常伴有腹痛，可有发热、消瘦、全身乏力，食欲不振，恶心呕吐，腹鸣腹胀，口腔黏膜及舌痛有白斑或白色块状物；舌淡，苔黄腻，脉濡细。

【治法】　扶正祛邪，培补脾胃。

膏方：补中益气丸

【来源】 金·李杲《内外伤辨惑论》。

【组成】 黄芪200g、人参100g、白术200g、炙甘草100g、当归200g、陈皮100g、升麻200g、柴胡200g、生姜100g、大枣100g。

【图解】

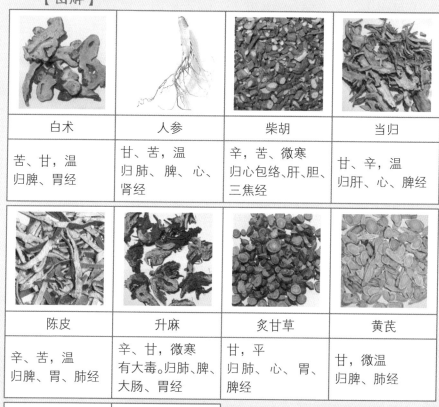

白术	人参	柴胡	当归
苦、甘，温 归脾、胃经	甘、苦，温 归肺、脾、心、肾经	辛，苦、微寒 归心包络、肝、胆、三焦经	甘、辛，温 归肝、心、脾经
陈皮	升麻	炙甘草	黄芪
辛、苦，温 归脾、胃、肺经	辛、甘，微寒 有大毒。归肺、脾、大肠、胃经	甘，平 归肺、心、胃、脾经	甘，微温 归脾、肺经

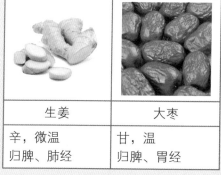

生姜	大枣
辛，微温 归脾、肺经	甘，温 归脾、胃经

【制法】　水蜜丸。上所有药物，除净杂质，烘干水分，粉碎为末，过筛，蜂蜜熬熟后，将药粉加入其中，和匀，制成的蜜丸，约黄豆大小，可采用蜡纸、玻璃纸、塑料袋、蜡壳包好贮存于阴凉干燥处。然后密封保存。

【功效】　益气健脾，养血生血。

【用法】　每次5～10丸，温开水送服，餐后服用。

【注意事项】　①服药期间需忌口，忌食生冷、油腻、辛辣等不易消化食物；②不宜与感冒药同时服用；③妊娠期、哺乳期不宜服用；④膏方不宜与常服药同时服用，可间隔1～2小时；⑤阴虚火旺体质者禁用，脾胃功能虚弱者，服药初期应减量服用，缓慢增加药物剂量；⑥服药期间禁食萝卜、咖啡、浓茶等。

（4）脾肾气虚症

【症候】　多见于晚期患者，发热或低热缠绵，形体极度消瘦，倦怠，心悸气短，头昏目眩，腰膝酸痛，食欲不振，恶心，五更泻，腹痛肢冷，盗汗口干；头发易枯，皮肤苍白，瘙痒，或有鹅口疮，舌红无苔，脉细数。

【治法】　益气健脾强肾。

膏方：金匮肾气丸

【来源】　来源于汉·张仲景《金匮要略》："崔氏八味丸治脚气上入，少腹不仁。"

【组成】　干地黄300g、山药200g、山茱萸200g、茯苓200g、泽泻200g、丹皮200g、桂枝50g、炮附子50g。

【图解】

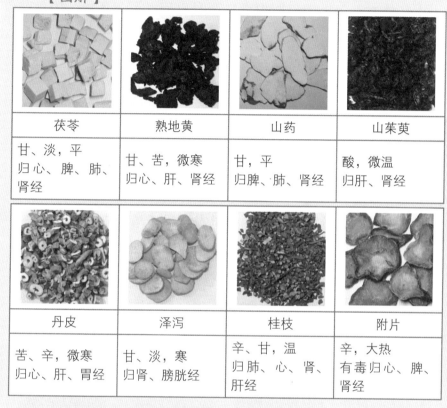

茯苓	熟地黄	山药	山茱萸
甘、淡，平 归心、脾、肺、肾经	甘、苦，微寒 归心、肝、肾经	甘，平 归脾、肺、肾经	酸，微温 归肝、肾经
丹皮	泽泻	桂枝	附片
苦、辛，微寒 归心、肝、胃经	甘、淡，寒 归肾、膀胱经	辛、甘，温 归肺、心、肾、肝经	辛，大热 有毒归心、脾、肾经

【制法】　丸剂。上所有药物，除净杂质，烘干水分，粉碎为末，过筛，蜂蜜熬熟后，将药粉加入其中，和匀，制成的蜜丸，约黄豆大小，可采用蜡纸、玻璃纸、塑料袋、蜡壳包好贮存于阴凉干燥处。然后密封保存。

【功效】　补肾助阳，养血益气。

【用法】　每次 5 ~ 10 丸，盐水送服，餐后服用。

【注意事项】　①服药期间需忌口，忌食生冷、油腻、辛辣等不易消化及有特殊刺激性的食物；②不宜与感冒药同时服用；③已明确怀孕后，不建议继续服用膏方；④膏方不宜与常服药同时服用，可间隔 1 ~ 2 小时；⑤阴虚火旺体质者禁用，脾胃功能虚弱者，服药初期应减量服用，缓慢增加药物剂量。

（5）热毒炽盛症

【症候】　多见于二期梅毒，全身出疹，形态各异，疹色暗红或呈古铜色，而无痛痒，兼见全身不适，咽干而红，便干溲赤，舌质红，苔黄，脉数。

【治法】　清热凉血，解毒散瘀。

膏方：清营膏

【来源】　清·吴瑭《温病条辨》："脉虚夜寐不安，烦渴舌赤，时有谵语，目常开不闭，或喜闭不开，暑入手厥阴也。手厥阴暑温，清营汤主之；舌白滑者，不可与也。"

【组成】　水牛角200g、生地200g、玄参150g、竹叶心100g、金银花200g、连翘100g、黄连50g、丹参100g、麦冬200g、土茯苓300g、草薢200g、白花蛇舌草200g、鱼腥草100g、蜂蜜500g。

【图解】

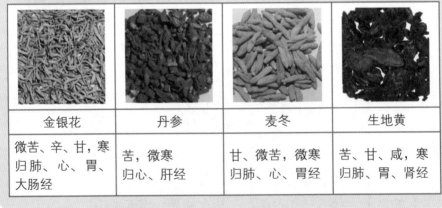

金银花	丹参	麦冬	生地黄
微苦、辛、甘，寒 归肺、心、胃、大肠经	苦，微寒 归心、肝经	甘、微苦，微寒 归肺、心、胃经	苦、甘、咸，寒 归肺、胃、肾经

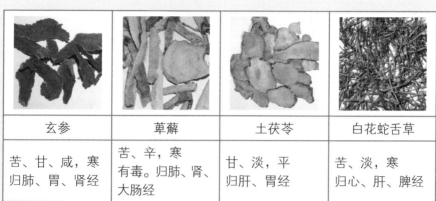

玄参	萆薢	土茯苓	白花蛇舌草
苦、甘、咸，寒 归肺、胃、肾经	苦、辛，寒 有毒。归肺、肾、大肠经	甘、淡，平 归肝、胃经	苦、淡，寒 归心、肝、脾经

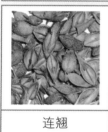

连翘
苦、微辛，寒 归心、肺、小肠经

【制法】 膏剂。上所除蜂蜜外，除净杂质，加水煎煮 3 次，每次煎煮 24 小时，滤汁去渣，取上清液，加热浓缩为膏，最后加蜂蜜 500g 收膏即成。

【功效】 清热解毒，凉血化浊，养阴生津。

【用法】 每次 15 ~ 20g，每日 2 次，在两餐之间，用温开水冲服。

【注意事项】 ①服药期间需忌口，忌食生冷、油腻、辛辣等不易消化及有特殊刺激性的食物；②本品中多滋腻之药物，湿盛中满，大便溏泄者忌用；③新近患有感冒、咳嗽之人，宜暂时停服；④妊娠期、哺乳期不宜服用；⑤肠胃不适者，应停服一二日，待肠胃功能正常后继服；⑥药物性状发生改变后禁用。